胸外科疾病诊断与治疗指南

张效公　编著

中国协和医科大学出版社

图书在版编目（CIP）数据

胸外科疾病诊断与治疗指南／张效公编著．—北京：中国协和医科大学出版社，2009.6

ISBN 978－7－81136－176－6

Ⅰ．胸… Ⅱ．张… Ⅲ．胸腔外科学－指南 Ⅳ．R65－62

中国版本图书馆CIP数据核字（2009）第060634号

胸外科疾病诊断与治疗指南

编　　著：张效公
责任编辑：吴桂梅　骆春瑶

出版发行：中国协和医科大学出版社
（北京东单三条九号　邮编100730　电话65260378）
网　　址：www.pumcp.com
经　　销：新华书店总店北京发行所
印　　刷：北京丽源印刷厂

开　　本：787×1092毫米　1/32开
印　　张：15
字　　数：350千字
版　　次：2009年9月第一版　　2009年9月第一次印刷
印　　数：1—4000
定　　价：28.00元

ISBN 978－7－81136－176－6/R·176

内 容 简 介

本书共29章，系统地阐述了胸外科专业在临床工作中常遇到的胸部创伤、疾病、先天性畸形和肿瘤等的诊断方法和治疗原则，同时对相关的基本理论与研究进展亦进行了适当的介绍。本书的主要特点在于实用，读者阅读后，能在短时间内获得有关疾病的重要信息，结合具体病例进行思考、分析，尽量明确诊断并进行正确的治疗，提高医疗质量。本书编排科学，内容丰富新颖，资料可靠，具科学性、先进性，且可操作性强，供胸外科专业医护人员参考阅读。

前　言

《胸外科疾病诊断与治疗指南》是中国协和医科大学出版社策划、组织编写和出版的临床医学各专业疾病的诊断与治疗指南丛书之一。在编写本书的过程中，作者参阅了近年来国内外胸外科专业的重要文献，结合作者多年来从事胸外科临床医疗工作、教学和科研的经验，力求使本书具有实用性、科学性、先进性及可操作性，对读者有所帮助。

本书共29章。内容包括胸部创伤、胸部疾病、先天性畸形和肿瘤（囊肿）等的诊断和治疗原则以及手术并发症的处理。同时，对相关疾病的定义、病因、病理、发病机制与临床表现等作了简明扼要的叙述，以保证内容的完整性。此外，还介绍了目前胸外科临床研究成果及进展，以便读者对其有所了解。书中有些临床资料和手术方法，采用表格或线条图形进行表述，有利于读者理解与记忆。

本书可供国内各级医院胸外科专业及急诊科（室）医护人员参考阅读。

中国人民解放军总医院　张效公

2009年2月

目 录

第一章　胸部创伤

第一节　胸部创伤的发病机制

（一）定义　胸部创伤（thoracic trauma）是指不同的外部机械力突然（瞬间）或持续性的作用于人体胸部的组织结构和（或）器官而引起解剖与生理功能的紊乱，同时伴有胸部或全身的病理生理反应。

外伤是40岁以下年轻人最常见的死亡原因，其中约有25%死于胸部创伤。全部胸部创伤病人中，病死率在10%左右。

（二）发病机制　人体对胸部损伤的病理生理反应与损伤的机制有关。按胸部损伤的机制可分为钝性创伤和穿透性创伤两种。

1. 钝性创伤（blunt injury）　胸部因交通或工矿事故、坠落、钝性暴力打击、体育比赛或爆震等机械力的作用所致。其损伤的严重程度与外力的大小、致伤物的质量及加速度成正比。胸部钝性创伤可以为闭合性，亦可以是开放性。

（1）肺挫伤是常见的胸部钝性创伤之一，肺实质损伤范围和肺泡出血与胸壁受到的钝性机械力的大小有关，可合并有胸壁骨折或关节脱位。

（2）爆炸产生的冲击波可首先导致鼓膜、肺、食管或小肠等含气脏器的损伤。严重爆震伤病例的典型临床表现为休克和低氧血症，主要病理生理过程为：①循环性休克（circulatory shock）；②肺出血合并通气－血流灌注失调；③心肌钝性创伤使心肌收缩功能下降，导致心源性休克，但无代偿性周围血管收缩。

（3）扭转或旋转力是造成胸部钝性创伤的另一种损伤机制。强烈的扭转力或者减速运动可以使胸内重要器官从其在纵隔的附着固定处撕裂。主动脉峡部（aortic isthmus）、主支气管、膈肌或心房的撕裂伤便是扭转力所致的典型病例。

（4）容量比较固定的空腔脏器处于闭合状态时，作用于这些脏器的钝性机械力的强度可以加大。在声门或心脏瓣膜处于关闭状态瞬间胸部受到严重的钝性创伤时，气管、主支气管或食管可发生外伤性破裂，心脏的瓣膜下结构（乳头肌与腱索）可发生撕裂甚至断裂。

（5）不同年龄阶段的个体对相等的钝性暴力打击的反应也不一样：

1）儿童胸部受到较大的钝性暴力后，骨折的发生率很低；如有肋骨骨折，则是创伤严重的标志。

2）成人遭遇汽车交通事故后，近50%的伤员有肋骨骨折和钝性主动脉破裂，但儿童钝性主动脉破裂者几乎无肋骨骨折。

（6）不同的胸内实质性脏器因其解剖结构不同，受到相等的钝性机械力的作用后，结果不同。导致心脏发生钝性破裂的机械力约为导致肝、脾破裂的两倍。

2. 穿透性创伤（penetrating injury）　典型的胸部穿透性创伤可使胸内脏器破裂、出血，伤势多很严重。刀、匕首等锐器及枪弹（火器）损伤是最为多见的胸部穿透性创伤的原因。穿透性创伤的特点有：

（1）胸部枪弹伤往往合并有骨折。

（2）枪弹的动能取决于其重量和速度。

（3）高速飞行的枪弹对人体组织结构的破坏力是低速飞行枪弹的36倍。

（4）因穿透性创伤使胸腔与外界沟通，属于开放性胸部创伤，多有化脓菌和（或）厌氧菌污染，有时胸内有异物存留。

（5）胸部火器伤（枪弹或弹片所致）可为贯通伤或者为盲管伤。

第二节　胸部创伤的病理生理

人体受到严重的胸部创伤后，可发生一系列的病理生理反应，主要包括下列几方面：

（一）呼吸功能紊乱　原因有：

1. 气胸使胸膜腔的完整性遭到破坏，导致伤侧肺萎陷；开放性气胸可致纵隔摆动，心脏与腔静脉扭曲，回心血量明显减少，造成循环功能障碍甚至衰竭。

2. 呼吸道梗阻和外伤性湿肺或湿肺综合征（wet lung syndrome）引起缺氧。

3. 面积较大的创伤性“浮动胸壁”使呼吸幅度减小、纵隔摆动及肺活量减少，不能进行有效咳嗽。病人往往先有呼吸困难和缺氧，继而昏迷。

（二）出血与休克

1. 一般情况下，胸部创伤早期的休克为胸腔大出血和低氧血症所致。这种休克是由于人体总血流量灌注不足而使组织供氧减少，进而导致重要器官生理功能发生障碍的一种综合征。

2. 有心脏压塞或张力性气胸的病例，因心脏受到机械性压迫而引起压迫性休克（compressive shock）。

3. 胸部创伤后，因交感神经张力降低或心脏排血功能障碍而引起的神经源性或心源性休克比较少见。

4. 失血性休克的发生取决于失血量。血压急剧下降立即引起交感神经张力增加、心率加快及周围血管收缩。在几分钟之内，肾上腺素（epinephrine）和去甲肾上腺素（norepinephrine）的分泌增加，皮肤、肾脏等脏器的毛细血管收缩，骨骼肌和肺的血容量向身体中央转移，有效循环血量随之增加。

5. 中央性血容量增加、心率加快及心肌收缩力增强，心脏排血量增加并使休克状态得以代偿。

6. 成人一次失血1500～2500ml便能导致失血性休克。

（三）神经内分泌反应（neuroendocrine response）　依胸部创伤的严重程度、失血量、有无休克及医疗条件而异，主要表现如下：

1. 循环血流中的肾上腺素和去甲肾上腺素的水平升高。

2. 腺垂体的促肾上腺皮质激素（ACTH）因创伤而突然发生反应性增加，血流中的皮质醇（cortisol）水平升高并能维持48小时。皮质醇能在肝脏创伤急性期合成葡萄糖和蛋白质，并为创伤的愈合提供必要的酶解物或基质（substrate）。

3. 应激性神经内分泌反应使醛固酮（aldosterone）和抗利尿激素（ADH）水平明显升高，增加肾脏远曲小管及集合管上皮细胞对水、钠的重吸收，使尿量减少。与此同时，胰高血糖素（glucagon）水平升高而胰岛素（insulin）水平降低，促进肝糖原分解与糖异生。这种分解代谢过程持续2～6天，之后为时间较长的合成代谢期和正氮平衡，伴有正常的水、钠排泄。

（四）细胞反应（cellular response）　机体对创伤的细胞反应是组织器官的血流灌注和供氧减少及细胞结构氧需要量降低的结果。

1. 细胞的低氧性损害引起无氧代谢和酸性代谢产物（乳酸）形成。

2. 如果组织结构与器官的低灌注状态不能纠正，前毛细血管括约肌（precapillary sphincter）功能发生障碍。

3. 细胞膜的正常生理功能遭到损伤后，导致细胞酸中毒（cellular acidosis）和细胞肿胀，病人的复苏更加困难，逐渐形成恶性循环。

（五）感染　胸部创伤病人常有胸腔内脏器损伤、出血、肺不张和污染，容易继发感染。如有食管破裂或胸腹联合伤并发腹腔空腔脏器破裂，更容易发生感染，甚至感染性休克。

第三节　胸部创伤的早期复苏

严重胸部创伤病人早期复苏（initial resuscitation）的最基本的原则是呼吸道（airway）、呼吸（breathing）和血液循环（circulation）的早期处理，称为早期复苏 ABC。ABC 中的每一个环节对挽救病人生命极为重要。

（一）保持呼吸道通畅

1. 重症病人要首先经口或经鼻腔进行气管内插管，这是预防和处理呼吸道梗阻的重要措施。

2. 怀疑有颈椎骨折的病例，气管插管时须将其颈椎保持在直线位。

3. 颈段气管损伤者，应在纤维支气管镜引导下进行气管插管。

4. 有咽喉或上颌骨骨折的病例，要立即进行环甲膜切开术（cricothyrotomy）并经其切口插入气管插管或气管套管（图 1－1）。

（二）维持通气功能　有些胸部创伤病人经气管内插管后虽能进行自主呼吸，但仍需要机械通气才能维持足够的通气功能。另有部分病人受伤后呼吸道并无梗阻，但因创伤严重或缺乏呼吸动力，也需要气管内插管和机械通气，以保证其充分的血液氧合作用与通气功能。在进行机械通气时要注意两个问题：

1. 有肺损伤和气胸的病人，要首先安装胸腔闭式引流管，以预防在正压通气的过程中发生张力性气胸。

2. 正压通气使静脉回心血量减少，应适当增加静脉输液量，维持心脏的前负荷。

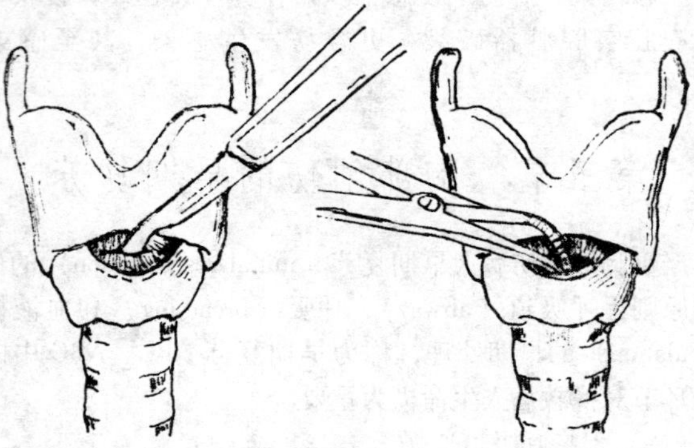

(1)　　　　　　　　　　　　(2)

图 1－1　环甲膜切开术

(1) 用钩形尖刀片横行切开环甲膜中部

(2) 用弯血管钳扩大环甲膜切口后，插入气管内套管

(三) 尽量维持正常的血液循环

1. 严重胸部创伤病人常有胸内出血及失血性休克，要及时选择周围静脉穿刺建立静脉通道进行输液，恢复有效循环血量，维持正常的血液循环，保证重要脏器的血流灌注及其功能。

2. 若选择中心静脉插管，要使用口径小的静脉导管。低血容量病例的中心静脉萎陷，经其插管输液的并发症发生率较高，不能将复苏液（resuscitation fluid）输入或渗漏到胸腔。

3. 插入中心静脉导管后，应连接测定中心静脉压（CVP）的装置，有利于连续监测中心静脉压，调节和控制输液（血）量。

4. 经正确的早期复苏 ABC，重要脏器微血管的血流灌注与缺氧得到改善，为进一步治疗奠定基础。

5. 可能出现的再灌注损害（reperfusion injury）引起的全身炎症综合征（systemic inflammatory syndrome）和创伤后多器官功能障碍综合征。再灌注损害因有炎症介质（inflammatory mediator）的参与而加重。炎症介质主要有：

（1）补体细胞激动素（complement cytokinin）。

（2）凝血级联蛋白（coagulation cascade protein）。

（3）激肽（kinin）及前列腺素（prostaglandin）。

（4）自由基（free radical）长时间作用于缺血的组织细胞，可使脂质细胞膜降解。

（5）活性中性粒细胞黏附在受损微血管内皮细胞上，使微血管栓塞、水肿并加重细胞缺氧。

再灌注损害的后期，因微血管内皮细胞结构与功能障碍，组织器官的供血通道堵塞而导致器官功能不全甚至衰竭。因此，要高度重视再灌注损害。

进行复苏 ABC 的同时，要根据胸部创伤的具体病情及严重程度进行必需的临床检查并予以妥善处理，尤其要注意张力性气胸、开放性气胸、心脏和胸内大血管损伤以及休克的处理等。这些病人的病情危急且变化快，漏诊或误诊和处理不当将导致严重后果。

第四节 胸部创伤的诊断

胸部创伤病人的早期诊断主要依靠病史、查体、临床检查和实验室检查，必须抓紧时间。

（一）病史

1. 询问病史要简明扼要，视具体病情而定。主要了解受伤的时间、地点、原因、症状及其变化过程和现场处理的情况等。

2. 若条件允许，应询问药物过敏史（allergies）、平时用药史（medications used）、既往史（past illness）、女性成人的妊娠史（pregnancy）、受伤前的最后一次进餐史（last meal）和与创伤有关的重要问题（eventrelated to injury），简称 AMPLE 病史。

3．汽车交通事故中，伤损机制与其结果关系密切：

（1）车内司机在坐位和胸部前倾状态下驱车行驶过程中瞬间受到正面撞击时，方向盘直接挤压胸部可导致胸壁、肺、心脏与主动脉的严重钝性创伤。

（2）车内乘客或行人受到汽车的侧面撞击时，伤侧上腹部实质性脏器与胸内主动脉发生钝性破裂的几率较高。

（3）若车内乘客从正在行驶的车内被抛至地面，全身多发伤的发生率和病死率很高。

（4）在体育比赛中，儿童心前区受到钝物（如垒球）猛烈的打击时，可造成心脏震荡（cardiac concussion），甚至猝死。

（5）如系胸部穿透性刀（匕首）或枪伤，应了解致伤物长短、口径、型号、穿刺或射击的方向及次数，这对判断伤情的轻重与预后有重要参考价值。

（6）病人受伤后若转送到附近医院，要询问转送时间、转送前后的生命体征、静脉补液量、尿量、医疗护理情况及病情变化，并要复习有关的文字资料和检查结果，注意阅读病人所拍摄的 X 线胸片。

（二）查体　胸、腹部创伤病人的查体要迅速准确，注意重点。在急诊科（室）接诊病人时，要立即掌握生命体征，并根据生命体征估计失血量，尽可能在短时间内正确处理威胁生命的严重创伤，这是挽救病人生命的关键。

1．望诊（general inspection）

（1）病人神志淡漠、面色苍白或皮肤及黏膜发绀、手足冰凉和额部有冷汗等常提示胸（腹）腔脏器损伤及失血性休克。这种病人如果未进行气管内插管，在做其他重要的诊断性检查之前，应该予以气管内插管，保持呼吸道通畅。

（2）望诊发现胸骨旁有穿透性伤口，病人呈强迫端坐体位、烦躁不安、意识模糊或从伤口内有多量气体不断逸出时，很可能是心脏压塞（pericardial tamponade）的表现。

（3）大量出冷汗是创伤性心脏压塞病人因心包腔内积血导致心排血量降低、血压下降、静脉压升高以及低血流灌注状态引起的体征，较为常见。年轻创伤性心脏压塞病人在发展为低血压（休克）之前，几乎都有大量出冷汗的现象。

（4）颈静脉充盈（怒张）多提示心脏压塞或有张力性气胸，但这一体征也可见于因疼痛而大声呻吟或用力憋气的病人。无颈静脉怒张的胸部创伤病人不能排除心脏压塞或张力性气胸，对低血容量病人更要注意这一点。

（5）病人呼吸时出现胸骨上窝、锁骨上窝及肋间隙向内凹陷（"三凹征"），同时有胸壁对称性隆起，表明呼吸道有梗阻；由于吸气时间延长，称为吸气性呼吸困难。

（6）仔细观察胸部有无伤口及伤口大小、部位、个数及其分布；注意胸部有无擦伤、胸壁吸吮性伤口（sucking chest wound）及不稳定的"连枷"样浮动胸壁。检查病人背部时应该像"滚动圆木"样翻转病人，以保证呼吸道通畅和通气安全，预防加重脊柱损伤与颅脑损伤。

（7）病人呼吸时有喘鸣音，要考虑到上颌骨骨折或气管损伤的可能；颈部穿透伤口有气体随呼吸不断逸出或触诊发现皮下气肿，是气管损伤的体征。

（8）胸部望诊要注意病人呼吸频率和节律的变化。表浅而缓慢的呼吸可见于外伤后休克或昏迷的病例。

2. 触诊（palpation）　胸部创伤病人的触诊要点：

（1）周围动脉搏动明显有力和四肢末端温暖表明有效循环血量在正常范围之内，反之则是失血性休克的重要体征；胸部伤侧桡动脉搏动明显减弱或消失时，要考虑到胸廓出口综合征。

（2）如一侧胸壁有4根或4根以上肋骨骨折时，望诊可见反常呼吸，触诊可触知局部胸壁有凹陷及异常活动，是连枷胸的表现。

（3）肋骨骨折、胸骨骨折或脱位的病人，触诊时局部有明显触痛或活动不一致。

（4）皮下气肿及捻发感是皮下组织内空气积存的现象，因肺、胸膜、支气管及气管损伤后呼气道内或胸腔内的气体外逸到皮下组织所致，是胸部创伤病人中常见而有重要诊断意义的体征。但要注意皮下气肿的细微捻发感与胸骨骨折断端的异常活动产生的粗糙捻发感之间的鉴别诊断。

（5）胸壁的局限而轻度压痛对孤立性肋骨骨折和肋骨肋软骨损伤（costochondral injury）的诊断有帮助。

（6）气管移位或偏移（tracheal deviation）是张力性气胸的体征，但在胸部创伤病人中并不多见。有时，胸片显示病人有张力性气胸与纵隔移位，查体则无气管偏移。

3. 听诊和叩诊（auscultation and percussion）　胸部创伤病人中，胸部听诊的敏感性很低而特异性很高。有时胸部X线检查显示病人有大量血胸或气胸，但听诊可能造成漏诊；正常呼吸音并不能排除胸内脏器有严重损伤。病情不稳定的重症胸部创伤病人在未经处理（如气管内插管、胸腔闭式引流等）之前，一般禁忌胸部X线检查，而少量、无症状的创伤性血胸或气胸病例在进行治疗之前要做胸部X线检查。胸部创伤病人胸部听诊的主要体征有：

（1）伤侧胸部呼吸音（听诊音）消失或两肺呼吸音显著不对称；伤侧胸部叩诊呈异常过清音或鼓音，是气胸的体征。呼吸音消失、叩诊呈异常浊音（实音）者，95%的病例证实胸内有积血（血胸）。

（2）胸前区听诊发现心音低沉、病人有颈静脉怒张多提示心脏压塞，但要注意张力性气胸也能造成这种体征。

（3）Beck三联征（心音低沉、颈静脉怒张及奇脉）也是心脏压塞体征。

（4）Hamman 征：纵隔气肿病例在心前区听诊时，偶尔可闻及与心脏搏动同时出现的响亮摩擦音和“咯哒”声，是心包内积气的体征，称为 Hamman 征。

呼吸困难、皮肤与黏膜发绀、大咯血和休克是重症胸部创伤病人的主要临床症状与体征；胸部吮吸性伤口合并开放性血气胸、张力性气胸以及大量血胸可以在短时间内导致病人心肺功能紊乱和休克，需要正确的紧急处理。刺入胸部的锐器不应随意拔出，要在手术室内相机处置。

（三）X 线检查

1. 在胸部创伤的诊断和治疗中，胸部 X 线检查具有十分重要的诊断价值。胸外科医生要熟练掌握这一诊断方法，提高胸部创伤诊断的正确性。但对重症胸部创伤病例，过度依赖影像学检查或为了追求诊断正确性而延误救治时机，会导致病人死亡，要杜绝这种情况的发生。

2. 临床诊断考虑严重张力性气胸伴有纵隔移位及膈肌受压或有休克表现的胸部创伤病人，不能为了诊断而拍摄站立位胸部 X 线片。

3. 需要紧急处理者，应根据胸部创伤的严重程度及其血流动力学稳定水平决定是否要做胸（腹）部的 X 线检查或超声检查。在排除或对潜在的及短时间内可以导致呼吸和血流动力学状态发生显著紊乱的原因经过处理之后，为胸部创伤病人进行必要的影像学检查往往是安全有效的，检查的目的在于快速诊断。

4. 重症创伤病人的现代创伤生命支持（advanced trauma life support，ATLS），强调对即刻危及生命的窒息或心脏骤停必须是诊断与治疗同时进行。这种情况多见于胸部创伤。在受伤现场或急诊科（室）为病人拍摄床旁后前位 X 线胸片是最有价值的诊断方法，一般可以明确或排除严重的胸部创伤与显著的病理生理改变。

5. 对胸部创伤病人而言，除张力性血、气胸需要及时安装胸腔闭式引流管进行减压或需要紧急剖胸探查，或因其他原因不能做X线摄片的病例之外，其余病例尽可能做此项检查，了解胸部创伤的具体部位、性质、范围、严重程度以及是否需要手术治疗、其他处理或进一步检查等。读胸片时应依次观察胸膜腔、膈肌、纵隔（心脏）、胸廓骨结构、胸腔引流管及中心静脉导管的位置等。胸片上可看到的异常X线征象主要有以下几种：

（1）骨折：无移位的肋骨骨折、肋骨与肋软骨交界处的骨折（分离）在胸片上容易漏诊。第1肋骨折少见。如有第1肋骨折，说明作用于胸部的暴力很大，往往有纵隔血肿与复合伤，需要进一步检查。骨性胸廓的骨折可暂缓处理。

（2）闭合性气胸：在X线胸片上，闭合性气胸的诊断多无困难，主要表现为肺萎陷与气胸区肺纹理消失。大量气胸时伤侧肺叶大部萎陷，肋骨呈水平位，肋间隙增宽，纵隔向对侧移位，膈肌下降。这种气胸可以是闭合性气胸（图1-2）。有的大量气胸病例出现“肺下垂征（fallen lung sign）”或“支气管断裂征（bronchial cut-off sign）”，表现为远侧肺叶完全不张。偶尔，气胸在创伤后间隔几小时才出现气胸，早期胸片并无气胸征象。血气胸在胸片上表现为伤侧胸膜腔有气液面。

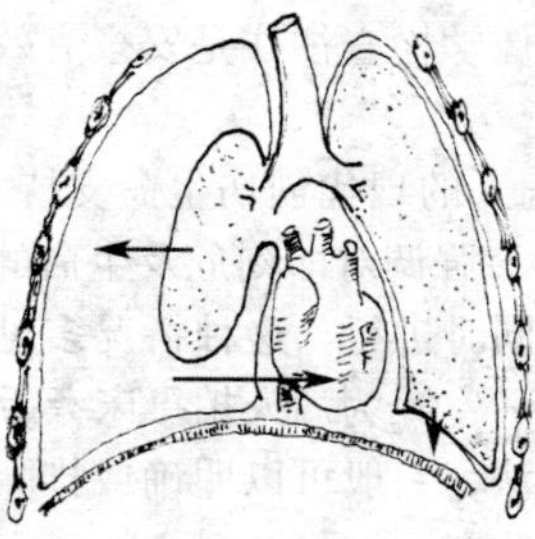

图1-2 闭合性气胸的病理生理改变

(3) 血胸：可见伤侧胸膜腔肋膈角消失。少量胸腔积液（血）在平卧位胸片上不易显示。胸膜腔内有大量积血时可使胸内残留的气体紧靠纵隔，形成所谓纵隔“内侧半月征（medial meniscus sign）”。血、气胸的诊断有助于通气管理。

(4) 膈肌：在胸片上观察膈肌的异常 X 线征象有时比较困难。

1) 创伤病人的膈肌升高固定，常提示腹腔内有病变。

2) 膈面变平下移或下陷是张力性气胸的 X 线表现之一。

3) 膈肌破裂往往表现为膈肌阴影模糊不清或胸腔积液；创伤性膈疝可见膈肌显著升高，并有腹腔脏器疝入同侧胸腔的征象。

(5) 肺实质：肺挫伤的主要 X 线表现有：

1) 典型的早期肺挫伤见肺实质内有蓬松的绒毛状含气间隙。

2) 严重肺挫伤、肺血肿表现为肺野内有大片实质性阴影，易与血胸混淆。

3) 创伤性肺气囊（traumatic pneumatoceles）：其 X 征象与肺大（小）泡相似，但不常见。

(6) 纵隔：纵隔内脏器损伤主要表现纵隔内积气、积液或血肿。

1) 纵隔气肿：是气管、主支气管或食管破裂的重要 X 线特征。肺泡气压伤（alveolar barotrauma）时位于脏层胸膜下的气体经壁层胸膜裂口进入纵隔解剖间隙也可形成纵隔气肿。

2) 纵隔血肿：在胸片上表现为纵隔阴影增宽，主动脉结或主动脉弓及胸膜顶消失，气管向右移位，左主支气管受压凹陷等。其中纵隔阴影增宽是最常见的异常 X 线征象，提示钝性主动脉或头臂干破裂的可能，需要其他诊断性检查加以证实。钝性主动脉破裂病例中，纵隔血肿的诊断敏感性与特异性不足 50%。

（四）超声检查 对胸部或胸腹联合伤病人进行盆腔、上腹部、伤侧胸腔及剑突下心包腔等四个部位的超声检查有重要诊断意义，操作简便、快速、有效。主要目的是观察胸、腹腔和心包腔有无积液（出血）和心脏压塞以及钝性心脏破裂。但要注意凝固性心血包或心包腔内积血经心包撕裂伤口排入胸腔或同时合并有血胸时，心包腔超声检查可出现假阴性结果。

（五）CT扫描

1. 胸部CT扫描对创伤性气胸、血胸（胸腔积液）、肺挫伤及胸内大血管损伤的诊断比常规胸部X线检查更为准确、更为敏感，对主动脉损伤的诊断更具特异性，可以减少不必要的主动脉造影检查。

2. 增强螺旋CT扫描一般能显示因纵隔内大血管损伤引起的活动性出血与纵隔血肿，有时能替代标准的血管造影检查。临床上怀疑为纵隔穿透性损伤的病例，如果呼吸及血流动力学稳定，病情允许观察，胸部增强CT扫描对诊断与治疗有临床实用价值。

3. 胸椎CT扫描是诊断椎体、椎弓、椎管、椎弓根、棘突及横突等损伤的“金标准（gold standard）”，对诊断颈-胸椎结合部的损伤也很有帮助，而其他影像学诊断方法很难清楚显示这一部位的创伤与范围（程度），其诊断敏感性明显高于X线平片检查。要严格掌握胸部创伤病人进行CT扫描的适应证，不能为了做此项检查而导致病情恶化甚至病人死亡。

（六）血管造影检查

1. 在胸部大血管损伤的诊断中，此项检查的诊断准确率几乎达100%，称之为诊断血管损伤的金标准，能清楚显示胸内大血管的正常解剖与损伤后的形态学表现。

2. 纵隔穿透伤病人如有血流动力学紊乱，近50%病例与胸内大血管损伤出血有关，多需要紧急剖胸手术而无法做血管造影等更为详尽的检查。

3．纵隔穿透性枪伤病例临床检查见其病情稳定，无血流动力学紊乱，血管造影检查很难发现有胸内大血管损伤。

4．在进行主动脉造影时，偶尔可将主动脉粥样硬化性溃疡或动脉导管的突起性憩室误诊为钝性主动脉破裂，造成假阳性结果。

（七）气管镜和食管镜检查　临床诊断认为有气管、支气管或食管损伤（破裂）的病例，若生命体征平稳，条件允许，应酌情行气管镜或食管镜检查，必要时行食管造影检查，早期明确诊断并及时治疗。怀疑食管损伤的病例也可首先选择食管造影检查。

（八）食管造影检查　胸部穿透性损伤的伤道如果通过纵隔，为诊断有无外伤性食管穿孔，在病人病情稳定、条件允许的前提下，可以用钡剂进行食管造影检查。用水溶性造影剂做食管造影检查的漏诊率高达15%。这种造影剂有潜在的肺毒性（pulmonary toxicity），应避免发生误吸。

第五节　胸部创伤的早期处理原则

胸部创伤主要有骨性胸廓骨折、开放性或张力性气胸、血胸、肺挫伤、肺穿透伤或肺爆震伤、气管支气管损伤、心脏和胸内大血管损伤、食管损伤、胸导管损伤以及膈肌损伤等。心、肺和胸内大血管损伤病人多有严重的呼吸功能障碍和休克，病情危急，要进行紧急处理。有的病人在受伤早期临床表现不明显，误、漏诊或处理不当会导致严重后果，危及生命安全。胸部创伤的早期处理包括：

（一）休克的处理　胸部创伤常见的休克为胸膜肺休克和失血性休克。

1．胸膜肺休克的发生机制

（1）胸部创伤后若有大量空气进入胸膜腔而形成外伤性

气胸，引起反射性呼吸、循环功能紊乱与微循环低灌注状态。

（2）开放性气胸、血胸病人因胸内气体和积血而使伤侧肺萎陷（肺不张），同时因纵隔摆动导致回心血量减少及有效循环血量不足，在短时间内造成胸膜肺休克和一系列的病理生理变化。

2. 血容量减少是失血性休克的主要发病机制。与胸部创伤有关的血容量减少的原因有：

（1）心脏、胸内脏器和大血管损伤造成大量出血而未能控制。

（2）心脏损伤或心脏压塞导致回心血量锐减及心脏排血功能障碍。

（3）弥散性血管内凝血或肺小动脉栓塞造成血流障碍，使回心血量及左心排血量减少。

3. 胸膜肺休克和失血性休克的主要治疗方法有：

（1）对开放性气胸病人，应用无菌棉垫、纱布等妥善包扎伤口，同时安装胸腔引流装置，使开放性气胸转为闭合性气胸，并使胸膜腔内的气体经胸腔闭式引流管排出体外，尽快使萎陷的肺复张，解除胸膜肺休克的原因，改善病情。

（2）因大量失血而发生失血性休克的病例，在保证呼吸道通畅和通气功能相对稳定的情况下，治疗休克的关键是控制出血和补充循环血量，即及时输血和补液，同时根据失血量连续监测血压、心率、心电图、呼吸、血氧饱和度，定时测定中心静脉压、血气并做血常规检查，严密观察尿量，根据病人的反应调整输血和补液的量与速度。胸部创伤早期病人的失血量可参照表 1－1 进行估计。

4. 经上述处理后如果休克不能纠正，要及时分析低血压的原因并及时治疗。升压药与镇痛药应该慎用。

表 1－1 根据受伤后病人早期的生命体征估计失血量（以体重 70kg 的男性为例）

	Ⅰ度	Ⅱ度	Ⅲ度	Ⅳ度
失血量（ml）	<750	750～1500	1500～2000	>2000
失血量（血容量%）	<15	15～30	30～40	>40
脉率（次/分）	<100	>100	>120	>140
血 压	正常	正常	下降	下降
呼吸（次/分）	14～20	20～30	30～40	>35
尿量（ml/h）	>30	20～30	5～15	极少
精神状态	焦虑	焦虑	模糊	淡漠
补液（按 3∶1 的比例）*	晶体类溶液	晶体类溶液	晶体类溶液＋血液	晶体类溶液＋血液

* 按经验复苏处方，每失血 100ml 应补充 300ml 的晶体类溶液

（二）浮动胸壁和反常呼吸的处理 胸部创伤病人的相互邻近的肋骨发生多根、系列性骨折或多处骨折或合并胸骨骨折时，临床上出现浮动胸壁和反常呼吸运动，病人有显著呼吸困难和发绀，如不进行处理，可发展为急性呼吸窘迫综合征（ARDS），病情迅速恶化。

1. 对这种病例，要用厚棉垫加压包扎伤侧胸壁，以减轻反常呼吸运动和纵隔摆动的幅度。

2. 必要时，浮动肋骨应行牵引治疗。

3. 如病人合并有呼吸道损伤或呼吸道梗阻、有效咳嗽功能差，应行气管内插管或气管切开术，并用呼吸机辅助呼吸，有助于改善通气功能和对浮动胸壁进行内固定（internal fixa-

tion)。在使用呼吸机之前，必须要注意病人有无外伤性气胸。有气胸者要首先安装胸腔闭式引流，否则在用呼吸机之后闭合性气胸发展为张力性气胸，后果严重。

（三）清除呼吸道内的分泌物和血液　重症胸部创伤病人的呼吸道内的分泌物和血液可造成呼吸道梗阻而影响气体交换，造成缺氧、呼吸困难、肺不张和感染。其处理措施有：

1. 帮助病人进行有效咳嗽和排痰。

2. 用鼻导管或气管镜吸痰。

3. 行气管切开术，这是最为有效的措施。

（四）处理气胸和（或）血胸　较为严重的胸部创伤病人往往是气胸和血胸并存。若伤侧胸腔内气体和血液较多，且有张力性气胸的表现时，应果断进行胸腔闭式引流术，以免贻误病情。胸腔穿刺抽气及抽血的疗法往往不理想。

（五）剖胸探查　胸部创伤病人剖胸探查的手术适应证为：

1. 胸部穿透性损伤并怀疑有胸内大血管和其他重要脏器（特别是食管、膈肌和肺）损伤的病例。

2. 气管、支气管损伤及张力性气胸。

3. 胸内活动性出血　胸腔引流管内引出的血液每小时超过100ml，而且连续观察6小时不见减少的病例。

4. 心脏损伤及心脏压塞　经心包穿刺或心包置管引流症状不能很快缓解并有深度休克（收缩压<50mmHg）的病例。

5. 病人的血流动力学不稳定并呈进行性发展，考虑胸内有出血者。

6. 肺广泛裂伤、异物存留与大咯血。

7. 膈肌破裂、膈疝、胸导管损伤发生大量乳糜胸的病人等。

8. 从胸腔闭式引流管内不断有大量气体逸出或有大量漏气的病人。

第六节　开放性胸部创伤的诊断与治疗

（一）开放性气胸（open pneumothorax）

1. 定义　胸部创伤造成胸壁破损，正常生理状态下密封并为负压的胸膜腔与外界沟通、开放，有部分气体随呼吸运动通过伤口进出胸膜腔的气胸，称为开放性气胸。如空气通过胸壁伤口时产生吸吮声，称为胸腔吸吮伤（sucking wound）。胸壁破损口直径明显大于声门并未能及时加以封闭，每次呼吸便有大量空气进入胸腔，可在短时间内导致病人死亡。胸腔吸吮伤不仅能迅速使心脏－呼吸动力学发生严重紊乱，同时容易造成胸腔广泛污染。病因常为枪伤或刀刺伤。

2. 病理生理

（1）空气随呼吸经胸壁伤口进出伤侧胸腔，其内负压消失而等于大气压，伤侧肺受大气压的压迫而萎陷。

（2）伤侧胸腔内压力增高，纵隔向健侧移位并使健侧肺部分受压，呼吸交换量减少而引起缺氧和 CO_2 蓄积，两肺残气或摆动气对流又加重病人的呼吸功能紊乱、缺氧和 CO_2 蓄积。

（3）因胸膜腔开放和两侧胸膜腔压力失衡，纵隔向健侧移位；吸气时空气进入伤侧胸膜腔，呼气时又从伤口逸出，形成纵隔左、右摆动。

（4）纵隔移位和摆动以及伤侧胸膜腔内压力升高刺激纵隔与肺门自主神经，并使胸内大血管（主要是上、下腔静脉）扭曲，心脏的静脉回流量与心排出量减少，很快导致呼吸、循环功能障碍及休克。

开放性气胸病人吸气、呼气时的病理生理改变如图 1－3 所示。

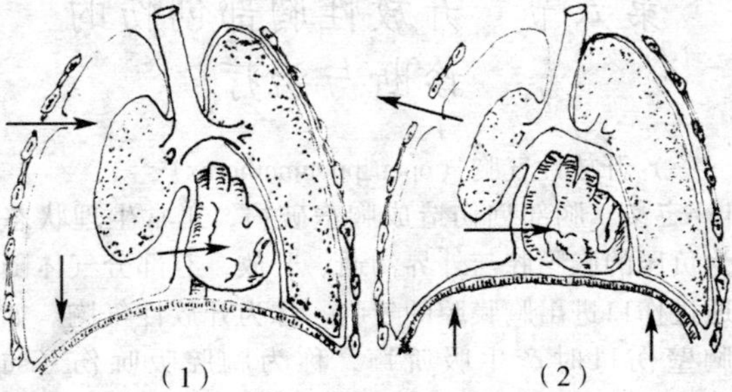

图1-3 开放性气胸的病理生理改变

(1) 吸气相

(2) 呼气相

3．诊断

(1) 病人胸壁可见开放性伤口，并能闻及空气进出伤口的吸吮声。

(2) 最突出的症状为呼吸困难、皮肤黏膜发绀和因呼吸循环衰竭而引起的休克表现。

(3) 伤侧肺呼吸音消失，叩诊呈鼓音，胸部等处皮下有积气，气管向健侧移位。

(4) 胸部X线检查可显示伤侧胸腔内有大量气体，肺大部或完全萎陷，纵隔向健侧移位，有时合并胸腔积液（血气胸）。

(5) 开放性气胸因有胸壁缺损，一般不会形成张力性气胸。

4．治疗　开放性气胸是一种严重胸部创伤，要及时正确处理，否则病人因严重呼吸循环功能衰竭而死亡。

(1) 急救处理：用大块厚纱布垫覆盖在胸壁伤口或缺损处，之后安装胸腔闭式引流管促使肺复张，并用胸带加压包扎，使其转变为闭合性气胸，纠正因开放性气胸造成的病理生理紊乱，同时进行其他必需的紧急治疗。待病情稳定后，及时在全麻下行清创与胸壁修补术。

（2）清创与胸壁修补术：彻底清除胸壁和胸内的异物及血凝块（血液），切除创口边缘无生机的组织与肋骨碎片，但应保留肋骨骨膜、肋间肌和血管神经束。

（3）较大的胸壁缺损要用转移肌瓣修补，前胸壁可用胸大肌，下、后胸壁宜用背阔肌。

（4）手术结束前要仔细冲洗胸腔并安装胸腔闭式引流管。

（5）胸壁缺损部位应加压包扎 2 周，术后静脉补液，选择有效的广谱抗生素预防感染。

（二）张力性气胸（tension pneumothorax）

1．定义 闭合性或开放性胸部创伤造成胸壁、肺或支气管的损伤，伤口呈活瓣状，吸气时伤口开放，空气进入胸腔；呼气时活瓣状伤口自行关闭，胸腔内的气体不易排出，胸腔内的气体不断增加，压力逐渐升高，伤侧肺受压萎陷、纵隔向健侧移位，这种创伤称为张力性气胸（图 1－4）。这是一种容易忽视的严重胸部创伤，如不及时处理，可以迅速导致病人死亡。

2．病理生理

（1）伤侧肺因受大气正压压迫而萎陷，其呼吸功能随之丧失，并造成肺内动、静脉血功能性分流。

（2）随着伤侧胸腔内压力升高，纵隔向健侧移位，健侧肺间接受压而不能充分膨胀，影响正常呼吸功能。

（3）上、下腔静脉因纵隔偏移而扭曲，加之伤侧胸腔内负压消失，阻碍静脉血液向心脏回流，病人出现循环衰竭、缺氧和休克。

（4）部分气体可进入胸壁皮下软组织和纵隔，表现为皮下气肿和（或）纵隔气肿。

3．临床表现与诊断

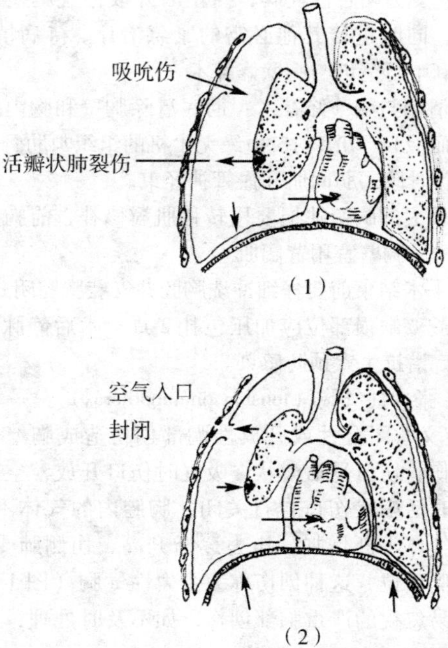

图 1－4　张力性气胸的病理生理改变
（1）吸气相
（2）呼气相

（1）张力性气胸病人最突出的临床表现是严重的呼吸困难、发绀及休克。重度缺氧病人往往烦躁不安或昏迷。

（2）查体可见颈静脉怒张、气管向健侧移位、伤侧肺呼吸音消失及叩诊呈鼓音。

（3）胸部 X 线检查显示伤侧胸腔内有大量气体、肺完全萎陷、纵隔（心脏）向健侧移位、膈肌下移，皮下和（或）纵隔有气肿。有的病例可有液气胸的 X 线表现。

4. 治疗 张力性气胸是胸部创伤的严重致命性并发症之一，要及时诊断和处理。

(1) 在受伤现场或急诊科，如病情危急，可在伤侧前胸壁锁骨中线第二前肋间用大号针头行胸腔穿刺，使胸腔内大量积气在瞬间经针孔排出，张力性气胸便转为开放性气胸(伤侧胸腔内的压力等于大气压)，解除张力性气胸对肺、纵隔（心脏）的机械性压迫与上、下腔静脉扭曲，缓解症状。

(2) 待病情较为稳定后，在胸腔穿刺部位安装胸腔闭式引流管。

(3) 临床诊断考虑有胸内脏器损伤，尤其是伤侧胸内气压很高，有广泛皮下及纵隔气肿的病例，可能有气管、支气管或食管破裂，应该剖胸探查明确诊断并进行正确的外科手术治疗。

第七节 外伤性血胸的诊断与治疗

（一）定义 胸部创伤引起的胸膜腔内积血称为外伤性血胸（traumatic hemothorax)。据统计，在全部创伤病人中，外伤性血胸的发生率为33%；胸部创伤病人中，其发生率高达70%，其中3.3%需要手术治疗。

胸部创伤病人胸内出血的来源有：

1. 肋间血管及乳内动脉出血。

2. 肺实质损伤出血。

3. 比较大的肺血管出血。

4. 心脏或胸内大血管损伤出血。纵隔内大血管损伤出血常导致死亡。

（二）分类 外伤性血胸按伤侧胸膜腔内的积血量分为三类：

1. 少量血胸 胸腔内积血量小于500ml，病人一般无内出血症状。胸部X线片仅见肋膈角消失或充盈，且不超过膈顶平面。

2. 中等量血胸　胸腔内积血量为500～1500ml，病人有明显内出血及胸内压力升高的症状与体征。胸部X线片显示胸内积液（血）面上界达肺门水平。

3. 大量血胸　胸腔内积血量大于1500ml，病人有失血性休克和纵隔移位引起的临床表现。在X线胸片上，可见伤侧肺严重受压，纵隔向健侧移位，积液阴影上界可达胸膜顶（图1－5）。正确判断胸内的出血量及其速率，是决定病人是否需要进行剖胸探查的重要指征。

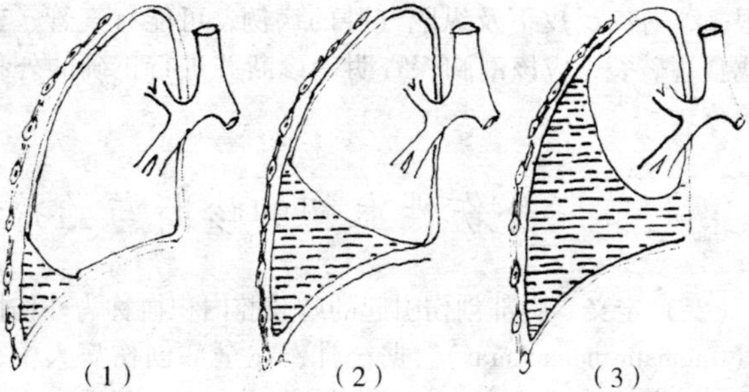

（1）　（2）　（3）

图1－5　外伤性血胸的分类

（1）少量血胸

（2）中等量血胸

（3）大量血胸

（三）诊断　外伤性血胸的诊断主要依靠病史和胸部X线检查。

1. 病人取仰卧位所拍摄的正位胸片上，伤侧胸内积血呈水平位，少量血胸不易显示，诊断有一定困难，容易漏诊。中等量和大量血胸的X线诊断一般都很明确，胸片上表现为患侧胸腔轻度或重度的密度增高影；若为血气胸，可见气液面。胸腔穿刺抽出胸内积血，即能确诊。

2. 钝性胸部外伤病例，有时为确定有无创伤性胸腔积液（血胸），可进行床旁超声检查。若有条件，遇有少量持续血胸的病人，可行电视胸腔镜手术（video - assisted thoracoscopic surgery，VATS）进行检查、诊断与治疗。

（四）治疗

1. 伤情的判断

（1）平时所见的外伤性血胸多数为肺和（或）肋间血管损伤所致。由于肺循环的压力低，肺动脉的平均收缩压仅为22mmHg，因此，肺裂伤引起的胸内出血有自行停止的倾向。肋间或乳内动脉损伤引起的出血一般呈进行性血胸，往往需要手术止血。

（2）中等量以上外伤性血胸一方面导致血容量和有效循环血量减少，另一方面因积存在伤侧胸腔内的血液与血凝块压迫肺和纵隔，产生低氧血症及高碳酸血症，进而引起呼吸、循环功能紊乱和休克。病人的临床表现为：①呼吸困难、烦躁不安、面色和球结膜苍白、脉搏细弱、出冷汗或四肢末端发凉以及血压下降；②实验室检查发现血红蛋白和红细胞计数明显减少。

正确判断胸内出血的量和出血是否停止，是决定外伤性血胸治疗手段的关键环节。

2. 治疗方法　有下列几种：

（1）胸腔闭式引流术：是临床上处理外伤性血胸及血气胸的最为常用而有效的治疗技术，多在现场或急诊科施行。只要操作正确，胸内积血以及气体可经引流管在短时间内排出体外，伤侧受压的肺得以膨胀，呼吸与循环功能随之恢复，并可能降低因血胸而引起的并发症。其主要适应证包括：

1）血胸经连续或几次胸腔穿刺后积血不能抽吸干净的病例。

2）因胸内积血黏稠或混合有血凝块，经胸腔穿刺不易将其抽出的病例。

3）血胸有污染或合并有感染的病例。

中等量以上的外伤性血胸病人，应考虑早期进行胸腔闭式引流术；引流管的内径不应小于1cm，以免引流管太细而导致引流不通畅，达不到治疗目的；引流管的拔除不能过早。

病人在安装胸腔闭式引流管后要注意的问题有：

1）引流管内不断有鲜血流出，每小时引流量在200ml左右，同时病人有失血性休克表现，提示胸腔内有活动性动脉出血，要做好剖胸止血的准备工作。

2）引流管内持续有大量气体排出，听诊发现伤侧肺呼吸音弱或者消失，或胸部X线摄片检查显示伤侧肺萎陷（不张），提示肺有较严重的裂伤，应该及时在伤侧胸部第2肋间前锁骨中线处另装一根胸腔闭式引流管引流气体，必要时接负压吸引装置促进肺膨胀。

3）胸腔引流管内发现有食物残渣、胆汁及胃液或肠液时，表明病人有胸腹联合伤；嘱病人口服亚甲蓝溶液后胸腔闭式引流管内有蓝染胸液流出，表明有外伤性食管破裂穿孔。对这类病例，要根据病情及时处理，不能延误治疗。

（2）剖胸止血：外伤性血胸病例剖胸止血的手术适应证为：

1）安装胸腔闭式引流管后，每小时引出的血液量大于200ml，或最初24小时内引出的血液量大于1000ml。

2）经过适当的补液、输血之后，病人的低血容量及失血性休克状况不见改善的病例。

3）伤侧胸腔内有多量血凝块、纵隔向健侧移位者。

4）据病人的临床表现，考虑有心脏压塞、胸内大血管损伤甚至有心脏穿透伤的病例，应尽早进行剖胸探查和止血。

剖胸止血术后，要保证胸腔闭式引流管通畅，鼓励病人进行有效咳嗽及早期下床活动，加强呼吸道的护理，促进术侧肺膨胀。同时，要选择适当的抗生素预防肺及胸腔感染。

(3) 胸腔穿刺术：对少量非活动性外伤性血胸病人，若症状轻微、一般情况良好，可采用胸腔穿刺术抽出胸内积血，使肺膨胀并预防胸腔感染。必要时胸腔穿刺术可重复进行。肺组织破裂造成的血胸，因肺循环压力较低，肺表面的裂口可被血凝块所封闭，胸内出血一般可自行停止。

在胸腔穿刺术后，要严密观察病人的呼吸、心率、血压及血氧饱和度（SaO_2），注意听诊肺呼吸音，必要时拍摄床旁坐位X线胸片，注意有无气胸及活动性（进行性）血胸。

(4) 电视胸腔镜手术（VATS）胸腔引流术：其手术适应证主要有：

1）少量进行性创伤性血胸。

2）创伤后胸腔内血液潴留。

3）创伤后肺或细支气管持续漏气。

4）其他：胸内异物存留、创伤性乳糜胸以及脓胸。

为降低肺创伤后出血复发的几率，这种手术应在创伤后1～3天施行，优点是创伤较小，可以达到诊断与治疗两个目的。

大量或病情危重、复杂的创伤性血胸，仍需要常规剖胸探查及止血。术中，要注意检查每一处可疑出血的部位和器官，警惕漏诊。

第八节 单纯性气胸和隐性气胸

(一) 定义

1. 单纯性气胸（simple pneumothorax） 或称闭合性气胸（closed pneumothorax），指胸膜腔内有积气而未与周围大气交通，或积气侧胸腔的纵隔、膈肌未发生移位的胸膜腔积气。其胸内空气一般来自肺组织的裂口，积气使部分肺组织萎陷，肺组织裂口漏气常常可自行停止。

2. 隐性气胸（occult pneumothorax） 指病人在受伤早期

所拍摄的X线胸片上并无气胸的征象。然而其后进行胸部CT扫描时显示胸膜腔内有积气。胸部CT扫描诊断气胸的准确率约为X线胸片的2倍。CT扫描诊断少量气胸的敏感性很高。

（二）诊断与治疗

1．单纯性气胸

（1）分类：根据X线胸片所显示的伤侧胸腔内肺萎陷的程度，将单纯性气胸分为三种：

1）少量气胸：胸内积气占胸膜腔体积的15%或不足15%。

2）中等量气胸：胸内积气占胸膜腔体积的15%～60%。

3）大量气胸：胸内积气占伤侧胸膜腔体积的60%以上。

（2）病因

1）单纯性气胸最常见于肋骨内陷性骨折病人，系骨折断端刺破脏层胸膜与肺而引起。

2）有时，在用力吸气、声门关闭的情况下，胸部撞击伤病人虽无肋骨骨折，但由于肺泡内压突然升高而使肺泡破裂，同样可发生闭合性气胸。

3）个别胸部穿透伤或锐器刺伤病例发生创伤性气胸时，如果伤侧胸膜腔与外界大气无交通，亦表现为单纯性气胸。

（3）临床表现

1）单纯性气胸病人胸内压力紊乱多不严重，肺呈部分萎陷；若健侧肺的代偿功能正常，其呼吸循环功能的紊乱常比较轻，病人症状仅为胸痛、胸闷或胸部有紧迫感。

2）伤侧胸部叩诊呈鼓音，听诊发现呼吸音减弱。

3）胸部X线摄片检查显示伤侧胸腔有积气和部分肺萎陷；大量气胸的病例可见纵隔向健侧移位，膈肌向下移位。

（4）治疗：单纯性气胸的治疗取决于胸部创伤的原因和胸内积气量。一般而言，中等量以上的单纯性气胸应该进行胸腔闭式引流术，以策安全。胸内积气位于胸腔前外侧的隐性气胸亦然。

2. 隐性气胸 病人一般无症状，诊断依靠胸部 CT 扫描。胸内积气很少，位于胸腔前部。

第九节 肋骨骨折

（一）定义 肋骨的连续性或完整性部分甚至全部中断，称为肋骨骨折（fracture of rib），在胸部创伤病人中的发生率为35%～40%，为最常见的胸部创伤。

（二）发病机制 一般为闭合性损伤，发病机制为胸部受到暴力作用所致。

1. 直接暴力 外来暴力直接打击胸壁，使受力部位的肋骨向内弯曲以致断裂；因骨折断端突向胸腔内，骨折片可刺伤胸膜和肺，引起血胸或血气胸，个别病例发生张力性气胸，如不及时处理，将导致病人死亡。

2. 间接暴力 多指胸部挤压伤。暴力作用于肋骨的胸骨端或椎骨端，使肋骨的体部向外过度弯曲而发生断裂；由于骨折断端向外突出，一般不损伤胸膜和肺。第1～3肋因有锁骨与肩胛骨保护，不易发生骨折，临床上以第4～7肋骨折最常见。

3. 火器或刃器所造成的肋骨骨折，绝大多数为开放性骨折，病情严重而复杂，有的为胸腹联合伤，应予以高度重视，妥善处理。

肋骨骨折的发病机制参见图1－6。

（三）分类 肋骨骨折一般分为三种类型。

1. 单纯肋骨骨折 指一根或多根肋骨只有一处骨折，又称为单处肋骨骨折。两根以上的肋骨发生单处骨折，往往呈系列性。

2. 多根多段肋骨骨折 两根以上的肋骨发生两处或两处以上的骨折，即肋骨的前后段均有骨折。这种骨折可为单侧肋骨亦可为双侧。多根多段肋骨骨折多合并有心、肺等脏器

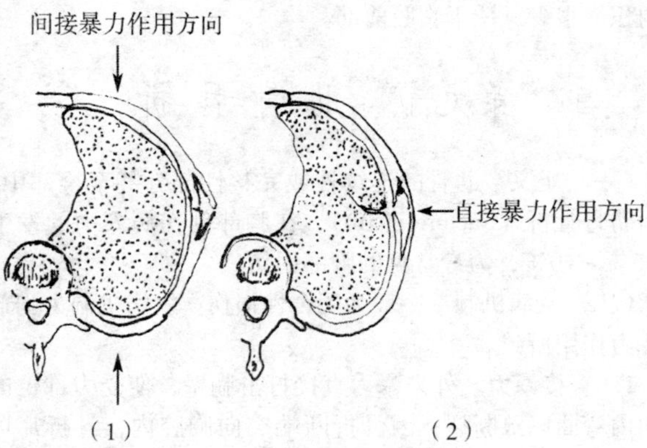

图1－6　肋骨骨折的发病机制
（1）间接暴力引起的肋骨骨折
（2）直接暴力引起的肋骨骨折

的损伤和浮动胸壁，可导致呼吸、循环功能障碍，需要紧急处理。

3. 开放性肋骨骨折　肋骨骨折病人的预后与其骨折的数目年龄、及基础肺功能有关。高龄病人发生单纯肋骨骨折后，死亡率高达10%～20%。

第1和第2肋骨骨折病例少见。但这类病人可合并有胸内脏器与大血管的损伤以及颅脑、腹部的损伤，要仔细检查，避免漏诊。

（四）临床表现与诊断

1. 临床表现

（1）外伤性肋骨骨折病人有明确的外伤史。个别病人可因强烈的肌肉收缩而造成肋骨骨折。如前斜角肌、后斜角肌及前锯肌分别止于和起于第1、2肋骨，当其突然猛烈收缩时，可使这两根肋骨发生骨折，在询问病史时要注意。

（2）肋骨骨折病人最突出的症状为骨折局部有疼痛，呼吸、咳嗽、喷嚏及挺胸时疼痛加重，在翻身或起坐活动时偶尔可听到骨折处有摩擦音，病人常用手按住骨折处，以减轻疼痛。

（3）有浮动胸壁的病人感到心悸和气促。

2. 诊断

（1）望诊：注意观察病人有无呼吸困难、发绀、浮动胸壁和休克表现。多根肋骨骨折的病例，伤侧胸廓的呼吸运动减弱，多段肋骨骨折时伤侧胸壁可见反常呼吸。

（2）触诊：骨折局部有触痛，有时可触知骨折断端的摩擦感，多段肋骨双处骨折病例能触知局部有胸壁塌陷及异常活动。胸部触诊要注意有无皮下气肿及气管移位。

（3）叩诊和听诊：肋骨骨折合并有气胸的病例，伤侧胸部叩诊呈鼓音，听诊发现呼吸音减弱甚至消失，有皮下气肿时能闻及捻发音。

（4）胸部X线摄片检查：是诊断肋骨骨折的重要手段，可明确诊断，显示肋骨骨折的部位、类型、范围、严重程度以及是否合并气胸、血胸或血气胸；发生于肋骨与肋软骨交界处的骨折，在X线胸片上不易显示，诊断依靠病史和体征。CT扫描对肋骨骨折的诊断意义不大。

（5）骨扫描（ECT）：体育运动员在训练或比赛时因受伤而考虑有肋骨骨折时，若X线胸片检查为阴性，可行骨扫描，一般能明确诊断。

（五）治疗

1. 单纯肋骨骨折　不合并气胸或血、气胸的闭合性单纯肋骨骨折，一般不需要特殊治疗，但要注意预防可能因此而发生的肺部并发症，尤其是高龄病人。骨折后疼痛比较剧烈的病人，应进行镇痛，常用的方法有：

（1）局部封闭或者肋间神经阻滞。

（2）对高龄病人，即使其肋骨骨折在3根以下，也应考虑选择合适的镇痛剂静脉用药，以缓解疼痛，进行有效咳嗽，减少肺部并发症。

（3）胶布固定法或胸带包扎法：可限制胸廓的呼吸运动，减轻疼痛，多用于第4肋以下的多根单纯肋骨骨折病人。

2. 多根多段肋骨骨折　治疗的关键在于制止因浮动胸壁而引起的呼吸、循环功能紊乱，同时要注意处理并发的气胸、血胸、血气胸、肺挫裂伤及肺不张，及时清除气管和支气管内的分泌物与血液，保持呼吸道通畅。

（1）多根多段肋骨骨折病人，在紧急情况下可用多层加厚敷料垫加压包扎有反常呼吸的胸壁部位，控制或减轻浮动胸壁引起的呼吸与循环功能紊乱。

（2）浮动胸壁范围较小、病情不太严重的病例，采用胸壁加压包扎法往往能得以治愈。

（3）浮动胸壁范围较大或为双侧多根多段肋骨骨折的重症病例，可用 Kirschner 针进行肋骨内固定或胸壁牵引固定，固定时间为4～5周。术后要用抗生素预防肺、胸腔及肋骨骨折部位发生感染。

3. 开放性肋骨骨折　应按开放性胸部创伤的治疗原则处理。

第十节　胸骨骨折

（一）病因和发病机制　胸骨骨折（sternal fracture）少见。

1. 在重大汽车撞击事故中，驾驶、乘车人员发生胸骨骨折的几率约为4%，绝大多数因方向盘直接撞击（挤压）驾驶员胸骨所致；坐在汽车前排座位的老年人在汽车受到来自前方的暴力撞击时，发生胸骨骨折的危险性更大。

2. 其他强大的直接暴力作用于胸骨时，同样可使其发生骨折。

3．典型的胸骨骨折为胸骨横断，位置多在胸骨上端（胸骨柄）或胸骨体的中部，骨折断端或内陷或重叠畸形。个别病人的胸骨体骨折线呈斜行，常合并肋骨骨折。

4．与胸部的其他创伤一样，胸骨骨折一般伴有胸内脏器或结构的损伤，其中导致心肌损伤及血流动力学紊乱的病例并非罕见。若合并胸廓内动脉破裂，可形成血胸。严重的胸骨柄骨折后向后移位，偶尔可引起胸段气管断裂。

（二）诊断　根据外伤史、查体、X 线摄片和其他检查，胸骨骨折的诊断多无困难。

1．查体　骨折局部有明显的触痛，软组织肿胀，骨折严重者可见胸骨局部有凹陷畸形并闻及骨摩擦音。要注意观察病人有无气促、呼吸困难及发绀等临床症状和体征，并要警惕合并心脏、肺及胸内大血管损伤的可能。

2．拍摄侧位及斜位 X 线胸片，可显示胸骨骨折的部位和移位程度。在正位 X 线胸片上难以显示胸骨骨折线与骨折造成的畸形。

3．胸部 CT 扫描能够清楚显示胸骨骨折的轮廓与邻近脏器的损伤情况，有时还可发现胸部其他骨骼的骨折。

4．胸部 MRI 检查除了能发现胸骨骨折之外，还能显示并存的胸锁关节分离或脱位。

（三）治疗　胸骨骨折的治疗视骨折的严重程度而定。

1．无明显移位、不合并胸内其他脏器损害的病人，通过镇痛和预防肺部并发症可以达到痊愈目的，一般不需要住院治疗。

2．移位严重的胸骨骨折病例，可经胸骨正中切口进行切开（开放）复位与内固定术，用不锈钢丝横行缝合固定骨折断端（图 1－7）。有的病例可采用胸骨牵引术。

3．胸部创伤造成胸肋关节脱位或者肋骨－肋软骨接合部分离而导致胸骨浮动者，亦可采用内固定术或外固定术。

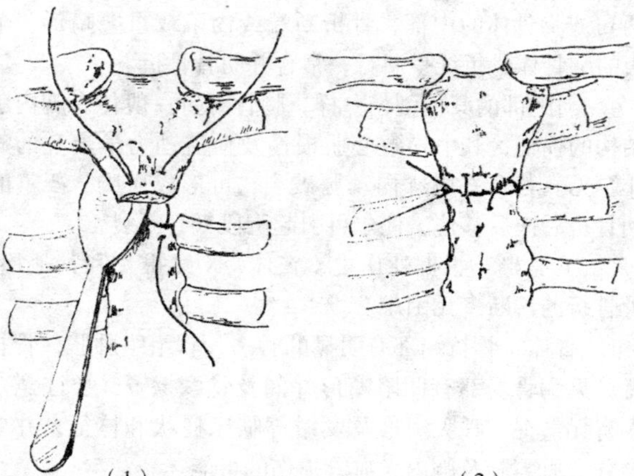

（1） （2）

图 1 -7 胸骨骨折内固定术

（1）用不锈钢丝纵行贯穿缝合胸骨骨折两断端

（2）胸骨骨折两断端复位、对合后将用于内固定的不锈钢丝打结，完成内固定

第十一节 气管和主支气管损伤

（一）病因与发病机制 气管和主支气管损伤（tracheal and major bronchial injury）主要为胸部穿透伤及钝性创伤所致。胸段气管和主支气管损伤多系撕裂或完全断裂。其可能的发病机制有：

1. 病人胸部受到巨大的钝性创伤时，胸部突然受压和声门关闭，气管、主支气管腔内的压力骤然升高，可造成气管膜部破裂。

2. 快速行驶的车辆突然减速，使乘车人胸内悬垂的肺与相对固定的主支气管形成剪力，导致其破裂；此种疾速减速运动形成的剪力作用于隆突，亦可造成隆突撕裂。

3. 胸部前后方遭到强力挤压，使胸廓前后径缩小而左右径增大，在隆突部位产生剪力，胸段气管或主支气管因剪力的作用而撕裂或完全断裂。

4. 严重胸部挤压伤对肺产生的侧方牵引力可使主支气管（气管）撕裂或完全撕脱。

5. 胸部创伤时，气管、支气管因巨大的暴力作用而发生扭转乃至破裂。

胸部钝性创伤引起的气管－主支气管撕裂伤病例中，约80%位于距隆突2.5cm之内；左肺上叶支气管损伤病例不多见，下肺及肺段支气管损伤的病例罕见。左主支气管损伤较右侧多见。

在创伤病人中，气管或主支气管损伤的发病率为0.03%～0.16%，近年来似乎有所增加。但其实际发病率尚不清楚。

（二）临床症状和体征　胸段气管或主支气管破裂（断裂）是一种严重的胸部创伤，常有较为典型及明显的症状和体征，病人若得不到早期诊断与治疗，绝大多数死于张力性气胸引起的呼吸功能紊乱或合并的其他胸内脏器的损伤。

1. 呼吸困难及呼吸窘迫　是最为常见的临床症状，系气管或主支气管损伤后发生的伤侧张力性气胸所致，76%～100%的病人有这种表现。

2. 气胸和皮下气肿　也是重要而常见的体征之一。气管或主支气管破裂甚至完全断裂后，若其裂口与伤侧胸腔沟通，病人常有张力性气胸，伤侧胸部叩诊呈鼓音，听诊发现呼吸音消失，触诊时胸壁软组织有肿胀感及皮下捻发感；若其裂口未与胸腔沟通、胸膜完整无损，病人无气胸，但仍有纵隔及皮下气肿。皮下气肿和气胸的发生率分别为35%～85%和

20% ~50%。

3. 气管移位　有张力性气胸的病人，触诊时发现气管向健侧移位。

4. 咯血　14% ~25%的病人有咯血症状，咯血一般为支气管动脉出血引起。

5. 有的病例有声音嘶哑和失声。

（三）诊断　除询问病史并做仔细的物理检查之处，尚须做以下检查与观察，尽快做出诊断。

1. 胸部X线摄片检查　主要X线征象有：

（1）气胸：大多数病例表现为伤侧张力性气胸，有些则表现为闭合性气胸或血气胸。

（2）肺悬垂征（fallen lung sign）：在胸片上可见伤侧的全肺因萎陷和受胸内气体压迫而向侧胸壁或胸腔内下方（心膈角）悬垂。

（3）有的病人在胸片上并无明显的气胸与肺不张，但可见纵隔、颈深部组织有气肿的X线征象，是诊断主支气管破裂的重要依据。

（4）气胸病人在安装胸腔闭引流后拍摄X线胸片复查，显示伤侧受压萎陷的肺仍未膨胀，胸腔引流管内不断有多量气体排出时要高度警惕胸段气管或主支气管破裂。

（5）在X线胸片上往往可见上胸部肋骨骨折，第1~3肋骨折更为常见。

（6）主支气管断裂后未经治疗而得以幸存并转为慢性期的病例，断裂处的支气管断端因瘢痕狭窄与梗阻，其X线表现主要为肺不张，有的病例则表现为伤侧肺部感染与肺不张。

（7）约有17%的病人在创伤早期的X线胸片上因无气胸与肺不张征象而漏诊，其后因气管、主支气管裂口处漏气逐渐增加，复查胸片时可见肺不张，要注意此种情况。

2. 气管镜检查　这是诊断气管和主支气管损伤的重要手段，近100%的病例有阳性发现，可明确损伤的部位和严重程度，必要时可在纤维支气管镜引导下进行气管内插管。临床及X线检查怀疑为气管、主支气管损伤的病例，只要条件允许，都应做此项检查，有利于早期诊断，而且操作安全有效，还有助于制定治疗方案。

3. 胸部CT扫描　能显示普通X线胸片难以发现的极少量气胸和纵隔气肿，偶尔能显示气管或主支气管完全断裂的具体部位。这一检查不宜列为常规检查手段。

（四）治疗　气管、主支气管破裂或断裂的病人，一旦诊断明确，全身条件允许，就应该尽早进行手术治疗，据其损伤的具体情况，行裂口修补术或气管、主支气管断端的端端吻合术。术前，术侧（伤侧）胸腔内要安闭式引流管，预防麻醉过程中发生张力性气胸。

1. 麻醉时要选择双腔支气管导管，也可以选择单腔支气管导管插到健侧主支气管腔内。

2. 手术切口　视主支气管损伤的侧别而定。左主支气管损伤者，应行标准的左胸后外侧切口，经第5肋间或肋床进胸，右侧亦然。左主支气管破裂或断裂的位置恰在左肺上叶支气管开口之上时，若无左胸内血管损伤，也可以选择左胸后外侧切口。胸段气管破裂的病例，要选择胸骨正中劈开切口。

3. 术式

（1）术中探查：急诊病例探胸后可见伤侧肺门后上方有纵隔气肿或有漏气，应在这一部位剪开纵隔胸膜，明确主支气管损伤的部位及其严重程度，并决定手术方式。若主支气管或气管裂口细小、无漏气，损伤位置一时不易确定，应仔细在气管分叉（隆突部）上下2.5cm的区域内解剖，同时可在胸腔内灌注适量生理盐水进行鼓肺试验，可见损伤处有气泡逸出，便能确定损伤的部位。

（2）气管或主支气管修补术：在急诊病例，若气管或主支气管的裂口位于膜部，而且裂口不大、边缘整齐，应用

4－0可吸收缝线进行间断外翻缝合修补术，再利用邻近的胸膜及其他组织包埋修补区。

（3）气管或支气管端端吻合术

1）对气管或主支气管断裂的病例，要用3－0或4－0可吸收缝线进行标准的端端吻合术。

2）吻合前，要修整断端创缘，尽量使两断端口径大小保持一致，并要切断下肺韧带，减小吻合口的张力。

3）吻合应采用间断外翻缝合法，保证两断端的黏膜对合满意，针距不应小于1.5mm；先吻合软骨部，再吻合膜部，注意调整两端吻合口大小，避免吻合口扭曲。

4）吻合结束后行鼓肺试验，观察吻合口有无漏气，如有漏气，采用间断褥式外翻缝合法修补加固。

5）吻合口要用带蒂胸膜片、肋间肌瓣、心包片或奇静脉包埋覆盖，这是预防吻合口瘘的重要措施。补修和吻合方法见图1－8。

（五）治疗效果与一侧主支气管断裂慢性期病例

1. 胸段气管、主支气管破裂（断裂）的病例，若在创伤后急性期得到正确的修补或端端吻合术，术后伤侧肺可以恢复通气与氧合功能。但若伤侧肺实质有轻度至中度挫伤以及肺泡表面活性物质（肺泡Ⅱ型细胞分泌的一种不溶性脂蛋白）减少，其肺功能有程度不同的损害。术后重要并发症有吻合口狭窄、吻合口瘘及远端肺感染。

2. 主支气管部分断裂（撕裂）后得以幸存并转为慢性期的病人，裂口愈合后其远端支气管腔多有程度不同的狭窄，若合并有远端肺实质损伤，将出现间歇性或持续性肺部感染，加重肺实质的损害。

胸部创伤造成一侧主支气管完全断裂，大部分病例的主支气管近侧和远侧两断端相互分离并完全梗阻。在这种情况下，远端肺发生感染的病例罕见，其支气管腔内充满黏稠的黏液样物质，胸部X线摄片检查和CT扫描仅表现为肺不张征

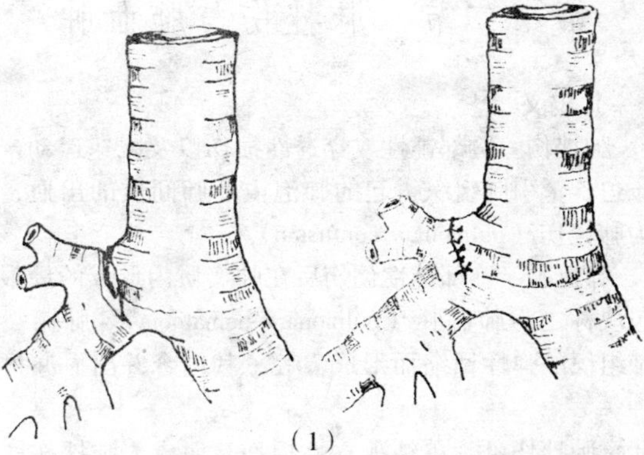

（1）

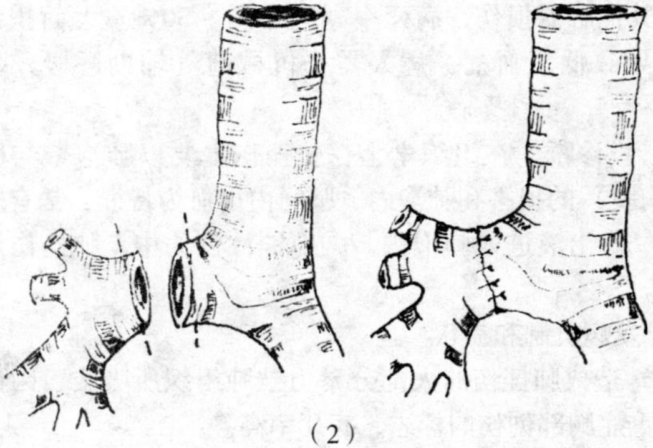

（2）

图 1－8 右主支气管部分撕裂和断裂的手术方法

（1）右主支气管部分撕裂的修补术

（2）右主支气管断裂的端端吻合术

象。临床工作中遇到的这类病人较为多见，而且在主支气管完全断裂后几年甚至十余年后施行主支气管端端吻合术后，远端肺仍能膨胀，但其通气功能难以恢复到正常水平。

第十二节 肺挫伤与肺血肿

（一）定义

1．肺挫伤 胸部钝性或穿透性损伤以及减速运动产生的剪力压迫、牵引肺组织引起的肺泡内和肺间质的出血，临床上称为肺挫伤（pulmonary contusion）。

2．肺血肿 胸部钝性创伤后在肺实质内形成的局限性出血性包块称之为肺血肿（pulmonary hematoma）。肺撕裂伤后由于肺组织的弹性回缩而形成囊腔，其内合并出血亦可形成肺血肿。

儿童肺挫伤可为单纯孤立性损伤，而成人肺挫伤往往合并胸内其他脏器损伤，病死率高达22%～30%。大面积的肺挫伤可导致低氧血症，病人需要机械通气辅助呼吸，病情严重。

（二）诊断 在组织学上，肺挫伤主要以肺泡壁与肺膜（脏层胸膜）的损害和肺泡内、肺间内出血为特征，常有肺间质水肿，渗出液进入肺泡内。胸部钝性创伤中，肺挫伤最为多见。

1．发病机制和症状

（1）造成肺挫伤的大部分暴力被肺组织所吸收，因此肺挫伤是重症胸部创伤的标志，病死率高。

（2）挫伤所致肺泡内和肺间质的淤血及水肿限制肺的气体交换与氧合功能，病人的主要症状为呼吸困难、心动过速和胸痛，咯血不多见。

（3）肺挫伤使肺的通气－灌注比（V/Q）发生改变，表现为低氧血症。此外，病人往往合并有其他胸部创伤，诸如肋骨骨折、锁骨和（或）肩胛骨骨折、气胸或者血气胸，因而肺挫伤容易被这些损伤所掩盖。

2．胸部X线摄片检查 85%左右的病例在胸部创伤后6

小时之内拍摄的X线胸片上有异常改变；至受伤后12～24小时，100%的病人其胸片有阳性X线征象，主要有：

（1）肺实质有边缘不清的非肺段性的片状或絮状密度增高影，类似支气管肺炎的X线表现，一般无解剖学界限。

（2）密度增高阴影常在受伤部位之下的肺周边部。

（3）肺部阴影呈散在分布或较集中，有时表现为大片实变影。

（4）肺部阴影在创伤后2～3天开始吸收、变淡，1～10天（平均4～5天）多能吸收消散。

3．胸部CT扫描　能够显示X线平片不能显示的轻度或早期肺挫伤的微小肺部浸润性病灶及其范围。此项检查不宜列为常规。

（三）鉴别诊断

1．在X线胸片上，严重或较为严重的肺挫伤往往难以与误吸造成的肺部阴影鉴别。可供二者鉴别诊断的X线征象及其他临床表现有：

（1）肺挫伤病人在受伤后早期拍摄的X线胸片可能有异常阴影，而胸部创伤后发生误吸的病人在发病早期的胸片多属正常。

（2）误吸形成的肺部浸润灶一般按支气管肺段的解剖范围分布，并局限于发生误吸的支气管肺段；肺挫伤性浸润灶与受伤部位肺叶或肺段的解剖部位可能相符或者不相符。

（3）气管、支气管内分泌物最有鉴别诊断价值：胸部创伤所致肺挫伤病人的分泌物呈血性，而误吸后肺炎病人的分泌物为大量脓性物质。

（4）肺挫伤和误吸病人的早期均需要支持治疗，但后者用气管镜吸除气管、支气管内的分泌物后病情明显改善。

（5）大面积的肺挫伤一般为肺的爆震伤所致，在X线胸片或CT片上，肺部病变阴影常在肺实质的中心部位，多数病人合并气胸、肺泡破裂及气栓；创伤后误吸病例则无这种情况。

（6）肺挫伤晚期，受损的肺组织形成瘢痕。

2. 肺穿透伤或钝性创伤产生的剪力可导致肺撕裂伤，肺组织撕裂后形成的囊性腔隙内充满血液和空气，后者若迅速进入血液循环而且进入血液循环的气体量超过100ml，病人可因急性肺梗死而死亡；若囊性腔隙内仅有血液充填，便形成肺血肿，在X线胸片上表现为密度较为均匀的实质性块影，待其周围的肺挫伤吸收后，血肿阴影更为清晰。

3. 肺血肿在度过急性期后能持续存在数月，创伤后6～8周之内拍摄的X线胸片和CT片上，血肿阴影逐渐变小而局限，但不易完全吸收消散。偶尔，肺血肿能形成空洞或因血肿压迫周围肺组织而继发感染。

（四）治疗　肺挫伤的病理生理变化很复杂，主要包括肺血管舒缩功能的改变、肺泡萎陷和肺泡毛细血管内膜免疫功能的损害。病人最突出的临床表现是呼吸困难和动脉低氧血症。其治疗依靠支持疗法，并及时处理胸壁、胸膜损伤。

1. 对轻症病例，可用简单面罩给氧或Venturi面罩给氧，氧浓度保持在35%～40%，预防动脉SaO_2进一步下降，改善氧合作用。

2. 重症肺挫伤病人，应及时进行气管内插管并接呼吸机辅助呼吸（机械通气），酌情加用呼气末正压（PEEP）。这种给氧方法比面罩给氧安全有效。

3. 有休克的病例应适当补液　由于肺挫伤后肺毛细血管的通透性增加，所以，应严格限制补液量，对老年病人更要如此。

4. 大面积肺挫伤病人，其健侧肺与伤侧肺之间存在动-静脉分流以及肺顺应性差异，要注意机械通气参数的设置和调节，必要时采用双肺分别通气法，并严密监测心肺功能。

肺挫伤需要外科手术治疗的病例罕见。

5. 外伤性肺血肿本身一般不影响肺的气体交换，大多数肺血肿能自行吸收。有的肺血肿可继发感染，或与小支气管沟通后形成假性肺囊肿，有时需要手术引流，个别病例需要施行肺切除术。

第十三节 肺穿透性损伤

(一) 定义 直接暴力作用于肺组织（肺段或肺叶）并导致其穿透的损伤称为肺穿透性损伤（penetration injury of lung)。在临床上，有些病例在手术探查时发现肺并未完全被暴力穿透，有的病例的肺组织呈撕裂伤（pulmonary laceration)。

(二) 病因及发病机制

1. 肺穿透性损伤的主要病因有：

(1) 火器（弹丸，弹片）抑或锐器（刀、匕首等）穿透肺组织。

(2) 肋骨骨折断端移位并刺穿毗邻的肺组织，这种情况较为多见。

2. 肺损伤的严重程度和范围与暴力的种类、速度、持续时间，病人的年龄，肺损伤的具体部位以及胸部肌肉的稳定性等因素有关。

3. 肺组织柔软并富有伸缩性，内含一定量的空气。在受到低速飞行的弹丸射击后，肺的损伤相对较小，而受到高速飞行的弹丸射击后，因其破坏性巨大，肺实质毁坏性损伤的范围较大、出血严重，常合并有胸壁、胸内大血管和纵隔内脏器的损伤及出血，约40%的病例需要剖胸探查。

(三) 临床表现与诊断

1. 临床表现 肺穿透性损伤的病人因胸膜腔的完整性遭到破坏，肺实质的损伤多比较严重，出血量较大，绝大多数有外伤性血气胸（hemopneumothorax），导致呼吸循环功能紊乱，部分病例有创伤性和（或）失血性休克，因此，病情都比较严重。其主要临床表现与开放性血气胸病例相似，而且病人常有明显的咯血，失血量大的病例有失血性休克的表现。

2. 诊断　肺穿透性损伤的诊断根据病史和临床表现，诊断多无困难。

（1）病情稳定、条件允许的病例，必要时可进行床旁胸部X线摄片检查。对这种病例，在诊断时必须要考虑到肺门结构（肺血管和支气管等）、纵隔内脏器及胸内其他大血管损伤的可能。

（2）有严重的心脏损伤、大血管损伤、主支气管损伤及张力性气胸的病例，若在受伤现场得不到及时处理，病人多在短时间内死亡，个别病人得以幸存。

（四）治疗

1. 简单的肺穿透性损伤，如肺的受伤部位在肺的周边部，无胸内大血管损伤，胸内无明显活动性出血，血气胸不严重，能排除心脏压塞和食管损伤的病人，一般经胸腔闭式引流、补液和抗感染治疗后能够治愈。

2. 重症肺穿透性损伤病例，临床诊断怀疑有肺及胸内其他大血管或心脏损伤的病例，在进行正确有效的呼吸、循环复苏后，应及时剖胸探查，并根据术中探查所见采用正确的术式，挽救病人生命。常用的术式有以下四种：

（1）肺实质切断术（pulmonary tractomy）

1）用线形切缝器（liner stapler）通过肺实质中由弹丸或锐器造成的伤道，将伤道浅部的肺组织完全切开、订合，使其彻底敞开。

2）伤道内明显的出血点和细支气管损伤漏气处逐一缝扎，并用3-0可吸收缝线连续缝合伤道切缘（边缘）的肺组织；每一针缝线应与线形切缝器的缝钉呈直角（图1-9）。

肺穿透性损伤的伤道禁忌直接缝合止血，因为这种方法可加重肺实质和肺泡内出血，并使肺实质内的积血经损伤的支气管进入呼吸道而导致呼吸道阻塞甚至窒息；肺泡内的积血很难清除，反而加重低氧血症。肺撕裂伤直接缝合后有发生致命性空气栓塞的危险。

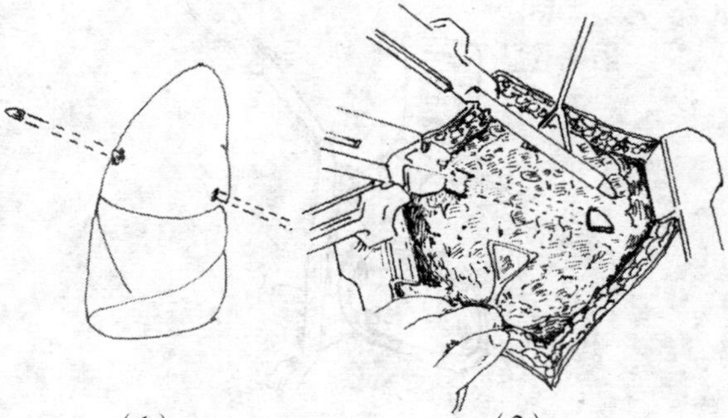

（1）　　　　（2）

图 1－9　肺实质切断术

（1）右上肺实质枪弹伤所形成的肺实质弹道

（2）用线形切缝器通过肺实质内的弹道，之后切开弹道表面的肺组织，使弹道敞开

（2）肺叶切除术：适用于受伤肺叶的穿透伤范围广泛、严重并累及整个肺叶的病例，可彻底控制肺实质出血和漏气，减少术后并发症。

（3）全肺切除术：因肺穿透性损伤而需要施行一侧全肺切除术的病例罕见，其手术死亡率高达 50% ~100% 。这与失血性休克、全肺切除术导致肺动脉压（阻力）骤然升高及不可逆的右心功能衰竭有关。

（4）生理性全肺切除术：严重的肺穿透伤病例，在危急情况下剖胸后先用一把 Satinsky 钳夹住肺门而控制肺实质大出血，此即所谓生理性全肺切除术（physiologic pneumonectomy），如图 1-10 所示。待病人复苏成功、全身情况改善后再施行解剖性肺切除术，有可能降低手术死亡率。

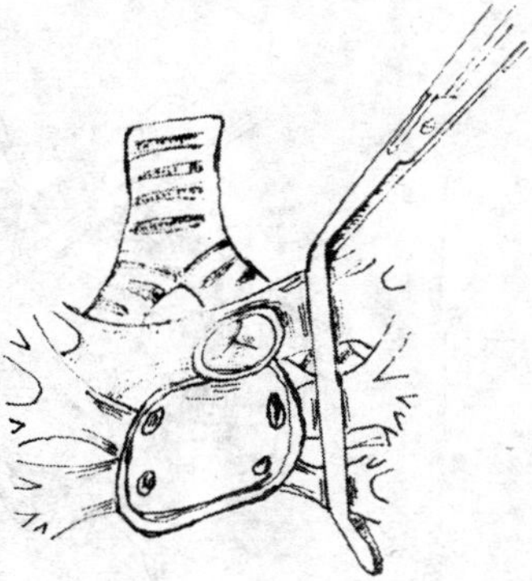

图 1-10　生理性全肺切除术（左）

（五）术后并发症　经过外科手术治疗的肺穿透伤病人，术后并发症主要有急性脓胸、慢性脓胸和支气管胸膜瘘。

第十四节　胸内大血管损伤

（一）定义

1. 胸内大血管指心包内血管（升主动脉，主肺动脉，上、下肺静脉及部分上腔静脉等）和心包外血管（主动脉弓，部分升主动脉，无名动脉，左颈总动脉，降主动脉，部分上腔静脉，无名静脉和锁骨下动、静脉等）。任何类型的胸部创伤导致上述血管的损伤及出血，称为胸内大血管损伤（intrathoracic great vascular injury）。

2. 肋间动脉、奇静脉或乳内动脉在外伤后胸内出血量达到300ml/min时，亦称为胸内大血管损伤。这类病人常因无法控制的大出血而死亡。

3. 如果大血管的伤口较小，或大血管穿透伤不在血管壁的同一平面时，可形成较少见的动脉夹层，即受伤动脉血管内的血液经血管壁伤口的外膜与内膜或中层与内膜之间沿血管长轴的远近两端弥漫、扩展，其外径逐渐扩大而呈瘤状。若延误诊治，病人因动脉夹层自行破裂出血而死亡。

胸内大血管损伤的发生率占全部血管损伤病例的11.5%左右。

（二）临床表现与诊断　在受伤现场或急诊科（室）对病人进行迅速、简便易行和正确的检查，快速诊断，快速治疗。

1. 查体　除注意观察病人的生命体征之外，要仔细检查与胸内大血管损伤有关的症状和体征：

(1) 胸部创伤的部位、性质和范围。

(2) 有无低血压、呼吸困难、发绀、反常呼吸和皮肤黏膜苍白。

(3) 心包内血管损伤的病人常有心脏压塞体征（颈静脉怒张，奇脉，心音减弱或不能闻及，中心静脉压升高、心率加快和血压下降等）。

(4) 胸部触诊可能有浮动胸壁、肋骨和（或）胸骨骨折的体征。

(5) 锁骨下动脉或无名动脉断裂时，伤侧桡动脉搏动减弱甚至消失。

(6) 检查胸廓上口处有无血肿。

(7) 在伤侧肩胛骨内侧或肩胛间区听诊，注意有无血管杂音。

（8）胸部叩诊、听诊，注意有无胸内积血和气胸的体征。

2. 胸部X线摄片检查　此项检查对胸内大血管损伤的诊断具有重要价值，有时可替代血管造影检查。凡临床诊断怀疑有胸内大血损伤的病例，若其病情和血流动力学较为稳定，应争取胸部X线摄片检查。

胸部穿透性损伤病例，拍摄胸部X线片时，可在伤口的入口和出口处置一不透X线的标记物，有助于分析、判断伤道（弹道）的走行方向和可能损伤的胸内大血管。

在胸部X线平片上，提示胸内大血管损伤的X线征象主要有：

（1）血胸或血气胸征象。

（2）胸内有金属异物（弹丸或弹片），或弹道接近胸内大血管。

（3）将胸内金属异物及其周围组织结构的X线阴影进行对照时，如发现金属异物的中心相对较为模糊者，多提示该异物在心脏内或心壁内。

（4）弹道入口与弹丸在胸内的位置不一致（如伤口在腹股沟而弹丸在胸内），提示弹丸经周围大静脉随血流移至胸内大血管。

（5）火器所致胸部盲管伤病人，在其胸部X线平片上未见金属异物（弹丸或弹片）阴影，要考虑到此类异物经胸内大血管中的血流进入远处动脉血管并造成栓塞的可能。

认真阅读胸部创伤病人的胸部X线平片，其中有些异常X线征象可提示胸内大血管损伤的可能（表1－2，图1－11）。

在上述X线胸片所显示的异常征象中，最重要而又可靠的征象为主动脉弓（结）模糊不清、大量血胸、纵隔明显增宽以及纵隔阴影“外观奇特”。胸廓上口处纵隔阴影增宽和气管左移征象常提示无名动脉（头臂干）损伤出血。

火器或刃器伤穿透纵隔者，多导致胸内大血管、心脏、食管、气管以及脊髓损伤，病人多死于大出血或急性心脏压塞，生存几率极小。

表 1-2 胸部 X 线平片提示胸内大血管损伤的征象

骨折（骨性胸廓骨折）
胸骨骨折
肩胛骨骨折
左胸多发性肋骨骨折
全身多发伤病例有锁骨骨折
第 1 肋骨骨折
纵隔异常 X 线征象
大量胸腔积液（血胸）
主动脉弓（结）阴影模糊不清（多提示降主动脉损伤）
纵隔阴影增宽并大于 8cm（提示主动脉弓损伤）
左主支气管受压下移，与气管形成的夹角 >140°（提示主动脉弓损伤后形成血肿）
胸椎周围胸膜反折阴影消失
主动脉阴影内显示钙化层
纵隔阴影"外观奇特（funny - looking）"
食管内胃管阴影有异常移位（胃管明显凸向右后纵隔，气管明显向右侧移位，提示主动脉弓峡部破裂并形成血肿）
侧位 X 线胸片
气管向前移位
主动脉窗阴影消失
其他
胸顶胸膜血肿阴影或胸顶帽状阴影
严重钝性膈肌损伤阴影（征象）

3. 胸部 CT 扫描 胸部 X 线摄片检查怀疑有胸内大血管

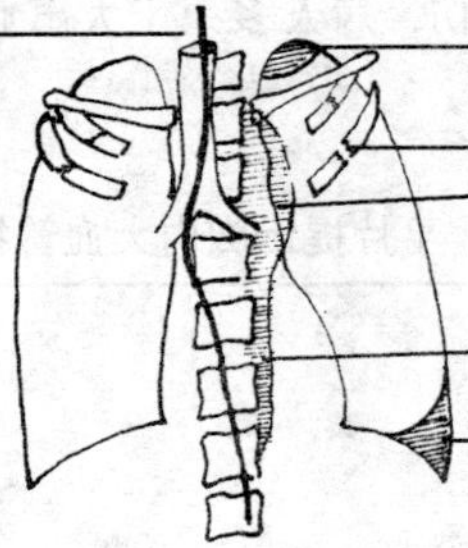

图 1－11 胸部大血管损伤的 X 线征象

损伤、病人血流动力学稳定时，胸部增强 CT 扫描可显示胸内大血管的基本形态与结构、大血管壁受伤后出现的异常征象、纵隔血肿和胸内其他重要脏器损伤的情况。有些病例经胸部 CT 扫描，可代替血管造影检查而做出诊断。

4. 血管造影检查　某些严重胸部创伤，特别是胸部穿透伤病例，有时经胸内大血管造影检查才能确诊。

（三）胸内主要大血管损伤手术切口的选择　手术切口的选择主要取决于损伤血管的解剖部位及相关血管损伤的情况。临床工作中常用的手术切口有下列几种：

1. 胸骨正中劈开切口　其优点为能够直接显露受伤的升主动脉、上腔静脉与胸内下腔静脉。为了控制合并的无名动（静）脉、左颈总动脉近端或锁骨下动脉出血，可将该切口向上延长到左或右颈部。

2. 左前外侧剖胸切口　适用于主动脉弓和降主动脉损伤的病例。将这一切口在同一肋间向右延长并横断胸骨，使之呈双侧前外侧剖胸切口，则可满足心脏和全部胸内大血管损伤出血病人的手术治疗。若术中发现左锁骨下动脉的损伤位于胸廓上口处，应将左前外侧剖胸切口改为前胸部“活板门（trap door）”状切口（图 1－12）。

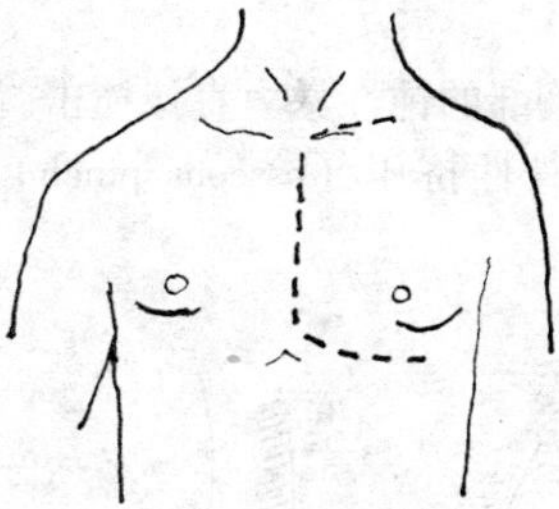

图 1-12　左前胸部“活板门”状切口

3. 右第 3 肋间前外侧切口　用于经胸骨正中切口难以显露奇静脉损伤导致大出血的病例。

4. 左后外侧剖胸切口　降主动脉损伤病例，应选择左后外侧剖胸切口经第 4 肋床或肋间进胸。术中发现降主动脉有上、下两处损伤出血时，可用同一皮肤切口并经第 6 或第 7 肋间的对口切开（contraincision）进胸，改善手术显露。

（四）升主动脉损伤的诊治　升主动脉损伤为致命性大血管损伤，45% 的病例死于大出血，个别病例形成血肿，经主动脉造影、CT 扫描或手术探查而确诊。若升主动脉穿透性损伤的伤口很小，可采用单纯主动脉缝合修补术；钝性胸部创伤所致升主动脉损伤病人，需要在体外循环下行升主动脉重建术。

（五）主动脉弓损伤

1. 损伤机制　在汽车交通事故中最为常见，85% 左右的病例在就诊前已经死亡。其钝性损伤机制为：

（1）90% 以上的主动脉弓损伤发生于峡部（图 1-13）。因为该部有左锁骨下动脉与动脉韧带的限制而较为固定，峡部以下的主动脉则相对较为活动。快速减速或加速运动使胸部受到强烈震动时，较为活动的主动脉上部突然向前移位并在峡部发生旋转与扭转，造成主动脉弓损伤出血，是典型的钝性损伤机制。

（2）作用于胸部的钝性暴力直接撞击胸部，使纵隔结构在胸椎之间受到骨性挤压（osseous pinch），导致主动脉弓损伤。

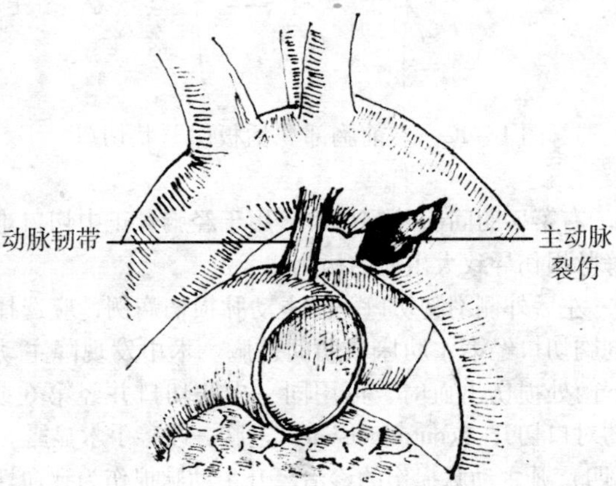

图 1-13　胸部钝性创伤病人主动脉损伤的好发部位

2. 临床表现　主动脉弓损伤的幸存病人临床所见的病状和体征有：

（1）休克、呼吸困难，左侧血胸体征。

（2）因上、下肢动脉压悬殊而引起的急性主动脉缩窄综合征（acute coarctation syndrome）。

（3）胸部听诊可闻及因主动脉血流紊乱而产生的血管杂音。主动脉弓损伤后形成动脉夹层或者其内膜破裂的病例，是病人生存的“黄金时间（golden hour）”，也是进行诊治的“黄金时间”。

3．胸部 X 线平片所见　98% 的主动脉弓及降主动脉损伤破裂的病例，其胸部 X 线平片上都有异常改变，敏感性 > 85%，特异性 < 45%。具有诊断意义的 X 线征象为：

（1）主动脉轮廓模糊不清。

（2）虽无胸椎骨折，但胸片可见左或右侧椎旁胸膜阴影增宽。

（3）放置胃管的病人可见胃管向右胸移位。

（4）主肺动脉窗阴影加重。

（5）纵隔阴影宽度 > 8cm，或纵隔/胸腔比率 > 0.25。

4．胸部 CT 扫描。

5．主动脉造影检查　是诊断主动脉损伤的金标准（gold standard），能显示主动脉损伤形成的异常 X 线表现、主动脉内膜撕裂伤或者假性动脉瘤。

6．治疗　参见降主动脉损伤。

（六）降主动脉损伤　胸部钝性或锐性创伤所致降主动脉损伤病人，约 85% 受伤后短时间内死于大出血。所余来医院就诊的病例，一般为伤口很小或伤口被周围组织暂时压迫、堵塞的病人，如在受伤后 24 小时内不进行手术治疗，约 50% 死于病房。胸部创伤病人通过询问病史和查体，有下列情况者应考虑到降主动脉损伤的可能。如病情允许，要准备主动脉造影检查。这种病人多合并有胸内其他脏器损伤，还要高度警惕脊髓损伤可能。

1．病史

（1）病人在汽车交通事故中从车内抛出后落地受伤者。

（2）行驶中的汽车车轮压伤胸部的病例。

（3）高处坠落伤病例或者骨性胸廓有骨折的病人。

（4）胸部创伤后无尿的病人等。

2．查体

（1）火器或刃器伤病例，要注意伤口及伤道与主动脉解剖位置的关系；胸部刃器伤伤口、伤道接近主动脉时，要想到降主动脉损伤可能。钝性胸部创伤病人查体发现左侧多发肋骨骨折或有胸骨、锁骨或肩胛骨骨折合并左胸大量出血时，要注意主动脉损伤。

（2）上肢脉搏增强、血压升高，下肢脉搏减弱（消失）及血压降低。

（3）肩胛间区听诊时可闻及血管杂音。

3. 胸部X线摄片检查、CT扫描和主动脉造影所见参看主动脉弓损伤。

4. 治疗　主动弓与降主动脉损伤病人的治疗依靠外科手术治疗。

（1）手术经左后外侧剖胸切口第4或第5肋间进胸。

（2）小而简单的主动脉伤口可直接缝合修补；大而严重、复杂的损伤，可根据具体病例与病情选择低温阻断、左心转流或全身体外循环，进行补片修补或主动脉血管移植术。

（3）其他可供选择的治疗方法有非手术疗法和（或）延期手术治疗（药物治疗结合严密的胸部X线随诊检查）以及主动脉内血管支架疗法等。

（七）左颈总动脉近端和无名动脉损伤　多继发于胸部钝性创伤，容易形成血肿，就诊前出血死亡的病例不多。无论穿透性或钝性胸部创造成的左颈总动脉抑或无名动脉损伤，其手术治疗方法为：在主动脉弓凸侧与损伤动脉远端之间进行血管移植术（图1－14）。一般不需要低温麻醉或体外循环。

（八）锁骨下动脉和静脉损伤　常在胸廓上口处形成比较大的血肿，大部分病人需要外科手术治疗。手术时，在进入血肿之前首先要控制受伤血管近端的血流（出血），即压迫锁骨上窝。

1. 手术切口　行胸骨正中劈开切口或伤侧前外侧剖胸切口显露锁骨下动脉及其损伤部位，据具体情况施行伤口侧壁缝合修补术（lateriorrhaphy）或Dacron片修补术，或行血管

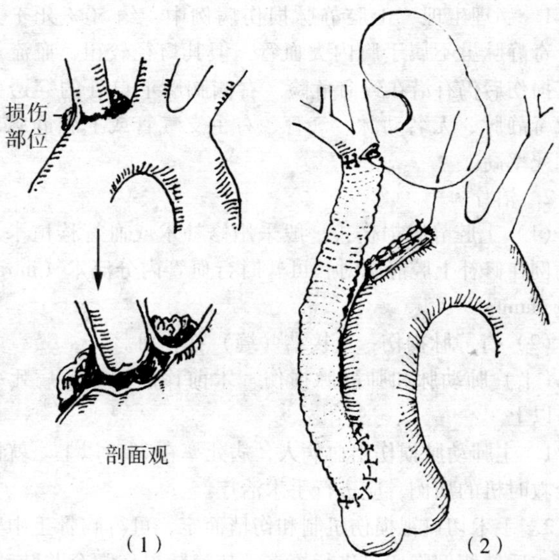

图 1－14　无名动脉损伤的修复与血管移植术

（1）胸部钝性创伤所致无名动脉损伤的部位

（2）用人造血管行无名动脉血管移植术

移植术。

2. 手术方法

（1）锁骨下静脉损伤病例应酌情行静脉侧壁缝合修补术（lateral venorrhaphy）或将其结扎。

（2）锁骨下动脉质地较脆弱，侧支血管较多，术中要避免广泛游离，同时要注意不能损伤前斜角肌处的膈神经，亦要预防误伤臂丛。

病人入院时生命体征平稳者，病死率为 4.7% ~10%。但合并臂丛损伤及长期并发症的发生率较高。

（九）上腔静脉和奇静脉损伤

1. 病理生理 上腔静脉损伤病例中，约50%死于大出血。奇静脉虽不属于胸内大血管，但其口径较粗，血流量较大，损伤后仍有潜在致命危险。右侧胸廓上口处的穿透伤可累及奇静脉、无名动脉、气管、右主支气管或上腔静脉，病人病死率高。

2. 治疗

（1）上腔静脉损伤：一般采用修补术或血管移植术。个别病例在修补上腔静脉时，可暂时行血管内分流术（intravascular shunt）。

（2）奇静脉损伤：直接结（缝）扎止血。

（十）肺动脉和肺静脉损伤 术前诊断困难，病死率在30%以上。

1. 主肺动脉损伤出血病人，病死率在70%以上。就诊时有抢救时机的病例，应进行手术治疗。

2. 手术切口视损伤机制和伤情而定，可行胸骨正中劈开切口或后外侧剖胸切口进行探查。肺静脉损伤常合并肺动脉、主动脉、心脏或食管损伤。

3. 经剖胸探查证实为主肺动脉、肺动脉或肺静脉损伤出血者，首先控制出血并尽量解剖、显露出血的血管后进一步控制出血。

4. 主肺动脉前壁的简单创口，可直接缝合修补；肺动、静脉损伤病例，如有可能，应缝合修补受伤的血管或施行肺叶切除术；肺门损伤合并肺动、静脉损伤的病例，常需要行一侧全肺切除术。

5. 有时肺动脉与肺静脉的显露十分困难，因此，手术需要在体外循环下进行。主肺动脉后壁损伤的显露与修补也要在体外循环下进行。

（十一）乳内动脉和肋间动脉损伤出血 这两种血管不属于胸内大血管，但在胸部创伤引起的血胸中也是常见原因之一。

1. 乳内动脉损伤　正常年轻人乳内动脉的血流量 > 300ml/min，损伤后往往导致外伤性血胸，重症病例甚至出现心脏压塞症状，类似心脏损伤。其术前诊断困难，一般在剖胸探查过程中得以确诊，行结扎或结缝扎后即能达到可靠的止血目的。若无其他脏器损伤，病人术后恢复顺利。

2. 肋间动脉损伤可导致顽固性血胸，单纯胸腔闭式引流术常难以治愈，需要剖胸止血。

肋间动脉是胸主动脉的分支，在肋骨小头处分为前支和后支，在很多情况下不易显露清楚，也不易确切钳夹后缝扎止血。因此，多需要在其起始部环绕出血部位的肋骨上、下缘大块缝扎才能控制其出血。有时，剖胸后也难以诊断确切的出血点，在清除胸内积血及血凝块后，出血亦随即停止。

第十五节　外伤性急性心脏压塞

（一）定义　胸部或上腹部创伤造成心包腔内出血或积血及压力升高，压迫心脏和心包内大血管，使心排出量急剧减少、心率加快、血压下降、中心静脉压（CVP）升高以及出现奇脉的危急临床表现，称为外伤性急性心脏压塞（cardiac tamponade）。在胸部或上腹部创伤中，其发生率约为2%。

（二）病因　外伤性急性心脏压塞几乎都见于心前区或上腹部的穿透性损伤病人，可合并有心包、心脏及心脏冠状动脉损伤出血，而且有血胸和（或）气胸（张力性气胸）。偶尔，胸部钝性创伤亦能导致急性心脏压塞。

（三）发病机制　最主要的发病机制是心包腔内出血使其液体容量增加和压力升高所致。

1. 一般心包腔内积血超过100ml时，因心包的扩张性（顺应性）差，其内压力很快升高。

2. 由于心房与腔静脉壁薄而容易受压，使回心血量减少。

3. 心室舒张期的血流充盈阻力增加，CVP 升高，心排出量随之减少，血压下降，脉压减小，进而发展为心源性休克（图 1－15）。

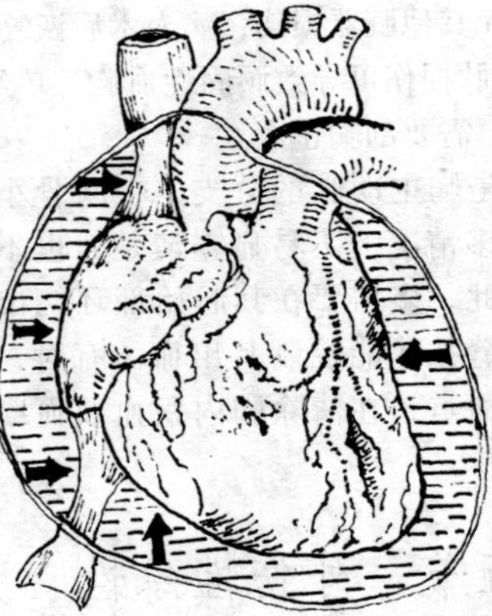

图 1－15 外伤性急性心脏压塞的发病机制

（四）代偿机制 急性心脏压塞的代偿机制包括：

1. 机体为维持适当的心排出量和血压，心率加快，周围血管阻力增大。

2. 代偿性反应降低并导致 CVP 升高时，由于腔静脉壁血管平滑肌的收缩，静脉舒缩反应强度增加。在发病早期，病人的动脉血压可能正常，但 CVP 呈进行性升高（CVP > 15cmH_2O）。低血压病例若其 CVP 升高，则提示正常的代偿性反应已不能维持适当的心排出量。

血压和 CVP 同时下降，是机体失代偿的信号，提示即将发生心脏停搏。急性心脏压塞病人出现心动过缓是临终前的先兆，必须高度重视，进行紧急处理。

（五）诊断 外伤性急性心脏压塞的诊断依据有：

1. 病人前胸部、左后背部或上腹部有穿透伤伤口。要注意合并有血胸或张力性气胸的体征。

2. 望诊可见颈静脉怒张（合并严重低血容量病例除外）。

3. CVP 升高（大于 15cmH_2O）及与之有关的低血压（休克）和心动过速是最可靠的诊断依据；有的病例出现 Beck 三联征，即心音遥远、颈静脉怒张和低血压。

4. 奇脉（paradoxical pulse） 表现为吸气时脉搏消失或者明显减弱。

5. 胸部 X 线摄片检查 主要用以诊断外伤性血胸和（或）气胸。心影的改变对诊断帮助不大。若胸片显示外伤性气心包（traumatic pneumopericardium），则具有诊断意义。

6. 心电图检查 心脏冠状动脉损伤导致急性心脏压塞的病人，心电图检查有心肌梗死的表现。

7. 心脏超声检查 对急性心脏压塞的诊断有意义，视心包腔内的积血量而定。可用于伤情和血流动力学较为稳定及诊断不明的病例。

（六）治疗 对外伤性急性心脏压塞病人，经正确而迅速的处理后，进行急诊剖胸探查是挽救生命的惟一手段。

1. 保持病人呼吸道通畅，必要时予以呼吸支持疗法。

2. 建立静脉通道，经静脉补充适量的晶体溶液增加静脉压，借以暂时维持心室的血液充盈与改善血流动力学紊乱。

3. 根据血压情况，可从静脉内滴注适量的升压药，增强心肌的收缩功能并提高有效心排出量。

4. 发现有血胸和（或）气胸的病例，要及时安装胸腔闭式引流，缓解其对心、肺的压迫，改善症状。

5. 经健侧颈内静脉或锁骨下静脉安装中心静脉压导管，监测右心室的前负荷，判断右心室的泵功能。

6. 心包穿刺术（pericardiocentesis） 具有诊断与治疗作用，对心包内积血已经达到临界水平和代偿机制失败的情况下，即使从心包内抽吸出5～10ml积血，亦能减轻心脏压塞，改善血流动力学紊乱，缓解临床症状。必要时可在心包腔内置一减压管，有利于重复抽吸减压。心包穿刺术有一定风险，可导致心肌、冠状动脉和肺损伤或诱发心律失常，有时加重心脏压塞。因此，操作要认真、正确，应在心电监护下进行。

7. 心包切开术（pericardiotomy）是抢救病人生命的关键治疗措施。凡病人在15～30分钟内经静脉补充晶体溶液1000～2000ml后低血压或休克状态不见改善，经心包穿刺术后临床症状加重恶化的情况下，要立即经左前外侧剖胸切口进胸，沿左膈神经前方行心包切开术，清除其内积血与血凝块，解除心脏压塞。同时仔细检查造成急性心脏压塞的原因并进行正确的治疗，如心脏损伤或胸内大血管损伤出血等。

8. 胸部穿透性损伤病人在急诊科内发生心脏停搏，考虑为急性心脏压塞者，要紧急经左后外侧剖胸切口进行探查，其理由为：

（1）施行心包切开术解除心包内压力与心脏压塞，并进行心脏按压恢复心搏。

（2）明确心脏压塞的原因（如心肌或大血管损伤）并控制出血。

（3）在紧急情况下，剖胸后用主动脉钳夹住主动脉，保证心脏冠状动脉和大脑的有效循环血量。

（4）非开胸心肺复苏对外伤性急性心脏压塞危重病人无效。大部分获救者是到急诊科后仍有生命体征的病例。

（七）预后

1. 就穿透性胸部创伤导致急性心脏压塞病人的预后而言，左心室损伤、两个心腔损伤、一条或一条以上冠状动脉损伤对病人的生存极为不利。

2. 很小的心脏穿透性吸吮伤、单一右心室损伤、病人到急诊科时动脉收缩压在50mmHg以上而且无心脏压塞等因素，对病人的生存有利。

3. 动脉收缩压 > 50mmHg 的急性心脏压塞病人，经积极而正确的治疗，生存率可达 95%。

第十六节 急性呼吸窘迫综合征

（一）定义 急性呼吸窘迫综合征（acute respiratory distress syndrome，ARDS）是多种病因引起的一种急性呼吸衰竭综合征，以急性进行性呼吸窘迫、严重低氧血症、总呼吸顺应性降低及两肺广泛而严重的渗出性肺水肿为特征。

美国胸科学会（1999 年）认为急性呼吸衰竭病人如有以下四种临床表现（综合征），可称为 ARDS：

1. 严重低氧血症，补充氧气治疗难以纠正。吸氧浓度大于 50%，但 PO_2 不足 75mmHg。

2. 两肺多呈弥漫性绒毛状浸润。

3. 肺毛细血管流体静力压不高，肺毛细血管楔压一般低于 18mmHg（正常值为 8～12mmHg）。

4. 对上述表现缺乏其他临床解释。在生理学上，肺表现为弥漫性肺泡损害，肺变得僵硬，肺顺应性下降。

（二）病因 ARDS 的病因基本上可分为两类：

1. 间接（肺外）病因 指基础疾病并未直接损害肺。主要有脓毒血症、休克、多发性骨折、颅脑外伤、烧伤及大量输血等。

2. 直接（肺内）病因 指基础疾病为肺受到损害，包括肺挫伤、肺脂肪栓塞（PT）、肺炎或肺结核、吸入胃内容物或溺水、吸入大量烟雾或有毒气体等。

ARDS 在全部创伤和胸部创伤中的发病率为 2%～3%。其病理学基础为急性弥漫性肺损害（acute lung injury，ALI）。当 ALI 发展到一定的严重程度和范围时，才能诊断为 ARDS。

ARDS病人的病死率为50%～60%。在1周内，多死于原发病变。之后的病死原因往往是脓毒血症和感染。大部分幸存者可以恢复到接近正常人的水平。

（三）发病机制　ARDS的发病机制复杂，其共性为：

1．肺循环的血流动力学改变直接影响到肺功能。

2．肺通气/灌注比例失调，使肺内动、静脉的生理性分流增加。

3．肺表面活性物质的生成发生障碍或者失去活性，使其调节肺泡表面张力与维持肺泡稳定性的生理作用无法实现，导致肺泡表面张力增高、肺顺应性减低和肺泡萎陷，造成大片肺不张。

4．肺与胸壁的顺应性降低、肺容积减少，使肺的功能残气量减少，这也是ARDS的特征之一。

5．肺水肿、肺的炎性反应和肺小泡壁上有透明膜形成，严重影响肺摄取O_2和排出CO_2的正常气体弥散功能，产生动脉顽固性低氧血症。

6．支气管系统的平滑肌痉挛、黏膜炎性水肿和终末支气管梗阻，使呼吸功的耗氧量增加。ARDS的主要发病机制可概括为图1－16。

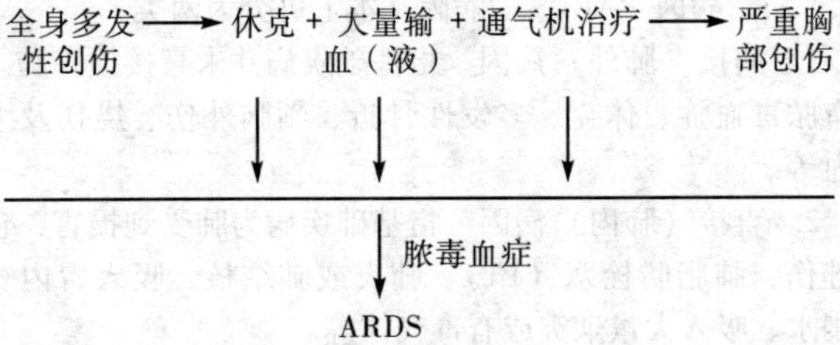

图1－16　ARDS的发病机制

（四）病理解剖和病理生理

1. 据 ARDS 病变性质的发展变化，其病理变化分为渗出期和增殖期。二者的重要病理解剖特点有：

（1）大体

1）肺重量显著增加，达正常值的 3~4 倍。

2）肺充血水肿，外观呈肝样变，含水量达 80%。

3）可见大片肺不张、多发性小脓肿、组织坏死和纤维化。

（2）镜下

1）见充血性肺泡不张、间质与肺泡间隔水肿。

2）透明膜形成：由纤维素和坏死肺泡细胞碎片形成的透明膜分布于呼吸性细支气管、肺泡管及所有肺泡上皮，同时可见肺泡上皮细胞坏死以及肺毛细血管内皮细胞肿胀变性。

3）肺组织内可见 DIC 或脂肪栓塞。

4）肺上皮细胞及间质成纤维细胞增生或纤维化。

5）Ⅱ型肺细胞增殖。

2. ARDS 的突出病理生理改变　①低血压；②长期肺灌注不足；③代谢性酸中毒和强烈的自主神经活动。

（五）诊断　具有上述病因的病人在短期内出现以下临床表现时，应考虑诊断为 ARDS：

1. 无法解释的进行性呼吸窘迫（呼吸困难）与发绀。

2. 无法解释的严重低氧血症，尤其是增加吸氧浓度后反应不佳、症状不能改善并有急性呼吸性碱中毒的病例。

3. 胸部 X 线摄片检查显示双侧肺间质和（或）肺泡水肿征象者。X 线改变比肺的实际病理改变晚 12~36 小时出现。因此，要注意临床症状和反复动脉血气分析以及胸部 X 线摄片检查。

ARDS 的推荐诊断标准为：①发病：急性开始；②低氧血

症：$PaO_2/FiO_2 \leq 26.7kPa$（200mmHg）；③胸部X线摄片：两肺有浸润性病变阴影；④肺动脉楔压：小于或等于2.4kPa（18mmHg），或无左心房高压的临床征象。

（六）治疗　对ARDS病人而言，其治疗均属于针对其病理生理变化的不同环节和并发症的对症治疗，尚无特异性治疗。主要治疗措施如下：

1. 抗感染　创伤和休克使身体抗感染力降低，ARDS的肺部病理改变又为感染提供了基础，而严重感染又成为ARDS高危致病因素与病死原因。最常见的感染部位为胸、腹部伤口。因此，抗感染治疗十分重要，宜选择敏感、有效和足量广谱抗生素及时治疗。在治疗过程中不应轻易停用抗生素。

2. 有效的氧疗与呼吸支持　ARDS病人呈进行性呼吸困难，氧耗增加并呈高代谢状态，必须尽早经面罩给氧；重症病例要及时行气管切开术及机械通气。机械通气的原则是：①适当提高氧浓度并加用0.5kPa（$5cmH_2O$）的PEEP，设法维持$SaO_2 \geq 90\%$水平。若不能维持$SaO_2 \geq 90\%$水平时，应采用氧耗措施或改换通气模式；②维持吸气平台压低于3.4kPa（$35cmH_2O$）；③病情好转后，及时调整潮气量和PEEP水平，再逐渐撤机。

3. 适当应用肾上腺皮质激素。

4. 采用减轻肺水肿的治疗措施。

5. 治疗原发病、加强营养以及应用α－受体阻断剂、低分子右旋糖酐和肝素等改善微循环。

总之，ARDS最好的治疗方法是处理原发病。必要时可测量肺动脉楔压以除外心源性病因。药物治疗尚不能改善ARDS的病程，多数病人需要机械通气，但无特别有效的机械通气方式，关键在于预防并发症。

第十七节 创伤性窒息

（一）定义 创伤性窒息（traumatic asphyxia）是因胸部严重挤压伤造成的一种综合征，主要临床表现为病人受伤后瞬间出现上胸部、肩背部和头颈部皮肤发绀、淤血斑、水肿、睑结膜下出血及鼻出血，偶尔有神经系统症状及视力障碍，但呼吸困难症状并不突出。

（二）发病机制 胸部或腹部遭受严重挤压（如重物）后，病人声门反射性关闭，呼吸道和肺内的空气不能随呼吸排出，胸内压与上腔静脉压显著升高，使无静脉瓣的上腔静脉、头颈部大静脉内的血流发生反流而不能注入右心房，头颈部毛细血管内的压力因骤然升高、血液充盈而破裂，从而引起一系列的上述临床表现。

（三）诊断 依靠外伤史和临床表现。

1．症状和体征

（1）上胸部、肩部、头颈部皮肤呈深紫色或发绀，随后转为红色，并出现淤血斑或淤血点。

（2）头面部水肿以及双侧睑结膜下有出血。

（3）约1/3的病人有神经系统症状，如受伤后有短暂的意识模糊、意识丧失或癫痫，可能是颅内静脉窦出血所致。

（4）视力障碍：受伤后视网膜水肿可出现一过性视力障碍，视网膜出血则可导致永久性失明，但罕见。

（5）极个别病例有血尿或鼓室出血。

（6）创伤性窒息病人常合并胸壁损伤、肺损伤甚至腹内脏器损伤。

2．影像学检查 对这种病人除了查体之外，应该拍摄胸部X线平片和做胸部CT扫描，以明确有无潜在的严重胸内脏器损伤。有神经系统症状的病人应做颅脑CT扫描。

创伤性窒息病人皮肤发绀的范围如图1－17所示。

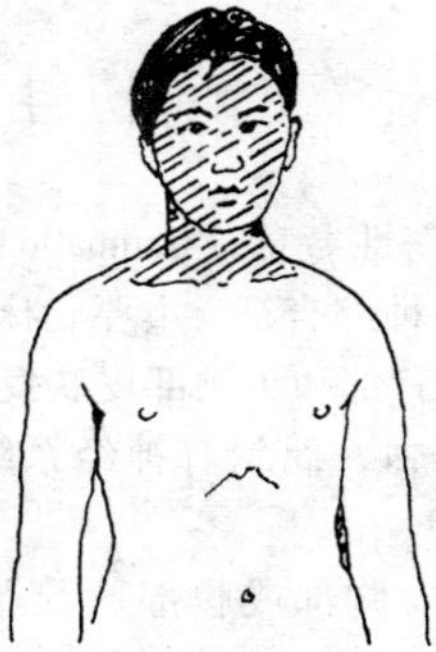

图 1－17 创伤性窒息病人
皮肤发绀的范围（阴影所示区）

（四）治疗

1. 虽然创伤性窒息病人由于受累的皮肤因其毛细血管壁缺乏张力、扩张破裂，血液淤积且无氧合能力而呈深紫色（发绀），外观伤情似乎严重，但其本身属于良性损伤，如不合并其他部位脏器的损伤，不需要特殊处理，一般能自愈。

2. 神经系统的症状在 24～48 小时内消失。因颅内静脉压升高、脑水肿和脑低氧（hypoxic brain）而出现后遗症的病例很罕见。发绀的皮肤随着淤血的逐渐吸收而恢复正常。

3. 对症治疗

（1）将床头抬高 30°，减轻头颈部皮肤水肿和淤血。

（2）吸氧。

（3）加强肺部护理，防止肺部并发症。

第十八节 外伤性食管穿孔

（一）定义 颈、胸部外伤病人中，钝性或穿透性暴力自食管腔外作用于食管而使之发生穿孔（破裂）者，称为外伤性食管穿孔（traumatic esophageal perforation），是严重胸部创伤之一，具有潜在的致命性。

在本节中，不讨论医源性、异物、化学腐蚀以及自发性食管穿孔。

（二）病因及发病机制　食管周围有良好的保护结构，其外伤相对少见。

1. 绝大多数食管外伤性穿孔系锐器或火器所致。

2. 胸部钝性创伤造成食管穿孔的病例罕见，发生率不足0.1%，发病机制不太清楚。在车辆交通事故中，如果车内乘客的气管和食管受到胸骨、脊柱之间钝性撞击的挤压，胸段食管可发生穿孔。

3. 爆震形成的冲击波及压缩空气作用于食管腔，亦能导致食管穿孔，容易漏诊。

4. 食管血液供给呈节段性，各动脉支之间的吻合支不丰富，发生穿孔后愈合能力差，病程长，病人的病死率高。

5. 食管无浆膜层覆盖，任一平面的外伤性食管穿孔后，其内容物均能直接污染纵隔：

（1）颈段或食管上段穿孔形成的感染可进入咽后间隙，继而沿颈部筋膜间隙蔓延到颅底乃至气管隆突。

（2）食管中段或下段穿孔后，可直接污染纵隔，旋即形成化学性和细菌性纵隔炎并蔓及胸腔，形成严重的脓气胸。病人出现感染、中毒症状，甚至发生感染性休克。

（三）临床表现　外伤性食管穿孔的主要症状有胸痛、呕血、呕吐、吞咽困难和呼吸困难等；体征有发热、皮下气肿、心动过速，患侧胸部叩诊呈过清音或浊音，听诊发现呼吸音减弱或消失，有时能闻及 Hamman 摩擦音。临床表现视穿孔部位而异。

1. 颈段食管穿孔　该段食管缺乏骨性胸廓的保护，容易受到锐器的伤害而发生穿孔，而且多合并气管损伤。典型症状为：

（1）颈部疼痛，吞咽困难，咳嗽，声音嘶哑及呕血等。

（2）穿透性损伤病人查体可见颈部伤道与伤道内食管内

容物流出；颈部有触痛和捻发感，屈颈受限。

2. 胸段食管穿孔

(1) 症状：胸痛和高热是常见而重要的症状。胸痛部位一般与食管的走行方向一致，在吞咽或屈颈时加重；有时，疼痛局限于胸骨后、背部或上腹部，亦可从上腹部转移到胸部。在纵隔和（或）胸腔感染加重时，病人有呼吸困难。

(2) 体征

1) 颈根部皮下气肿。

2) Hamman 摩擦音：心包周围有积气时，心脏听诊可闻及收缩期纵隔摩擦音与心音同步出现，又称为 Hamman 征。

3) 食管穿孔处的气体与腐蚀性污染液体经纵隔漏入胸腔后，查体可发现液气胸体征，颈部皮下气肿更为明显。

4) 纵隔积气弥散到鼻腔后，病人说话时有鼻音或声音嘶哑。

5) 病程晚期，病人有高热不退、呼吸困难、发绀、低血压、少尿或无尿等心肺功能衰竭表现。

3. 腹段食管穿孔　受伤早期多无症状。几小时后，逐渐出现气腹、腹腔内出血或急性腹膜炎的症状和体征。

(四) 诊断

1. 胸部穿透性损伤的伤道通过后纵隔或颈部时，要注意食管穿孔的可能；胸部创伤病人在 24 小时之内出现无法解释的发热时，要警惕食管穿孔。

2. 胸部 X 线摄片检查　典型的 X 线征象为：①纵隔气肿，可有或无皮下气肿；②气胸或液气胸（一般在左侧）；③食管后缘有积气或纵隔阴影增宽。

3. 颈椎侧位 X 线摄片检查　显示咽后间隙有积气或积液，是颈段食管穿孔的典型征象。

4. 胸腔穿刺术　胸部 X 线摄片检查显示有胸腔积液或液气胸的病例，患侧胸腔穿刺术发现胸腔积液内有消化道内容物或食物残渣，或者嘱病人口服亚甲蓝溶液 50 ~ 100ml 后胸腔穿刺液中有亚甲蓝，可确诊为食管外伤性穿孔。

5. 食管X线造影检查和食管镜检查 二者对食管外伤性穿孔的诊断敏感性为60% ~70%，常与食管穿孔的部位、大小及检查者的技术水平有关。食管X线造影检查宜用水溶性碘造影剂，若发现食管腔外－纵隔内或胸腔内有造影剂阴影，即证实食管穿孔，并可了解穿孔的部位与大小。此项检查方法的假阴性率约为10%。如有可疑之处，应做床旁食管镜检查，可显著提高诊断准确率。

6. 食管CT扫描 主要CT图像如下：

（1）食管穿孔处纵隔内有积气。

（2）毗邻食管穿孔部位的纵隔或胸腔内有异常间隙。

（3）含气的食管腔与邻近纵隔内的气液腔相互沟通。

（五）治疗 基本原则为：

1. 消灭感染（污染源）。

2. 进行正确的胸腔闭式引流术。

3. 用广谱抗生素控制纵隔和胸腔感染，提高病人抵抗力。

4. 维持病人的营养。

5. 关键在于通过外科手术修补穿孔，切断感染源。

（1）食管穿孔修补术

1）胸段食管外伤性穿孔24~48小时以内的病人，剖胸后找到食管穿孔部位，用可吸收缝线先后缝合关闭穿孔处的黏膜层和肌层，再先用邻近的胸膜瓣、心包片或带蒂肋间肌瓣等覆盖、缝合固定在穿孔处，预防及降低术后食管胸膜瘘的发生率。

2）食管下段穿孔病例，可用带蒂膈肌瓣或采取Nissen胃底折叠术加固修补穿孔处。之后冲洗胸腔、安装胸腔闭式引流管；胸内感染严重者，应另行安装胸腔冲洗管，供术后进行胸腔冲洗。

3）颈段食管穿孔发病在24~48小时之内者，可行食管穿孔Ⅰ期修补术，并用颈部带蒂肌瓣加强修补穿孔部位。病史超过48小时的病人，可行食管穿孔处造瘘术或引流术。

4）晚期胸段食管穿孔病史超过72小时的病例，剖胸探查证实胸膜、纵隔感染不重，穿孔处食管壁仍有生机，可以考虑施行Ⅰ期食管穿孔修补术，同时用带蒂组织瓣进行加强。

（2）其他手术方法包括：①食管外置术；②Mengny法；③Urschel法及Abbott法等（图1－18）。

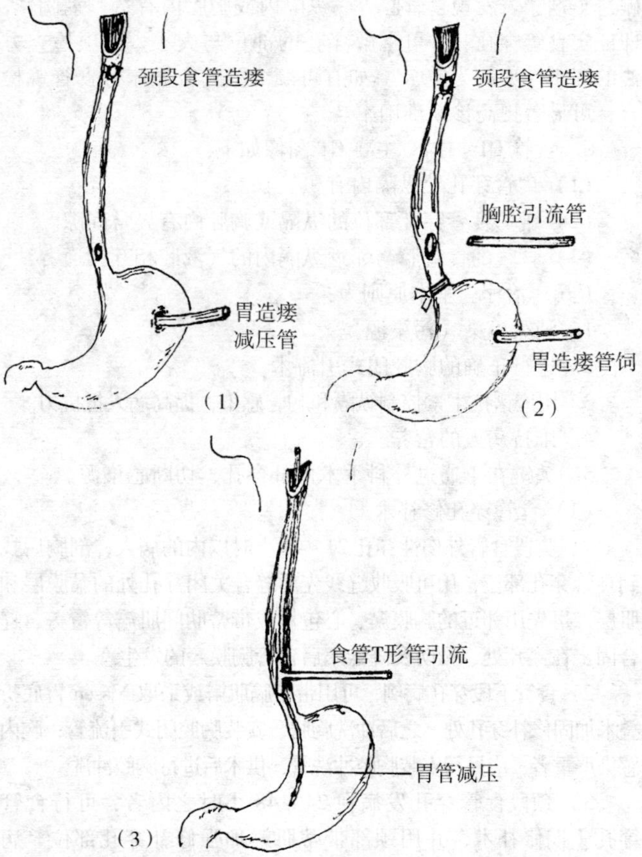

图1－18　晚期胸段食管外伤性穿孔的手术方法

（1）Mengny法　（2）Urschel法　（3）Abbott法

第十九节 外伤性膈肌破裂与膈疝

（一）定义

1. 下胸部、上腹部或后背部创伤所造成的膈肌破裂称为外伤性膈肌破裂（traumatic diaphragmatic rupture）。

2. 腹腔脏器经膈肌裂口突入胸腔后，称为外伤性膈疝（traumatic diaphragmatic hernia）。突入胸腔的内容物有胃、结肠、小肠、脾脏、大网膜或肝脏等（图 1－19），属于严重的胸腹联合伤，病死率为 25%～60%。

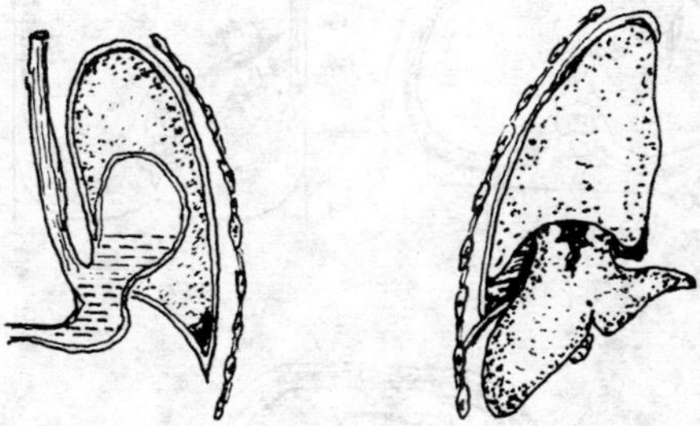

（1） （2）

图 1－19 外伤性膈疝

（1）左侧膈肌破裂后，胃疝入左胸腔

（2）右侧膈肌破裂合并肝脏破裂，肝脏经膈肌裂口疝入右胸腔

（二）病因与发病机制

1. 钝性创伤 车辆交通事故中胸（腹）部闭合性挤压伤或从高处的跌落伤可使腹内压力骤然增加，膈肌腱部从后向前全层纵行（放射形）破裂，裂口较大；因胸内为负压，腹腔脏器经膈肌裂口突入胸腔，形成外伤性膈疝。有的膈肌裂

口呈 T 形或 Y 形，位于膈肌后外侧（膈肌的肋部和腰部）；有时，剧烈的胸（腹）部钝性挤压伤可使膈肌从肋缘的附着处撕脱，也由于胸内负压的关系，裂口不能闭合，腹内器官及大网膜可经裂口进入胸腔。偶尔，此类钝性暴力可导致双侧膈肌及心包破裂，并能造成心脏疝（herniation of heart）。

外伤性膈肌破裂 65% ~80% 见于左侧。肝脏对右侧膈肌具有保护作用，右侧膈肌破裂病例少见。膈肌破裂的发病机制、好发部位及裂伤的形态如图 1-20 所示。

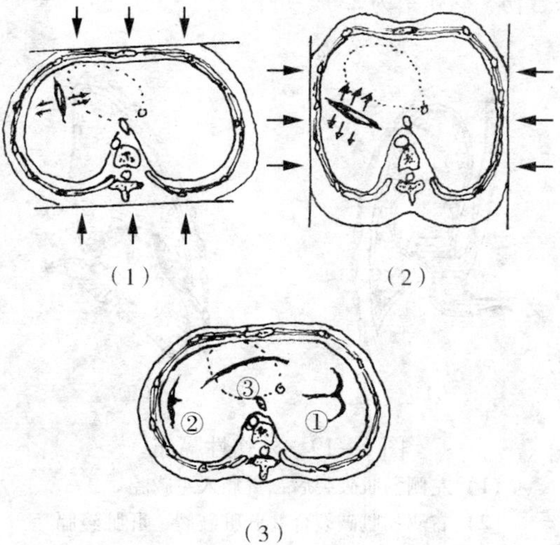

图 1-20　膈肌破裂的发病机制、好发部位及裂口的形态

（1）下胸部前后挤压伤导致膈肌破裂

（2）下胸部双侧挤压伤导致膈肌破裂

（3）膈肌破裂的好发部位与形态：①T 形裂口；②Y 形裂口；③心包膈肌型双侧弧形裂口

2. 穿透性创伤 系锐器或枪伤直接造成的开放性膈肌破裂，裂口一般较小，多数病例为复合伤，有时病情复杂、严重。

1）膈肌破裂后，其封闭胸、腹腔的屏障作用丧失，其呼吸肌的作用亦受到显著损害，所引起的呼吸、循环功能紊乱类似浮动胸壁或连枷胸：吸气时胸内负压增加，腹内脏器经膈肌裂口被吸吮到伤侧胸腔内，影响肺的正常舒张并导致肺不张；呼气时健侧肺内的残气进入伤侧肺的呼吸道，并造成纵隔摆动和呼吸、循环功能紊乱，肺内动－静脉分流，血氧饱和不全，血氧饱和度（SaO_2）下降。

2）进入胸内的腹腔器官可发生嵌顿、绞窄乃至坏死穿孔，病情更加严重。

（三）分类 外伤性膈肌破裂一般分为两种类型。

1. 急性外伤性膈肌破裂 指在遭受创伤的瞬间或几小时之内膈肌发生破裂，常合并膈疝。

2. 慢性外伤性膈肌破裂 指在受伤早期并未发现有膈肌破裂或撕裂伤，而在其后的数月或几年后，因腹腔压力大于胸腔压力，原有的膈肌裂口逐渐扩大，腹内脏器随之疝入胸腔内，形成慢性外伤性膈肌破裂及膈疝。有在外伤后20年因膈疝导致肠梗阻而就诊的病例。

（四）诊断 依靠病史、临床症状与体征以及影像学检查。

1. 病史 病人都有明确的胸（腹）部外伤史。个别慢性外伤性膈肌破裂及膈疝病人，因症状轻及年代较为久远，外伤史有被遗忘可能，在询问病史时应仔细追问。

2. 症状

（1）症状可分为三组，即：①受伤后即刻出现的症状；②间歇期后腹内器官突入胸腔、形成膈疝而引起的症状；③膈疝内容物（胃、肠）发生嵌顿、梗阻甚至绞窄而引起的症状。

（2）病人的临床症状与创伤的性质、严重程度、腹腔脏器突入胸腔的多少及速度有关。受伤后极短时间内大量腹腔脏器经膈肌裂口进入胸腔，压迫肺和纵隔，病人可很快出现呼吸困难、发绀及休克；膈疝较轻者多表现为不同程度的肠梗阻症状，有的无症状。有多发性肋骨骨折和气胸时，有可能掩盖膈肌破裂和膈疝。常见的症状包括：①病人诉伤侧胸部有气过水声（肠鸣音）；②心动过速、呼吸困难及胸痛；③胃、肠梗阻或创伤性休克症状。

（3）急性膈肌损伤的诊断有时比较困难。约1/3的病例胸部X线检查无异常发现，而漏诊会造成严重后果。因此，要根据发病机制进行分析和判断。有以下情况者，要考虑到膈肌破裂的可能：

1）上腹部受到加速或直接挤压伤。

2）严重的胸廓钝性创伤合并下胸部肋骨骨折。

3）下胸部和上腹部穿透性损伤。

（4）慢性创伤性膈肌破裂和膈疝引起的症状：

1）餐后胸内有饱胀感。

2）吞咽不畅或困难或有间歇性呕吐。

3）胃肠功能紊乱可引起患侧肩部放性疼痛。

4）有些症状与疝内容物的性质有关，如肝、脾疝入胸腔后，下胸部往往有隐痛；胃肠疝入胸腔后，症状有呼吸困难，心悸、胸部有肠鸣音，恶心、消化不良、呕吐及上腹部疼痛等。这些症状可逐渐加重，常与疝内容物嵌顿及肠梗阻的程度有关。

3. 体征

（1）两侧胸部不对称和（或）有舟状腹（scapphoid abdomen）。

（2）气管向健侧移位。伤侧下胸部叩诊呈鼓音或浊音，心脏浊音区向健侧移位。

（3）伤侧胸部听诊可闻及肠鸣音。

4. 诊断外伤性膈肌破裂与膈疝的影像学检查方法如下：

(1) 胸部 X 线摄片检查：异常 X 线征象有：

1) 伤侧膈肌位置升高，下叶肺不张，气胸或胸腔积液(血胸)。

2) 胸腔内可见胃、小肠或结肠等空腔脏器阴影和（或）气液面。

3) 经鼻腔插胃管，在 X 线胸部平片上可以发现不透 X 线的胃管阴影在胸腔（胃）内，提示胃经膈肌裂口进入胸腔。胸部 X 线摄片检查对 25% ~50% 的膈肌钝性创伤造成的膈肌破裂具有诊断意义，若膈肌裂口较小、右侧膈肌破裂和因复合伤而进行气管内插管、正压通气的病例，其 X 线胸片可能无阳性发现。

(2) 钡剂灌肠造影：膈肌破裂后结肠经裂口疝入胸腔内时，此项检查可见膈上结肠内有形态不规则的钡斑或外形光滑的结肠轮廓。

(3) 胸部 CT 扫描和 MRI 检查：可显示膈肌裂口及疝入胸内的腹腔脏器图像。

(4) 胸部超声检查：对外伤性膈疝的诊断有意义。

(5) 胸（腹）腔镜检查：经以上检查，外伤性膈肌破裂的诊断仍有困难时，可行胸（腹）腔镜检查。此项检查被认为是诊断急性膈肌损伤的金标准。

(五) 并发症

1. 胸（腹）腔内出血和肠梗阻。

2. 若疝入胸腔内的腹内脏器较多，可引起危及病人生命的心肺功能不全。

3. 最严重的并发症是疝入胸内的腹腔空腔脏器发生绞窄性梗阻。

(六) 治疗　外伤性膈肌破裂属于严重创伤，需要外科手术治疗。膈肌裂口自愈的几率很小。有气胸或血胸的病例，术前要安装胸腔闭式引流管。

1. 手术切口的选择

（1）经胸切口：急性膈肌破裂合并气胸、血胸或心脏压塞，右侧膈肌破裂或者慢性膈肌破裂合并膈疝的病例，应选择经胸切口。

（2）经腹切口：单纯外伤性膈肌破裂（膈疝）合并腹腔出血或腹内脏器损伤的病例，宜选择经腹切口。

2. 膈肌裂口的修补方法　经胸或经腹切口进一步探查、证实膈肌破裂并处理复合伤及还纳疝入胸内的脏器（胃、小肠、结肠、大网膜、脾脏或肝脏）后，用丝线或可吸收缝线行间断全层水平褥式缝合法、“8”字缝合法修补膈肌裂口，不需要用人工合成材料修补膈肌缺损。

3. 慢性膈肌破裂的处理　只要诊断明确，即使病人无症状，亦应手术修补膈肌裂口，以预防膈疝及疝入胸腔的脏器发生梗阻或者绞窄。

第二章　胸壁畸形

一般将前胸壁的先天性畸形分为五种类型：①漏斗胸；②鸡胸；③Poland 综合征（一侧胸肌缺如合并短指或并指畸形，亦可合并肋骨缺如或脊柱变形等）；④胸骨缺损；⑤混合型：包括椎体和肋骨畸形以及肋骨发育不良等。

临床上常见的骨性胸壁畸形主要有漏斗胸、鸡胸和胸骨裂。

第一节　漏　斗　胸

（一）定义　漏斗胸（pectus excavatum，funnel chest）是胸骨的凹陷畸形。其特征性表现为第 1 肋、第 2 肋和胸骨柄在正常解剖位置，而下部肋软骨、胸骨体及剑突向后、向下凹陷，剑突凹陷最深，附着于胸骨两侧的肋软骨随之向下、向内凹陷弯曲，形成漏斗胸的侧壁，胸骨体则为漏斗胸的底部。

（二）病因　漏斗胸属于前胸壁骨骼的先天性畸形，病因不清楚，一般认为可能的病因有：

1. 膈肌发育异常，即膈肌前部有发育异常的肌纤维牵拉胸骨体和剑突，使之向内凹陷而形成漏斗畸形，这类病人常合并先天性膈疝。

2. 第 2 肋以下肋软骨及肋骨过度生长而过长，胸骨体与剑突发生代偿性向后移位，形成漏斗胸。

3. 在胎儿发育过程中，如果胸骨、肋骨和脊柱的发育不平衡，肋软骨太长而向后挤压胸骨便可导致漏斗胸。

4. 漏斗胸病例肋软骨的病理改变类似脊柱侧弯的病理表现，呈无菌性骨质坏死及炎症过程，但其病因仍不明。

5. 约 35% 的漏斗胸病人有胸壁畸形家族史，提示其发病有家族倾向；部分患儿合并 Marfan 综合征与脊柱侧弯畸形。然后对这些现象之间的关系并不了解。

（三）病理和病理生理

1. 漏斗胸的典型病理改变是胸骨体与剑突从胸骨角以下向后凹陷，在剑突处凹陷最深，两侧肋软骨随之向后弯曲和下陷，肋软骨的倾斜度亦逐渐增加。

2. 漏斗胸畸形严重的病例，其胸骨与椎体之间的距离很小，几乎相互接触。

3. 有些病例胸骨向后凹陷的最低处（漏斗底部）并非位于身体中线，而是位于左或右侧椎旁沟，脊柱（胸椎）后凸随之增大。

4. 明显的漏斗胸可妨碍肋骨运动，心脏和肺受压移位，影响右心的血液充盈和搏血量以及肺的通气功能，容易诱发肺部感染。漏斗胸畸形及症状往往随年龄的增长而加重。

5. 畸形严重者，在参加较剧烈的体力活动时出现发绀和心律失常，最终可导致充血性心力衰竭，反映出漏斗胸对心脏的压迫和对血流动力学的影响。

漏斗胸患儿前胸壁的外观与胸廓横断面如图 2-1 所示。

（四）分型　根据胸骨向后凹陷的范围及畸形的表现，将漏斗胸分为以下四型：

1. 广泛型　胸骨从胸骨柄至剑突及相邻的两侧肋软骨都向后凹陷，但凹陷相对较轻，胸廓外观较扁平。凹陷范围可超过乳头连线。

2. 普通型　胸骨凹陷占其长度的 1/3 以上，凹陷深度为 3~4cm，容量为 40~80ml，多有心肺受压表现。漏斗畸形位于中央或偏向一侧。

3. 局限型　表现为胸骨下 1/3 凹陷，剑突处凹陷最深，漏斗畸形小。

4. 混合型　除有漏斗胸之外，合并前胸壁某处凸起，有的与鸡胸并存。

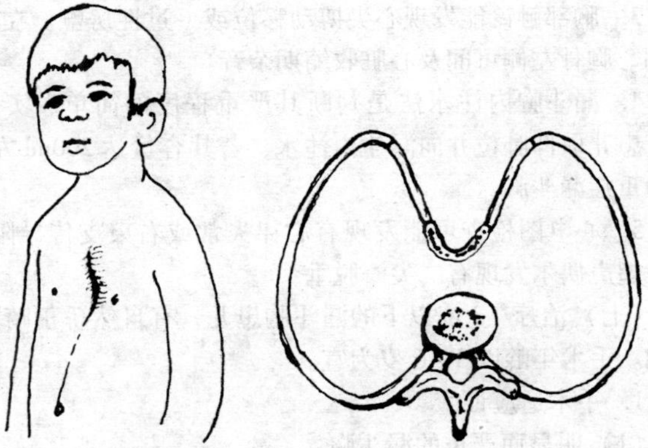

图 2-1　漏斗胸患儿前胸壁外观与胸廓横断面图示

（1）胸骨凹陷畸形（漏斗胸）

（2）胸廓横断面：胸骨及相邻肋软骨明显向后凹陷，呈典型的漏斗状

（五）症状和体征

1. 漏斗胸一般见于小儿或儿童　漏斗畸形轻的患儿多无症状，畸形严重的病例常有反复的呼吸道感染和心功能差的表现，运动耐量降低，自觉心悸、气短和容易疲劳。

2. 年龄稍大的儿童主诉肋软骨凹陷畸形区有疼痛或在运动后心前区有疼痛，发育亦较差。

3. 典型的体征　胸骨凹陷呈漏斗状，颈肩前倾，凸腹及后背呈弓状（圆背）。

（六）诊断

1. 漏斗胸的诊断比较简单，通过望诊便能做出诊断。

2. 胸部 X 线摄片检查和 CT 扫描能判断胸骨和肋软骨凹陷严重程度、心脏受压移位的情况以及有无肺部感染或支气管扩张。

3. 胸部触诊能发现心尖搏动移位或一过性房颤。在有的病例，胸骨左侧可闻及心脏收缩期杂音。

4. 漏斗胸内注水法是判断其严重程度的简单、实用方法：患儿取仰卧位并向漏斗内注水，若其容量达 200ml 左右，即为重症漏斗胸。

5. 心电图检查可能发现有心律失常或右束支传导阻滞。心脏超声偶尔发现有二尖瓣脱垂。

（七）治疗 3 岁以下的漏斗胸患儿，有自然矫正畸形的可能。手术年龄以 3～6 岁为宜。

1. 手术适应证

（1）明显而严重的漏斗胸。

（2）漏斗胸导致心脏受压或移位的患儿。

（3）漏斗胸造成患儿精神或心理负担，影响今后生活者。

2. 手术方法 常用胸骨抬举术，即对凹陷的胸骨和肋软骨施行 V 形截骨术后，将胸骨体抬举到正常位置，并用 Kersh 针横行穿过胸骨体，Kersh 针两端固定在相应的左、右两侧肋骨上，纠正漏斗胸畸形。用于胸骨内固定的 Kersh 针在术后 1～2年后拔除。胸骨抬举术（sternal elevation operation）修复漏斗胸的主要手术步骤如图 2－2 所示。可采用前胸壁横行弧形切口或胸骨表面正中切口。

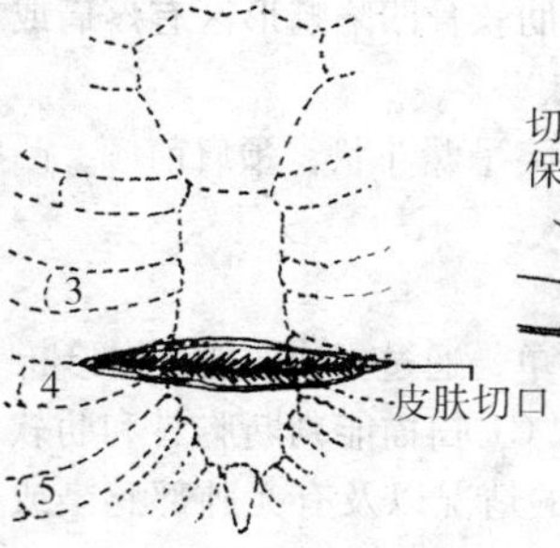

（1）

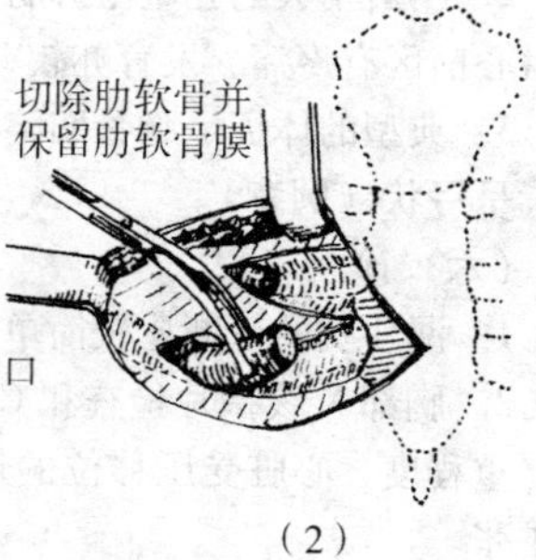

（2）

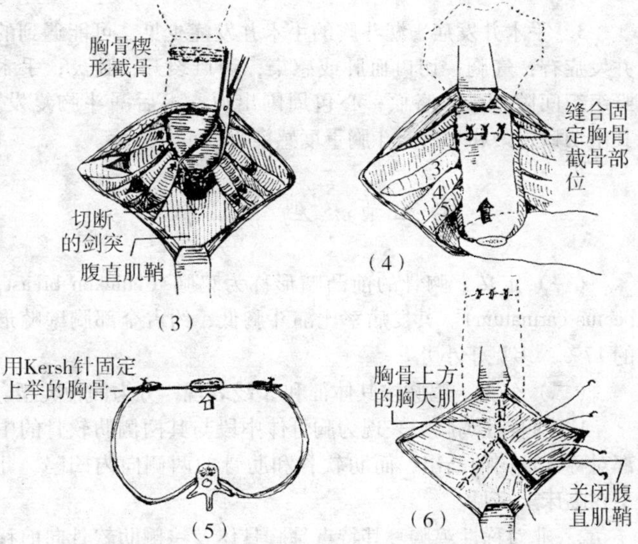

图 2-2　胸骨抬举术修复漏斗胸的主要手术步骤

(1) 在乳头连线下缘行弧形切口，逐层切开皮肤和皮下组织；纵行分离两侧胸大肌、胸小肌在胸骨的附着处，依次显露第 3~7 肋软骨

(2) 沿肋软骨走行方向横行切开第 3~7 肋软骨骨膜并进行钝行分离后，在肋软骨与胸骨和肋骨交接处切除畸形凹陷的肋软骨。切除肋软骨时可用 Allis 钳将其夹住后提起，切除比较容易

(3) 用巾钳夹住胸骨，分离并切断腹直肌在剑突及第 5~7 肋软骨的起点，在腹直肌后鞘表面钝性分离剑突和胸骨后间隙；切除剑突，继续钝性分离凹陷的胸骨至第 3 肋软骨平面上缘，在胸骨角下方表面行胸骨楔形截骨 30°~35°，使胸骨上抬。在分离胸骨的过程中，要注意保留肋软骨骨膜

(4) 用左手示指抬高已经游离的胸骨体，胸骨截骨处用粗丝线间断缝合固定 3 针

(5) 用一根 Kersh 针横行穿过已经抬举（抬高）的胸骨体中部，Kersh 针两端固定在左、右两侧前胸壁相应的肋骨上，以防术后胸骨凹陷，漏斗胸复发

(6) 将胸大肌肌瓣对拢后间断缝合固定在胸骨体中线处，再将胸大肌肌瓣间断缝合固定在腹直肌前鞘上，并将腹直肌与胸大肌肌瓣缝合固定，关闭腹直肌鞘

3. 手术并发症　漏斗胸的手术并发症少见。可能遇到的并发症有：气胸；切口血肿或感染；切口裂开；肺炎；手术野组织间隙积液；咯血；心包周围出血；术后漏斗胸复发。其中切口感染和术后漏斗胸重度感染为严重并发症。

第二节　鸡　　胸

（一）定义　胸骨的前凸畸形称为鸡胸（chicken breast, pectus carinatum）。其发病率比漏斗胸低，约占全部胸壁畸形的17%，多见于小儿。

（二）分型　鸡胸按其体征和X线表现，分为四种类型。

1. 对称性鸡胸　表现为胸骨体中段与其两侧肋软骨的中部对称性地向前凸出，而肋软骨和肋骨的两侧向内凹陷。此型在临床上多见。

2. 非对称性鸡胸　其特点是胸骨体及一侧肋软骨向前移位、凸出，而对侧的肋软骨正常。

3. 混合性鸡胸　一侧呈鸡胸畸形，对侧则呈漏斗胸畸形，常伴有胸骨旋转。

4. "凸胸鸽"形鸡胸　其突出表现是胸骨柄及其毗邻的第2、第3肋软骨向前凸出，胸骨体相对向后凹陷。此型在临床上少见。

对称性鸡胸、混合性鸡胸和"凸胸鸽"形鸡胸的外观如图2-3所示。

（三）病因　鸡胸的病因不明。可能的发病因素有：

1. 肋软骨过度生长、向前弯曲及胸骨向前移位所致。

2. 约26%的鸡胸病例有胸壁畸形家族史，有些作者推测与遗传（基因基础）有关，男性患儿比女性多见，而且常合并脊柱侧弯及其他脊柱畸形，男、女之比为4:1。

（四）临床表现

1. 鸡胸常在患儿幼年时期即能发现，近1/2的病例在11

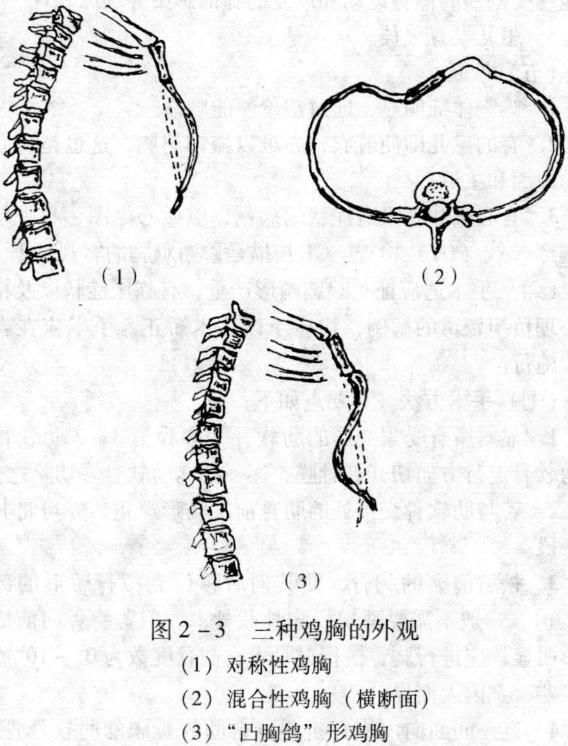

图2－3　三种鸡胸的外观
（1）对称性鸡胸
（2）混合性鸡胸（横断面）
（3）“凸胸鸽”形鸡胸

岁左右才能确定为鸡胸，在青春期这种胸壁畸形呈进行性发展。

2．“凸胸鸽”形鸡胸一般在婴儿出生时即很明显，胸骨缩短，其纵剖面呈逗号状；胸骨的节段性（胸骨柄、胸骨体和剑突）及其骨缝消失。

3．鸡胸病例中，约18%的患儿有先天性心脏病。

4．鸡胸畸形对心、肺有程度不同的压迫作用，限制吸气时胸廓的扩展，因此，有些患儿可有呼吸困难、心律失常、不能耐受剧烈的体育运动和反复的肺部感染等临床表现。

5. 患儿发育欠佳。

（五）诊断

1. 鸡胸体征明显，通过望诊便能确诊。

2. 有的患儿即使着衣，亦难以掩饰鸡胸，这也是患儿就诊的原因和主诉。

3. 有心脏和呼吸道症状的病例，应做心电图、心脏超声和胸部 X 线（CT）检查。CT 扫描是诊断鸡胸的客观证据。

（六）手术适应证　鸡胸畸形严重、有临床症状以及精神或心理负担较重的病例，均应予以手术矫正。手术应在青春期前施行。

（七）手术方法　其要点如下：

1. 显露所有受累变形的肋软骨（多为第 3～7 肋软骨），沿肋软骨走行方向切开其骨膜，逐一游离肋软骨并切除之。

2. 若与肋软骨交接处的肋骨前端畸形严重，亦可将其切除一段。

3. 松解前突的胸骨，使其向后移位到拟行矫形的部位（位置），一般不需要常规行胸骨截骨术。但若胸骨向前成角畸形明显，应进行胸骨横行截骨术，截骨度数为 0°～10°或略大一些，宜因人而异。

4. 逐一间断向内横行折叠缝合肋软骨床的肋软骨骨膜，使其缩短、内收，鸡胸畸形随即矫正。

5. 胸骨后间隙置引流管引流，预防术后组织渗出液潴留而发生感染或者愈合延迟。

鸡胸的手术要点如图 2－4 所示。

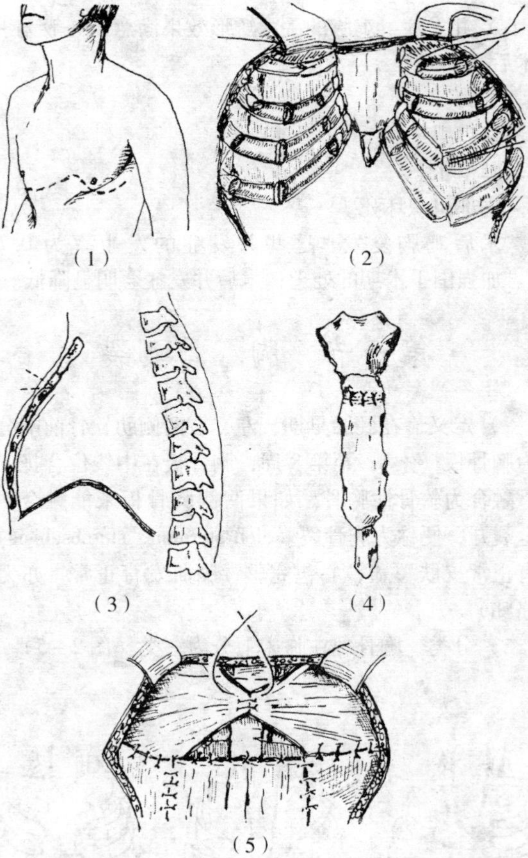

图 2-4　鸡胸矫形术的手术要点

（1）切口：双侧乳房下缘横切口（也可选择胸骨前正中切口）

（2）从骨膜下切除双侧畸形肋软骨后，横行折叠缝缩肋软骨膜

（3）胸骨矫形：胸骨楔形截骨

（4）缝合固定胸骨楔形截骨两端

（5）缝合固定胸大肌和腹直肌

（八）并发症　鸡胸的手术矫形效果满意，一般无手术死亡。术后并发症有：

1. 气胸。

2. 切口感染。

3. 肺不张。

4. 局部组织坏死。

5. 术后鸡胸复发。这些并发症的发生率为 0.7% ~ 2.6%。加强围手术期的处理，术后并发症会明显降低。

第三节　胸　骨　裂

（一）定义　在胚胎早期，左、右两侧肋软骨前端分别结合成为胸骨板（索）；至第 8 周，胸骨板在中线位合拢，并自上而下融合为软骨性胸骨。如果两侧胸骨板未能融合，部分或完全裂开，便称为胸骨裂（cleft sternum，sternoschisis）。其表面有正常皮肤覆盖，心包完整，膈肌发育正常，亦无脐突出（脐疝）。

（二）分类　胸骨裂在临床上分为三类（图 2-5）。

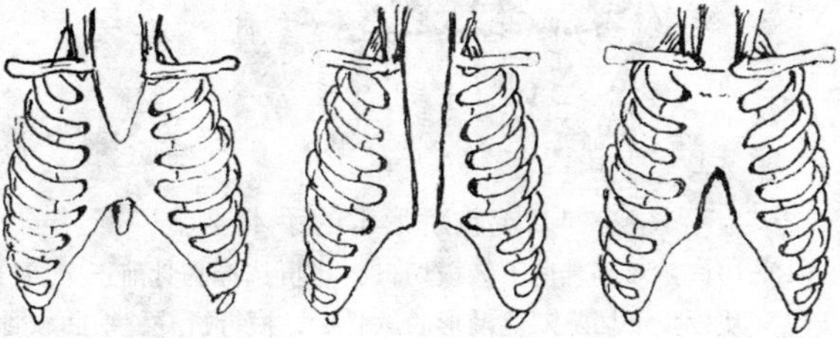

（1）　（2）　（3）

图 2-5　胸骨裂的分类

（1）上部胸骨裂　（2）全胸骨裂　（3）远端胸骨裂

1. 上部胸骨裂　胸骨裂隙位于胸骨上部，自胸骨柄的部位向下延伸到相当于胸骨体在第 4 肋软骨水平，裂隙呈 U 形或 V 形。此种最常见，约占全部病例的 72%，裂隙宽度 2～5cm。

2. 全胸骨裂　左、右两侧胸骨板未融合，胸骨从胸骨柄至剑突的位置全部裂开，犹如胸骨缺如。此种约占全部胸骨裂病例的 21%。

3. 远端胸骨裂　少见，仅占 6%，属于 Cantrell 五联征的组成部分。此五联征包括：①下腹部脐疝样缺损或真性脐疝；②远端胸骨裂；③膈肌前部呈半月形缺损；④心包的膈肌部分存在缺损，心包腔与胸腔通过该缺损处相互沟通；⑤有先天性心脏畸形，其中室间隔缺损和 Fallot 四联征常见。此外，可合并唇裂或腭裂等。

（三）临床表现与诊断

1. 临床表现

（1）胸骨裂（缺损）较大的患儿常见的症状有呼吸困难、反复上呼吸道感染，甚至有发绀。

（2）查体可见浮动胸壁；胸骨裂处可触及异常软组织间隙和明显的心脏和（或）大血管搏动。

（3）全胸骨裂患儿可发现心脏和肝脏向胸骨缺损处的中线方向移位。

（4）患儿在啼哭或做 Valsava 试验时，胸骨裂的征象更为明显。

2. 诊断

（1）胸骨裂通过临床物理检查即可确诊。

（2）必要时可拍摄 X 线胸片或行胸部 CT 扫描。

（3）对 Cantrell 五联征病例，要进行有关心脏先天性畸形方面的相关检查。

（四）治疗

1. 手术时机　胸骨裂显著、有症状者均需要外科手术治疗。手术应在新生儿或幼儿期施行，因为在此期间胸骨板富有弹性而且柔韧，采用直接缝合法即可封闭胸骨裂而达到治疗目的，一般不会压迫心脏，也不需要使用人工修补材料。

2. 手术原则

（1）Ⅰ期对拢左、右胸骨板后将其直接缝合而矫正胸骨裂。若胸骨板的对合有张力，可斜行切断相邻的肋软骨后再缝合胸骨板，修复胸骨裂。

（2）对远端胸骨裂病例，若Ⅰ期纠正心脏畸形、其他缺损及胸骨裂有困难，应该首先修补脐疝。

3. 方法　仅介绍上部胸骨裂的手术要点（图2－6）。

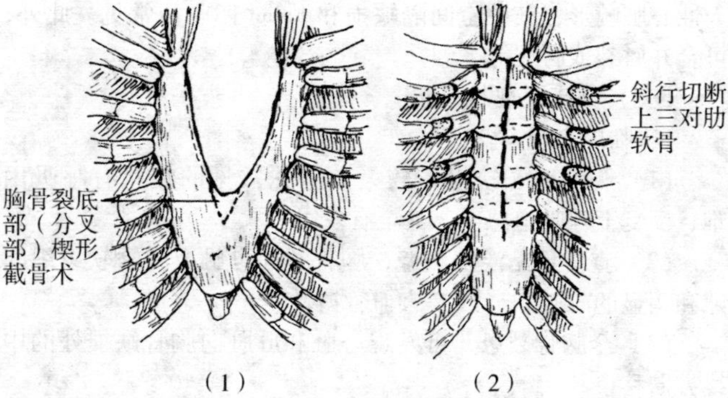

图2－6　上部胸骨裂修补术

（1）显露上部胸骨裂畸形

（2）缝合、关闭上部胸骨裂

（1）切口：选择与上部胸骨裂方向一致的前胸壁纵行切口，切口长度应略长于上部胸骨裂。

（2）切开胸骨裂表面的皮肤和皮下组织，分离胸骨板两侧及上部肋软骨的胸大肌起始部，显露左、右两侧胸骨板。

（3）钝性分离胸骨板后方的胸内筋膜，使其与胸骨板游离，以便安全对拢、缝合胸骨板。

（4）纵行楔形切除两侧胸骨板的内侧缘，有利于胸骨板的对拢与愈合；必要时，在胸骨裂的底部可做V形截骨术，能减轻胸骨板缝合后产生的张力；也可斜行切断上三对肋软骨。

（5）用2－0 Tevolek缝线或7号丝线经左、右胸骨板外侧缘肋间隙间断贯穿缝合、关闭上部胸骨裂，一般缝合4针后即可打结固定。

（6）逐层缝合手术切口。

第三章 胸壁结核与其他感染

第一节 胸 壁 结 核

（一）定义 在临床上，将继发于胸壁骨骼与软组织的结核性病变称为胸壁结核（tuberculosis of the thoracic wall）。其特点是常形成结核性脓肿或窦道，往往需要手术治疗，内科治疗难以奏效。

（二）病因与发病机制

1. 胸壁结核一般都是肺结核所致，如肺结核累及胸骨旁或者胸骨旁淋巴结而发展为结核性脓肿。若脓肿穿透肋间，便在胸壁软组织内形成寒性脓肿。

2. 肺或胸膜结核直接累及胸壁或肺结核杆菌经血液循环至肋骨，逐渐发展成肋骨骨髓炎，穿破肋骨皮质后扩散到胸壁软组织，亦形成胸壁结核，但不多见。

（三）病理

1. 胸壁结核性寒性脓肿穿过肋间肌后，在肋间肌内外局部形成相互贯通的哑铃形脓肿（图3-1），内有淡黄色稀薄或黏稠脓液，混有干酪样物质。

2. 脓肿内的脓液在局部胸壁软组织内聚集，并可因重力作用而向下方蔓延，如前胸壁的寒性脓肿可延伸到上腹壁，后胸壁的寒性脓肿可扩散到侧胸壁。

3. 如果脓肿穿破胸壁皮肤，便成为经久不愈的慢性窦道。此种窦道可向周围组织延伸，还可在肋骨下潜行到较远部位。

4. 穿破皮肤后的结核性脓肿成为混合感染，其外周为坚硬的纤维组织，内壁为混合感染的陈旧肉芽组织，偶尔可见溃疡。

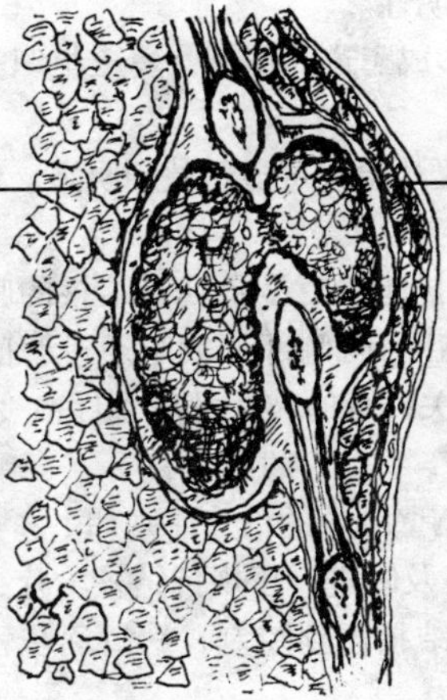

图 3－1　胸壁结核哑铃形脓肿（寒性脓肿）

（四）临床表现

1．胸壁结核多见于 20～40 岁的青、中年人，有时见于儿童。

2．症状一般不明显。有些病人自觉全身乏力、疲倦、低热或夜汗等一般结核感染症状。

3．最突出的表现是胸壁出现无痛性包块（脓肿），局部皮肤无红肿，有的病例诉有轻微疼痛，常位于第 3～6 肋间（肋骨）处。

4．一旦合并其他病菌感染，病人可能有发热，包块明显增大，表面皮肤红肿，有压痛与波动感，穿刺可发现有脓液（穿刺应在包块上方正常皮肤处进行）。

5．脓肿未治而溃破后，形成慢性窦道。

（五）诊断

1. 胸壁结核的诊断多无困难。根据病史、胸壁查体发现无痛性包块、局部有波动及穿刺可抽吸出脓液等即可确诊。脓液涂片检查往往阴性。

2. 脓肿破溃形成窦道的病例，窦道组织活检有时可看到结核病变。

3. 胸部 X 线摄片检查可显示脓肿阴影，但不能显示肋骨的结核征象。

4. 胸部 CT 扫描能清楚显示胸壁结核的哑铃形脓肿的部位及大小，一般脓腔的内侧部分大于通过肋间隙外穿的外侧部分，并能看到相关肋骨的破坏及增生性改变。CT 扫描优于 X 线胸片。

（六）治疗　胸壁结核的治疗原则如下：

1. 一经确诊，及时进行正规抗结核治疗，加强病人的营养并注意休息，使结核得到控制，病情逐步稳定，临床症状减轻或者缓解。

2. 未合并感染的胸壁结核，如果病灶不大，经保守治疗后，有望治愈。但 80% 以上的病例，需要外科手术治疗，要做好术前准备工作。

3. 合并感染的胸壁结核性哑铃形脓肿，在进行抗结核、抗感染治疗的同时，应选择脓肿上缘皮肤正常的部位穿刺减压，预防脓肿破溃并形成皮肤窦道，等感染有所控制后再择期行病灶清除术。

4. 胸壁结核混合感染后局部皮肤有明显炎症，触诊有波动感，脓肿行将破溃时，要及时切开引流，待急性炎症消退、全身中毒症状减轻后，再考虑手术治疗问题。

5. 对组织破坏较重、脓肿较大或已形成胸壁皮肤窦道的病例，经抗结核、抗感染等全身疗法后，在结核得到控制的基础上，进行彻底的病灶清除。术中注意的问题包括：

（1）切口：按照胸壁皮纹的走行方向在脓肿周围行梭形

切口，将有病变（窦道）的局部皮肤全部切除；女性病人前胸壁切口要注意美容。

（2）经切口皮下组织和胸壁肌肉间隙向脓肿两侧分离，完整切除脓肿，尽量避免进入脓腔。

（3）脓肿已破溃的病例，要清除其内的脓液和干酪样物质；脓腔内坏死、瘢痕组织一并清除。

（4）寻找窦道和肋间隙深部结核性脓肿：这是治疗胸壁结核的重要手术步骤。要用探针找出所有窦道和肋间隙深部的脓腔后，切除其表面的一段或几段肋骨、肋间肌、壁层胸膜以及窦道和脓腔表面的病理组织。肋骨切除的长度要大于脓腔的最大横径，使脓腔完全敞开而不留残腔和窦道，切除或刮除脓腔内所有不健康组织，直致显露脓腔内壁有生机的组织为止。

（5）脓腔创面仔细止血、冲洗，用附近的带蒂胸肌肌瓣充填创面，并用可吸收缝线固定肌瓣后逐层缝合切口、加压包扎2周。

（6）术后继续全身使用抗生素2周及抗结核治疗6~9个月，并要注意休息和加强营养。

通过上述治疗，95%以上的胸壁结核都可以治愈，术后复发的病例少见。

第二节　胸骨结核

（一）定义　胸骨遭受结核杆菌感染后形成的结核病灶称为胸骨结核（tuborculosis of sternum）。约占全身骨关节结核的0.1%，属于胸壁结核。

（二）病理　胸骨结核分为原发性和继发性胸骨结核。

1. 原发性胸骨结核　其主要病理特点有：

（1）病灶位于胸骨体，次为胸骨柄，剑突结核罕见。

（2）在发病时，结核灶位于胸骨的松质骨，若得不到治疗，病变可逐渐发展并破坏骨皮质，可达骨膜下而使骨膜与骨皮质分离，病灶内可见新骨增生与死骨形成。

（3）结核性脓液穿透骨膜后，可形成结核性脓肿或哑铃形脓肿，脓液可向周围组织间隙扩散或穿破皮肤而形成窦道。

（4）病变侵蚀与其毗邻的肋软骨后，引起继发性肋软骨结核。

（5）胸骨柄结核常侵及胸锁关节甚至锁骨内侧端，发展为胸锁关节结核。

2．继发性胸骨结核　前纵隔淋巴结核累及胸骨内侧面之后，逐渐形成胸骨继发性结核。

骨与关节结核都是继发性结核，原发灶多在肺、淋巴结或消化道，往往难以发现。

（三）症状和体征

1．胸骨结核的显著症状是局部疼痛与肿胀。疼痛常为持续性隐痛，在咳嗽或打喷嚏时加重。

2．胸骨病灶处的肿胀在早期触之较硬，形成脓肿后触之有波动感。

3．脓肿破溃后在胸前壁形成单发或多发窦道，长期有脓液流出，很难愈合，并为多种化脓菌混合感染。

（四）诊断　除询问病史及查体之外，要拍摄胸骨 X 线侧位片。

1．X 线胸片　其 X 线征象为：胸骨病灶中心呈溶骨性破坏，常伴有骨质增生及死骨形成，病灶周围可见骨膜性新骨。

2．CT 扫描　胸骨 CT 扫描对诊断更有意义，多表现为周围强化低密度病灶。

（五）鉴别诊断　有的胸骨结核病例要与胸骨慢性骨髓炎、肿瘤、放线菌病以及胸主动脉夹层进行鉴别。

（六）治疗

1．内科治疗　无脓肿或死骨的早期胸骨结核，采用内科抗结核治疗可以治愈。

2. 外科手术治疗　脓肿较大、骨质破坏较重并有死骨或已经破溃的胸骨结核，在抗结核、抗感染治疗的基础上要施行彻底的病灶清除术，才能提高疗效、缩短疗程，达到治愈目的。术后，要继续抗结核治疗6~9个月。

第三节　Tietze综合征

（一）定义　在临床上无法解释的非化脓性、自发性肋软骨疼痛（压痛）、肿大而组织学检查又无异常发现的肋软骨病症称为Tietze综合征。

（二）病因　其病因不清楚。有的作者认为是血清学检查阴性的风湿病的一种表现。有些则推测是慢性炎症或内分泌紊乱使肋软骨的营养发生障碍所致。

（三）临床表现

1. Tietze综合征常见，病人多为青壮年，男、女之比为2:1。

2. 病变一般位于单侧肋软骨，亦可为双侧肋软骨多处受累，第1或第2肋软骨受累较多见，发病无诱因。

3. 主要症状和体征为局部肋软骨肿大、疼痛并有深压痛，皮肤外观无异常。有的病人的症状能自行缓解，个别病例疼痛剧烈，在活动患侧肩关节或情绪紧张时症状加重。

4. 病程长短不一，自数月至数年。某些病人在症状缓解后可以复发。

（四）诊断

1. 据发病年龄、病史和物理检查即可做出诊断。

2. 骨核素扫描和胸壁CT扫描有助于与感染性肋软骨炎、肋骨肿瘤鉴别。

（五）治疗　采用对症疗法。疼痛严重、肋软骨明显肿大、病史长或不能排除肿瘤的病人，可手术切除肿大的肋软骨，症状随即解除，疗效满意。

第四节 胸腹壁浅静脉炎

（一）定义 胸腹壁浅静脉炎又称 Mondor 病，是指乳房、乳房附近前外侧胸壁乃至上腹部浅静脉的血栓性静脉炎（thrombophlebitis）。原发病因不明。

（二）临床表现与诊断

1. 本病的实际发病率不详。女性比男性多见，偶尔见于乳腺切除术后的病人（如因乳癌或乳腺其他疾病而接受手术治疗后），症状不明显。

2. 查体可见乳房、与乳房毗邻的前胸壁、患侧上腹部或腋窝的浅静脉（皮下静脉）呈质地较硬的条索状结构，分布和走行方向与胸腹壁浅静脉一致。

3. 在患侧手臂上举后伸时，条索状物更为清晰，可以有触痛。根据查体所见，即可诊断胸腹壁浅静脉炎。

4. 病理检查 其表现为硬化性静脉内膜炎，静脉管腔部分或完全闭塞消失。

本病最重要的临床意义在于有时可能与乳癌引起的皮下癌性静脉炎相混淆，要仔细进行鉴别诊断。

（三）治疗 胸腹壁浅静脉炎具有自限性，无进行性发展倾向，亦不造成血栓栓塞，属于良性病变，不需要特殊治疗。通常经 3 ~4 周后浅静脉病变自行消散，有炎症的静脉亦可再通。

第五节 感染性肋软骨炎

（一）定义 肋软骨的化脓性感染、坏死及皮肤窦道形成叫做感染性肋软骨炎（infectious costochondritis）。

（二）病因与发病机制

1. 病因 其常见病因包括：

（1）剖胸切口、胸腹联合切口切断肋软骨后切口感染扩散到肋软骨。

（2）胸腔闭式引流术后切口感染蔓延至毗邻的肋软骨。

（3）胸壁创伤。

（4）膈下脓肿侵蚀肋软骨。

（5）胸部潜在的真菌感染通过胸壁造成肋软骨感染等。

其病原菌有肺炎球菌、葡萄球菌、大肠杆菌、绿脓杆菌及放线菌等。

2. 发病机制

（1）肋软骨缺乏血液供给，第5～9对肋软骨的解剖特点是依次附着于上一根肋软骨（相互融合）并形成肋弓，因此，其中任何一段肋软骨的感染可导致毗邻肋软骨感染。剑突是特殊的软骨结构，一侧肋软骨的感染可通过剑突引起另一侧肋软骨的感染；剑突的感染也可累及邻近肋软骨而导致其感染。

（2）肋软骨感染后随即发生坏死并形成死骨而成为异物，不能被周围组织吸收。感染、坏死的肋软骨脱离骨膜后，呈虫蛀样向深部组织侵蚀，死骨和感染性肉芽组织长期存留，最终穿透胸壁皮肤并成为慢性窦道，属于自然引流。

（三）临床表现与诊断

1. 病人全身症状很少，有的病人可有低热。

2. 查体可见感染局部有疼痛和压痛，局部软组织红肿、变硬，有时触诊能触及波动感，一般可见病变处有窦道。

3. 其发病可为突发性或者无痛性，病程为数月或长达数年。病情可以间歇性加重。

感染性肋软骨炎通过查体多能做出诊断。

（四）鉴别诊断　本病有时需要与肋骨肿瘤、Tietze 综合征、胸壁转移瘤、主动脉夹层压迫侵蚀前胸壁以及支气管胸壁皮肤瘘等进行鉴别诊断。

（五）治疗

1. 要进行外科手术治疗。术中应彻底切除感染的肋软骨或死骨、毗邻的骨结构、肉芽组织及窦道。

2. 若一侧第5～9肋软骨感染，应将患侧病变肋软骨全部切除，不留死骨（图3－2）。俟切口愈合、全身情况好转后，再考虑择期施行胸壁重建术。

3. 术后感染复发，是术前及术中对感染性肋软骨炎的切除范围估计不足或有死骨遗留所致，需要再次手术治疗。

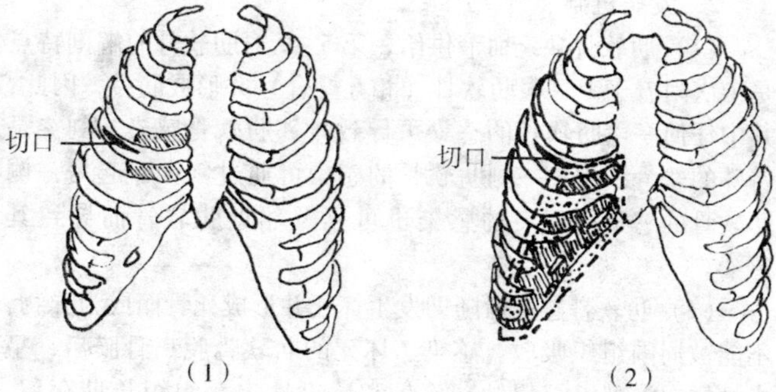

图3－2 感染性肋软骨炎的切除范围

（1）切除感染的肋软骨段

（2）切除一侧第5～9感染的肋软骨

（注：阴影部分代表感染的肋软骨）

第六节 胸骨骨髓炎

（一）定义 胸骨骨髓炎（sternal osteomyelitis）是胸骨及其骨髓的化脓性感染，好发于胸骨体的下1/3与肋弓处，具有潜在的致命性，治疗比较困难。

（二）病因

1. 现在临床上看到的绝大多数胸骨骨髓炎是胸外科手术时选择胸骨正中劈开切口术后继发感染所致。乳内动脉是胸骨的主要滋养血管，糖尿病病人用双侧乳内动脉进行冠状动脉旁路移植术后，容易发生胸骨切口感染及骨髓炎。

2. 有时，胸骨开放性骨折如处理不当，也能造成胸骨骨髓炎。

3. 血源性胸骨骨髓炎罕见 常见致病菌为金黄色葡萄球菌、链球菌或革兰阴性杆菌。胸骨切口感染自急性期转为慢性期后，胸骨便逐渐有死骨形成，局部皮肤可见窦道。

（三）临床表现和诊断

1. 胸骨正中劈开切口感染及骨髓炎常发生于术后 10 天左右，临床症状与感染性肋软骨炎相似。病人有发热。切口处皮肤红肿、疼痛。

2. 主要表现为胸骨切口不愈合、有异常活动或缝合固定后的胸骨有固定不稳定的现象。

3. 切口处有血性浆液不断渗出，有的病例表现为前纵隔炎。有经验的胸心外科医生通过物理检查，多能明确诊断。

4. 诊断有疑问的病例，胸部 CT 扫描可见前纵隔脂肪密度增高、主动脉弓的三大血管分支水平处有异常阴影和液体潴留。

5. 胸骨镓扫描或 PET 检查可能对诊断有所帮助。

（四）治疗 针对不同情况，可采用以下方法：

1. 选择有效的广谱抗生素进行抗感染治疗。

2. 切口开放引流 比较表浅的胸骨切口感染应拆除缝线后敞开切口进行开放引流，定时更换敷料，感染有望逐渐愈合。

3. 闭式引流术 位置较深的胸骨切口感染部位，宜安装闭式引流装置后用含有抗生素的无菌溶液定时反复冲洗，促进感染的控制与切口的愈合。这种疗法对有些病例有效。

4. 清创与肌瓣填塞缝合术 胸骨切口感染一旦转为胸骨

骨髓炎并有死骨及皮肤窦道形成，就应该择期切除感染的胸骨、部分邻近的肋骨（肋软骨）及死骨等，彻底清创之后选择胸大肌或腹直肌等带蒂肌瓣填塞在胸骨缺损区后缝合固定。这一疗法的成功率为90% ~95%。

第四章　胸壁肿瘤

第一节　胸壁肿瘤的分类及发病率

（一）定义　在胸外科临床工作中，将发生于骨性胸廓（主要指肋骨和胸骨等）或胸壁软组织的肿瘤称为胸壁肿瘤（chest wall tumor）。

（二）分类　一般将胸壁肿瘤分为两类。

1．原发性胸壁肿瘤　指原发或起源胸廓骨骼或软组织的肿瘤，发病率较低，约占胸部原发性肿瘤的1%。原发性胸壁肿瘤又分为良性和恶性两种类型。原发性胸壁恶性肿瘤少见。

（1）原发性胸壁良性肿瘤：约占全部胸壁原发性肿瘤的1/2，其中以骨软骨瘤、软骨瘤和骨纤维发育不良等最为常见。

（2）原发性胸壁恶性肿瘤：其中胸壁软组织肉瘤约占全部胸壁原发性恶性肿瘤的45%，主要为硬纤维瘤、脂肪肉瘤及横纹肌肉瘤等。软骨肉瘤、Ewing肉瘤和骨肉瘤则是起源于胸廓骨骼及软骨成分的最多见的恶性肿瘤。胸骨、肩胛骨及锁骨的肿瘤少见，但几乎都是恶性肿瘤。

2．继发性胸壁肿瘤　其中50%以上是肺、乳腺或胸膜的恶性肿瘤直接侵犯胸壁所致，其余为胸壁转移瘤，如转移性肉瘤或转移癌。肺恶性肿瘤转移到胸壁的继发性胸壁恶性肿瘤常见。

胸壁肿瘤分类可参阅表4－1和表4－2。

表 4－1 胸壁肿瘤的分类

原发性肿瘤
恶性肿瘤
胸廓骨骼和软骨的恶性肿瘤
软骨肉瘤
骨肉瘤
Ewing 肉瘤
孤立性浆细胞瘤
淋巴瘤
Askin 瘤
胸壁软组织的恶性肿瘤
恶性纤维组织细胞瘤
平滑肌肉瘤
脂肪肉瘤
神经纤维肉瘤
横纹肌肉瘤
硬纤维瘤（低度恶性纤维肉瘤）
血管外皮细胞瘤
淋巴管肉瘤
良性肿瘤
胸廓骨骼和软骨的良性肿瘤
骨软骨瘤
软骨瘤

续 表

骨纤维发育不良
嗜酸性粒细胞肉芽肿
动脉瘤样骨囊肿
巨细胞瘤
软骨母细胞瘤
骨母细胞瘤
胸壁软组织的良性肿瘤
脂肪瘤
纤维瘤
神经纤维瘤
淋巴管瘤
血管瘤
继发性肿瘤
肺、乳腺、胸膜、纵隔等邻近胸壁的恶性肿瘤累及胸壁
胸壁转移瘤
胸壁转移性肉瘤
胸壁转移癌

表 4 -2 常见的胸壁原发性肿瘤

肿瘤性质	常见病例
恶性肿瘤	骨髓瘤
	恶性纤维组织细胞瘤
	软骨肉瘤
	横纹肌肉瘤
	Ewing 肉瘤
	脂肪肉瘤
	神经纤维肉瘤
	成骨肉瘤
	平滑肌肉瘤
	淋巴瘤
	血管肉瘤
良性肿瘤	骨软骨瘤
	软骨瘤
	硬纤维瘤
	骨纤维发育不良
	脂肪瘤
	纤维瘤
	神经鞘瘤

第二节 胸壁肿瘤的临床表现及诊治原则

（一）临床表现 胸壁肿瘤的主要症状和体征如下：

1. 胸壁软组织肿瘤在发病早期一般无症状，常表现为生长缓慢、逐渐增大的胸壁肿块。70%以上的原发性胸壁软组织肉瘤病人的临床表现为胸壁无痛性肿块。肿瘤不断生长并累及周围组织后，则有程度不同的局部疼痛或全身性疼痛，误以为肌肉骨骼原性或神经原性疼痛而进行治疗。病人因此而得不到早期诊断和治疗。

2. 绝大多数胸壁恶性肿瘤病人都有患侧胸痛症状，约2/3的良性肿瘤亦有疼痛。疼痛也是胸廓骨骼、软骨肿瘤早期症状之一。约1/2的胸壁原发性恶性肿瘤发生在肋骨，其中以第1~7对肋骨的前部更为多见，而且可见于任何年龄阶段，发病无明显性别差异。

3. 个别病人有发热、全身不适、乏力、白细胞增多或嗜酸性粒细胞增多等全身表现。

4. 胸壁肿块是胸壁肿瘤的常见体征。肿块大小、深浅、部位及质地不同：

（1）恶性肿瘤基底固定并有触痛。

（2）位置较浅的良性肿瘤触诊时可以推动。

（3）位于肋软骨或胸骨前方的肿瘤大部分为恶性肿瘤。

（4）有些肋骨原发性肿瘤查体并无阳性体征，但X线检查可显示其病变。

（二）诊断 胸壁肿瘤的诊断除了依据病史、查体、实验室检查和影像学检查之外，大部分病例应进行活检，明确组织学诊断。

1. 病史 临床医生在询问病史时应注意病人既往有无恶性肿瘤病史、胸部是否接受过放疗或家族中有无Gardner综合征（家族性结肠息肉、纤维病、骨瘤、颅骨纤维结构不良及皮脂腺囊肿等）病人或多发性神经纤维瘤（von Recklinghausen 病）病人。胸壁恶性肿瘤一般生长较快并有疼痛症状。若肿瘤侵犯患侧臂丛，便有臂丛受累的症状和体征，要进一步进行有关检查。

2. X 线摄片检查　肋骨体、肋骨与肋软骨交界处、肋骨小头、胸骨和锁骨是胸壁骨性肿瘤的好发部位，因此，胸部 X 线摄片检查对胸壁肿瘤的诊断具有重要价值。

3. CT 扫描　胸部 CT 扫描是显示胸壁肿瘤位置、大小、形态学特点及骨质受累程度的重要手段，同时能显示胸壁软组织、胸膜、纵隔是否受累，以及肺内有无转移瘤，对诊断、鉴别诊断和制定治疗方案很有帮助。

4. MRI 能显示胸壁肿瘤侵袭局部肌肉的范围、与邻近血管及神经（脊髓）的关系，还能进行高分辨率多维重建，有助于评估肿瘤切除的范围，是对 CT 扫描的一种补充。

5. PET　继发性胸壁肿瘤病人怀疑有肺转移瘤，而 CT 扫描又不能排除肺部良性结节时，可以做此项检查，有利于进行鉴别诊断。

6. 活检　据病史、查体和胸部影像学检查，对胸壁肿瘤良、恶性及是否为原发瘤的临床诊断仍有疑问时，要进行活检，明确组织学诊断。活检应正确选择适应证、尽量减轻对原发瘤及其周围组织的损伤，避免发生并发症。活检方法有下述三种：

（1）针刺活检：优点为对胸壁软组织的创伤小、简便易行及并发症低，诊断正确率可达到 90% 左右。但针刺活检因取得的组织量有限，对骨与软骨肿瘤以及某些胸壁原发性肿瘤的诊断存在困难，容易得出假阴性结果或无法做出诊断。

（2）切除活检：用于肿瘤直径小于 5cm 的原发性胸壁肿瘤病例。如病理诊断为良性肿瘤或其最佳治疗为放疗和（或）化疗，即可 I 期缝合切口。如活检结果为原发性恶性肿瘤，而且最佳治疗为手术治疗，则病人需要接受再次根治性肿瘤切除术和胸壁重建。

(3) 切开活检：胸壁肿瘤经针刺活检未能确诊或原发瘤直径大于5cm的病例，可采用切开活检。手术时要注意切开部位与切口方向的选择，要保证肿瘤深部组织的完整性，要点是不能损伤接近壁层胸膜的肿瘤深层，以预防瘤细胞在胸内播散。切口处的皮瓣不能游离过多，应保证切口Ⅰ期愈合，以便病理诊断确定后下一步治疗方案的制定和实施。

（三）治疗原则　胸壁肿瘤的外科手术治疗，应遵循以下基本原则：

1. 良性肿瘤　应选择单纯肿瘤切除术或切除活检，切缘距肿瘤大于2cm即可。

2. 原发性恶性肿瘤　要求选择扩大的或广泛的肿瘤切除术，必要时应施行胸壁肿瘤整块切除术。术中要切除受累的胸膜、肺组织、心包和胸壁软组织，无瘤切缘要达到5cm或5cm以上。切除肿瘤后，骨性胸廓的缺损区如大于5cm×5cm，须进行胸壁重建。

3. 原发性胸骨恶性肿瘤　切除原发瘤所在部位的胸骨体或胸骨柄及受累的肋软骨、肋弓、胸腺及胸壁肌肉。胸骨切除后造成的胸壁缺损一般不引起浮动胸壁与反常呼吸，不需要进行胸壁重建。

4. 继发性恶性肿瘤　肺癌侵犯胸壁的病例，在切除病肺后应切除受累的胸壁。胸壁转移瘤应在原发瘤得到控制后进行转移瘤切除术。

5. 无论胸壁原发或继发性恶性肿瘤，在手术切除后根据组织学诊断，必要时应予以放疗和（或）化疗等综合治疗，争取提高手术疗效。

（四）围手术期的处理　胸壁肿瘤广泛切除术及胸壁重建属于胸部大手术，做好围手术期的处理，可以明显减少手术并发症和死亡率，对保证病人生命安全极其重要。处理要点如下：

1．术前有心脏病（如冠心病或心脏瓣膜病）的病人，术前应予以正确的治疗；术中和术后要加强血流动力学的监测，并要重视静脉补液。

2．对肺功能较差的病人，术前要做肺功能检查和动脉血气分析，评估能否耐受手术治疗。有慢阻肺（COPD）或其他肺部疾病的病例，术前应予以适当的内科治疗，减少呼吸道并发症。

3．有吸烟嗜好的病人，术前2周开始戒烟。

4．诊断明确的原发性Ewing肉瘤或浆细胞瘤，应首先选择放疗和（或）化疗，之后再考虑外科手术治疗。

5．需要进行胸壁重建的病人，若准备用人工材料修补胸壁缺损，术前要选择好修补材料。

6．有些病人术后要进行放疗、化疗等辅助治疗，术前应向病人做好解释工作，达成共识。

7．术后应选择有效的抗生素预防感染。

第三节 常见胸壁肿瘤的诊断与治疗

（一）肋骨（胸骨）良性肿瘤

1．骨软骨瘤（osteochondroma）

（1）临床表现

1）胸壁骨软骨瘤是最常见的胸壁良性骨肿瘤，约占肋骨良性肿瘤的50%，起源于肋骨干骺端的骨皮质，并在青少年期开始发病。在少儿发育成熟后由于骨骼亦成熟，肋骨骨软骨瘤多能在检查时发现。

2）肿瘤向胸腔内生长时常无症状，若从肋骨向外生长、凸出，触诊时可发现胸壁肿块。

3）原来无症状的骨软骨瘤若产生疼痛症状，多提示肿瘤恶变。

（2）诊断

1）X线摄片检查：骨软骨瘤的诊断依靠胸部X线摄片检查。在胸片上，可见肋骨表面有带蒂或基底部较宽的肿物，瘤体呈球形或菜花状，其髓质（松质）与肋骨的髓质相连；瘤体远端可见由软骨钙化形成的软骨帽，密度高低不等；肿瘤内可见点状钙化影。

2）病理检查：镜下可见肿瘤内骨质增生及软骨帽增厚等改变，结构与正常骨相同。

（3）治疗：成人肋骨骨软骨瘤应予以手术切除。发生于肋骨小头的骨软骨瘤若有累及椎管及脊髓受压症状，须及时手术切除。术后肿瘤复发病例尚无报道。

2．软骨瘤（chondroma）是由较成熟的透明软骨组织构成的肋骨良性肿瘤，约占全部肋骨良性肿瘤的15%，常见于20～30岁的青年，两性的发病率相等。前胸壁肋骨与肋软骨交界处为其好发部位，表现为缓慢增大的无症状性肿块，个别病例肿块表面有轻微触痛。

（1）X线表现：软骨瘤的X线征象为肋骨上可见一局限性的膨胀性髓质性（溶骨性）病变，局部骨皮质变薄，呈圆形或卵圆形，可有骨化边缘。

（2）病理：其大体外观呈分叶状肿块，有纤维包膜。在镜下，软骨瘤由透明软骨组成，软骨囊的大小不等，软骨细胞分布不均匀，不易与低度恶性软骨肉瘤鉴别。

据肋软骨瘤的临床与X线表现以及组织学检查，软骨瘤与软骨肉瘤的鉴别诊断常存在困难，因此，应将其视为恶性肿瘤进行广泛切除。

3．骨纤维发育不良（fibrous dysplasia）是一种良性及囊性病变，以肋骨骨髓腔被纤维组织替代为特征，包括骨囊肿、骨纤维瘤、纤维性骨瘤及骨化性纤维织炎，占胸壁良性肿瘤的30%左右，发病无性别差异。

(1) 临床表现

1) 一般呈孤立性病变，好发于肋骨的外侧或后部，成人多见。

2) 其多发性病变见于 Albright 综合征（肋骨有多发性骨囊肿、皮肤有黄棕色斑点状色素沉着、女性患儿有性早熟表现）。

3) 绝大多数病人无症状。如病变很大并压迫周围神经或发生病理性骨折，则出现相应症状，主要为疼痛。

(2) 诊断：骨纤维发育不良的 X 线及 CT 表现特点为：病变部位的肋骨有膨大性病变，其内骨小梁异常增生并呈“毛玻璃”状；病变周围的骨皮质变薄，偶尔可见钙化。若病变较大并有疼痛症状，要警惕恶变的可能。

(3) 治疗：本病行局部肋骨病变切除即可治愈。如怀疑有恶变，要进行根治性切除术。术后复发的病例罕见。

4. 嗜酸性粒细胞肉芽肿（eosinophilic granuloma） 本病为单核-吞噬细胞系统疾病之一，归纳在组织细胞增多症之中。肋骨嗜酸性粒细胞肉芽肿发生在骨髓腔，为大量嗜酸性粒细胞与组织细胞浸润构成的肉芽肿而非肿瘤，病人多为中青年。颅骨为本病的好发部位，10% ~ 20% 的病人有肋骨病变。

(1) 典型 X 线表现：病变肋骨呈膨胀性改变，圆形或椭圆形，伴有新骨形成；局部骨皮质可见不规则破坏并使骨内膜呈扇形。这些 X 线表现类似骨囊肿、骨髓瘤及骨转移瘤，要注意鉴别诊断。

(2) 活检：为明确诊断，应进行切除活检。

(3) 治疗：肋骨孤立性嗜酸性粒细胞肉芽肿手术切除之后预后良好；对多发性病变，可进行放疗。系统型（全身型）病例，病程有迁延倾向，需要化疗与皮质激素治疗。

(二) 肋骨（胸骨）恶性肿瘤

1. 骨髓瘤（myeloma） 是原发于骨髓未分化网织细胞的

恶性肿瘤，又称为浆细胞骨髓瘤。肋骨原发性骨髓瘤（孤立性浆细胞瘤）在临床上常见，并最终发展为全身性骨髓瘤，以椎体、颅骨、肋骨及骨盆多见，因此，一般认为肋骨骨髓瘤是全身性骨髓瘤的局部表现。单发的肋骨骨髓瘤也几乎都发展为全身性骨髓病，其特征为异常浆细胞（骨髓瘤细胞）在骨髓腔内无限增生并侵袭骨骼和软组织，影响骨皮质血流与骨质结构。

（1）临床表现与诊断

1）肋骨骨髓瘤的早期和主要症状为局部疼痛，系骨髓瘤细胞在骨骼大量浸润，导致局部骨质破坏或弥漫性骨质疏松而引起。约2/3为男性，年龄在50～70岁之间，30岁以下的病例罕见。

2）因浆细胞具有产生球蛋白的功能，实验室检查常有血清球蛋白增多而白蛋白正常或低于正常值，使白/球蛋白比例倒置、免疫球蛋白异常、蛋白电泳异常、尿中有本－周蛋白以及高血钙症等。

3）X线摄片检查可见肋骨病变区髓腔内有骨质破坏缺损阴影，多呈圆形，其边缘不清晰，表现为溶骨性病灶，局部肋骨皮质变薄，常有病理性骨折。

4）最具诊断意义的是肋骨穿刺或切除活检，可明确诊断。

（2）治疗：孤立性骨髓瘤宜进行放疗，病变多发者要采用放疗和化疗。但病人预后差，5年生存率仅为20%～30%。也有病程长、缓解与增生期交替者。

2. 软骨肉瘤（chondrosarcoma） 是起源于骨性胸廓软骨细胞的最为多见的原发性恶性肿瘤。

（1）临床表现

1）胸壁软骨肉瘤，绝大多数发自肋骨的肋软骨弓或胸骨，病人多为30～40岁的男性。

2）肿瘤生长缓慢，可向胸腔内或胸壁外突出，病人就诊时在其前胸壁几乎都能发现有肿块，并有程度不等的胸痛症状。

3）查体可见肿瘤质较硬而固定，常有触痛。

（2）诊断：胸壁软骨肉瘤的X线胸片和CT片的表现为：肿瘤呈分叶状并源自肋骨骨髓腔，其边界不清，骨皮质常有破坏，瘤体内可见斑点状钙化，90%以上的瘤块长径大于4cm，可见分叶。CT片能清楚显示肿瘤生长方向与周围组织受累的范围，同时可以显示直径大于3mm的肺内转移瘤。其确诊取决于切除活检。

（3）治疗：诊断明确的胸壁软骨肉瘤的治疗原则是进行广泛的肿瘤切除术，切缘距正常组织至少达4cm。手术疗效满意，5年生存率为64%～89%。影响病人预后的最重要的因素为肿瘤切除的范围和肿瘤细胞的分化程度。

3. Ewing肉瘤（Ewing's sarcoma） 是原发于骨髓未成熟的网织细胞的恶性肿瘤。

（1）临床表现：胸壁Ewing肉瘤多数起源于肋骨，2/3为20岁以下的男性病人，易发生肺、骨及胸膜转移（表现为恶性胸腔积液）。病人就诊时多有胸壁肿块并伴有疼痛，其他症状为发热、全身不适、贫血、白细胞增多及血沉加快。

（2）X线检查：特征性的X线征象：①病变区的骨质呈斑点状破坏，溶骨区和成骨区并存；②骨髓腔广泛破坏并有膨大现象；③瘤细胞浸润到骨膜下后可将骨膜掀起，而骨膜下有多层新骨形成，在肋骨表面呈“葱皮样”征象。胸部CT扫描有利于显示胸壁软组织、肺和纵隔受累的情况。

（3）治疗：本病经活检确诊后应首先选择放疗和全身化疗。在肿瘤得到控制和局限后，亦可考虑手术切除肿瘤。这种综合治疗的5年生存率可达到48%。

4. 成骨肉瘤（osteogenic sarcoma） 又称骨肉瘤（osteosarcoma）。可原发于骨组织的任何部分，但骨膜深层更容易发生成骨肉瘤。在原发性胸壁恶性肿瘤中，成骨肉瘤约占

10%，但其恶性程度很高，常在病程早期便有血行播散，预后差。

(1) 临床表现与诊断

1) 胸壁成骨肉瘤多原发于肋骨或胸骨，年轻男性多见。

2) 因肿瘤生长较快，病人有较剧烈的胸痛并常有胸壁肿块。

3) 血清碱性磷酸酶（ALP）水平升高。

4) 在X线胸片和CT片上可见肋骨（胸骨）有较大的肿块影，局部骨皮质破坏、骨小梁消失及边缘模糊不清，有溶骨性及成骨性改变同时存在的表现；肿瘤可侵及周围软组织而形成软组织肿块影；成骨肉瘤的钙化灶往往与骨皮质成直角，产生所谓“阳光四射”的影像，一般认为这一征象具有诊断意义。

5) 活检：在临床上，通过针刺活检或切开活检，胸壁成骨肉瘤的诊断多无困难。

(2) 治疗：其治疗一般选择广泛的肿瘤切除术，即切除受累的整块肋骨乃至全胸骨切除术，同时要切除受累的周围软组织，如病人有可切除的肺转移瘤，应在术中予以切除。因成骨肉瘤对化疗和放疗都较敏感，应在术后及时进行。病人的5年生存率为5%～15%。

（三）胸壁良性软组织肿瘤

1. 硬纤维瘤（desmoid）

(1) 临床表现与诊断

1) 约40%原发于胸壁和肩部深筋膜与肌肉中的结缔组织。病人年龄在20～40岁之间，婴幼儿和老年人罕见；发病无性别差异。

2) 肿瘤呈大小不等的圆形或椭圆形实体瘤，无真性包膜，具有向局部组织浸润的现象，因此，有些作者认为硬纤维瘤是低度恶性的纤维肉瘤。

3) 瘤体内细胞含量较少而基质较多，故质地较硬；若压迫周围结构，可引起疼痛。有部分作者认为这是一种良性纤维病。

4）位于肩部的硬纤维瘤包裹臂丛、上肢与颈部血管的病例较多，病人常有患侧上肢疼痛、皮肤感觉异常与过敏及运动乏力，但腋动、静脉受累的情况少见，亦不发生远处转移。

（2）治疗：胸壁硬纤维瘤的治疗依靠手术切除，切缘距肿瘤边缘达3cm即可。原发于胸廓出口处的硬纤维瘤，手术时要将肿瘤从臂丛、锁骨下动脉与静脉处仔细解剖后切除或剜除。因其对放疗比较敏感，术后应予以放疗。对术后复发的病例，根据具体情况进行再次手术切除或放疗。

2. 脂肪瘤（lipoma） 胸壁脂肪瘤在临床上较为多见。起源于胸壁的成熟脂肪细胞。常位于胸壁皮下或肌肉间隙，大小不等，呈圆形或椭圆形，可有分叶；质较软，界限清晰，表面有菲薄而完整的包膜。胸壁深部的脂肪瘤可突出于胸壁表面，也可经肋间隙向胸腔内生长。

胸壁脂肪瘤通过查体不难做出诊断。胸部CT扫描显示肿瘤呈脂肪密度，并能显示肿瘤的大小、范围及其生长方式；CT图像呈脂肪密度。

胸壁脂肪瘤经局部切除术即可治愈。但有时须与脂肪肉瘤进行鉴别诊断。

3. 血管瘤（hemangioma）

（1）病理

1）胸壁软组织血管瘤是由血管内皮细胞形成的良性肿瘤。其中海绵状血管瘤较多见，为充满血液的、扩张的血窦构成的肿瘤，质地柔软；剖面可见大小不等的血窦，之间有很薄的隔膜；切开肿瘤后血窦内的血液流出，肿瘤萎陷而呈海绵状。

2）有的海绵状血管瘤呈蔓状生长，累及胸壁肌层与肋间肌，并可形成动－静脉瘘，界限不清楚，形状亦不规则，治疗比较困难。

（2）治疗：较大的胸壁海绵状血管瘤常需要手术切除。术中要仔细解剖和止血，尽量将肿瘤切除干净（肿瘤整块切除术），预防术后肿瘤复发。如手术切除不彻底，术后肿瘤易复发。

4. 神经纤维瘤（neurofibrma）

（1）病理：胸壁神经纤维瘤一般指起源于肋间神经鞘的良性肿瘤，属于神经鞘原性肿瘤，也可以起源于胸壁的其他神经。有时，胸壁神经原性肿瘤可以是神经鞘瘤（Schwann瘤），约5%的病例，其肿瘤可发生恶变，成为神经原性肉瘤。

（2）临床表现与诊断：神经纤维瘤病人查体多能发现胸壁肿块并有胸痛症状，而神经鞘瘤有向胸腔内生长的倾向，查体不易发现，多无症状。胸部X线摄片和CT扫描能显示胸壁肿块，多呈圆形或椭圆形，密度均匀，边缘锐利清晰，有的可见局部肋骨受压征象。确诊在于病理检查。

（3）治疗：胸壁神经纤维瘤或神经鞘瘤经局部切除术即可达到治疗目的。术中发现肿瘤累及肋骨者，则需要将受累的肋骨行整切切除术。术后病理检查发现可疑恶变者，应予以放疗。

（四）胸壁恶性软组织肿瘤　包括所有肉瘤。

1. 恶性纤维组织细胞瘤（malignant fibrous histiocytoma，MFH）

（1）一般情况与病理

1）是最为常见的胸壁原发性软组织恶性肿瘤。病人年龄多在50～70岁之间，2/3为男性。侧胸壁和后胸壁为其好发部位，瘤体一般在胸壁软组织深部，大小不等，生长缓慢而无疼痛。

2）MFH由成纤维细胞、组织细胞及畸形巨细胞构成，可能起源于组织细胞或原始间质细胞，属于恶性程度很高的软组织肉瘤。

（2）诊断与治疗：其诊断取决于切除活检。因 MFH 对放疗和化疗均不敏感，治疗需要施行广泛的肿瘤切除术。术后肿瘤复发率和转移率在 40% 以上。肿瘤的深度、大小和细胞成分是影响预后的主要因素，2 年生存率为 60% 左右。

2. 横纹肌肉瘤（rhabdomyosarcoma） 是第二种最常见的胸壁原发性软组织恶性肿瘤，原发于横纹肌，病人主要为儿童和青年。其恶性程度很高，可经血行或淋巴道转移。横纹肌肉瘤常与胸壁固定，呈大小不等的无痛性结节状肿块，若其生长迅速，病人有疼痛症状。胸部 X 线摄片检查与 CT 扫描表现为胸壁软组织肿块影。其治疗手段为广泛的肿瘤切除术结合放疗与化疗。5 年生存率可达 70% ~75%。

3. 脂肪肉瘤（liposarcoma） 起源于胸壁深层的脂肪组织，肿瘤内含有成脂肪细胞。40 ~ 50 岁的男性病人多见。肿瘤外观往往呈分叶状，与脂肪瘤相似。本病治疗原则为施行广泛的肿瘤切除术。大多数脂肪肉瘤为低度恶性肿瘤，对放疗和化疗不敏感。若手术切除范围得当，术后 5 年生存率可达 50% ~80%。

4. 神经纤维肉瘤（neurofibrosarcoma） 胸壁神经纤维肉瘤常沿着肋间神经生长，3/4 为 20 ~ 50 岁之间的男性。胸壁神经纤维瘤或神经鞘瘤发生恶变，即为神经纤维肉瘤。肿瘤质地较硬，向周围软组织浸润而边界不清，局部可有疼痛与皮肤感觉障碍，近半数病人合并神经纤维瘤病。

胸壁神经纤维肉瘤的恶性程度较低，对放疗不敏感，无明显疗效，可发生转移。其治疗手段为根治性肿瘤切除术。术后，肿瘤可复发。

5. 平滑肌肉瘤（leiomyosarcoma） 绝大多数胸壁平滑肌肉瘤见于成人，2/3 的病人为女性，30 岁和 60 岁为其高发年龄段。肿瘤生长缓慢，逐渐增大后出现疼痛症状。肿瘤一般呈灰白色并有分叶，可见局灶性出血与坏死，常发生囊性变。其治疗也需要广泛的肿瘤切除术。

胸壁软组织肉瘤可沿血管壁、神经鞘、筋膜间隙或肋骨骨髓腔发生转移播散。影响预后的主要因素为肿瘤的分级、切缘有无瘤细胞残留及远处转移。低度恶性肿瘤广泛切除术后的5年生存率为85%~90%，高度恶性者术后5年生存率为40%~50%。

第五章 胸壁重建

第一节 胸壁重建的病因和手术适应证

（一）定义 应用自体（生物）材料、异质或合成材料修复胸壁整块切除术后形成的胸壁巨大缺损，预防术后反常呼吸与肺功能障碍的手术方法叫做胸壁重建（chest wall reconstruction）。

（二）病因和手术适应证 下列病因及接受胸壁整块切除术后造成的巨大胸壁缺损，均为胸壁重建的手术适应证。

1. 胸壁肿瘤 这是胸壁重建的主要适应证。

2. 胸壁感染 ①胸骨正中切口感染：术后早期合并前纵隔炎；术后晚期形成胸骨骨髓炎；②剖胸切口感染及裂开；③肋软骨炎或胸壁骨髓炎。

3. 胸壁放疗性坏死 主要指因乳腺癌或原发性胸壁恶性肿瘤放疗后导致的胸壁坏死。

4. 胸壁创伤 手术清除胸壁坏死组织后胸壁形成巨大缺损。

（三）胸壁重建应注意的问题

1. 肿瘤（病变）情况 位置、大小、侵犯的深度与病程的长短，以及胸壁切除后缺损的大小。

2. 胸壁局部组织的情况 要注意局部有无肿瘤残留、感染、放疗性坏死及瘢痕形成。

3. 病人的全身情况 应了解是否接受过化疗、激素疗法以及有无其他慢性感染。

4. 病人的职业（工作）与生活方式。

5. 应重视胸壁重建的预后问题。

其中，最重要的问题是胸壁整块切除后胸壁缺损的部位和大小。I 期完成胸壁重建是最为理想的术式。如果胸壁缺损范围不大，而且是部分组织缺损，可以用皮瓣进行修复；胸壁放疗性坏死宜用大网膜和皮瓣修复。大的全层胸壁缺损的重建要特别注意决定胸壁重建成败的两个关键问题：①胸廓结构的稳定性；②胸壁缺损处软组织的覆盖问题。

第二节　胸壁重建的术前准备

胸壁肿瘤（病变）的整块切除与胸壁重建，是一种可能发生致命性术后并发症的胸部大手术，因此，要做好术前准备工作，保证病人生命安全和手术成功。

1. 仔细询问病史并复习有关的检查资料，尽量掌握胸壁肿瘤或病变的病因与治疗情况。一般通过问诊、查体、胸部 X 线摄片检查与 CT 扫描以及实验室检查、心肺功能检查，可以确定术后发生严重并发症的高危病人。

2. 了解病人有无呼吸困难、哮喘、脓痰、咳嗽及肺部感染，必要时做痰菌培养和药敏试验。有肺部感染的病例，应根据痰菌培养的结果选择有效的广谱抗生素与支气管扩张剂控制感染。有吸烟嗜好的病人，术前 2 周要戒烟。

3. 了解有无心血管系统疾病及肾病等肺外危险因素。

4. 严格选择胸壁重建的手术适应证。估计预后差的晚期恶性胸壁肿瘤病例属于手术禁忌证，但病人的年龄并非手术禁忌。

5. 掌握病人的既往手术史

（1）有胸骨正中切开史的病例，要明确乳内动脉是否结扎或通畅。若一侧乳内动脉已经结扎，就不能选择该侧胸大肌肌瓣重建胸壁，以免术后肌瓣因缺血性坏死而导致手术失败并危及病人生命。必要时可进行乳内血管造影检查。

（2）既往因其他手术而损伤腹壁上（下）动脉的病人，不能利用腹直肌肌瓣修复胸壁缺损。

（3）接受过胃切除术的病例，不能选择大网膜修补胸壁软组织缺损。

6．术前要制定周密而切实可行的胸壁整块切除和胸壁重建的手术方案，选择理想的稳定胸壁的材料和覆盖胸壁软组织缺损的肌瓣和肌皮瓣，保证胸壁重建之后胸廓的完整性和密封，预防并发症。

第三节　胸壁重建的技术要求和要点

（一）基本要求

1．胸壁切除后，修复大块胸壁缺损是胸壁重建的关键。若缺乏技术条件和经验，不能贸然施行这种手术。手术一旦失败，后果严重。

2．必须确定重建的胸壁能否保证胸廓的稳定性、保护胸内脏器并维持正常的呼吸功能。

3．要明确胸壁肿瘤、感染或放疗性坏死是否累及胸壁骨骼。

4．胸壁部分缺损的病例，可用皮瓣或肌皮瓣完成重建。但要保证胸壁的稳定发性。

5．胸壁骨骼缺损区的重建与否取决于大小与部位。前胸壁或侧胸壁缺损区的最大径小于5cm或后胸壁缺损区的最大径小于10cm者，一般不需要胸壁骨骼的重建。前胸壁或侧胸壁缺损区的最大径大于5cm以上者，必须进行胸壁重建，消除反常呼吸。

（二）胸壁骨骼重建的技术要点

1．常用的材料　主要有下列几种：

（1）自体组织：肋骨、腓骨、髂骨嵴、阔筋膜、肌肉瓣或肌皮瓣、带骨片（瓣）的阔筋膜、硬脑膜等。

（2）经过处理的异种组织：有牛心包、硬膜和筋膜等。

（3）异质组织：有支架或板片（如不锈钢，钛钢，玻璃纤维等）。

（4）合成材料：①织网和补片：有 Gore－Tex（聚四氟乙烯的合成材料）、聚丙烯和 prolene 网等；②假体：有丙烯酸脂类和硅橡胶等；③复合材料：如 Marlex 网（高密度聚乙烯编织网）与甲基丙烯酸树脂等。

2．尽量用肌瓣和肌皮瓣重建胸壁　这两种自体组织结构一般能维持胸壁的稳定，防止术后反常呼吸和肺疝。

3．用合成材料重建胸壁骨骼缺损　术中要彻底切除缺损区周围不健康的组织，并要保证其边缘有良好的血液供给。

4．选择 proleme 网或 Gore－Tex 补片（厚度为 2mm）修补胸壁骨骼缺损时，补片大小要与缺损区的大小相匹配，二者的缝合固定宜用 2－0 非吸收缝线做间断缝合，针距、边距应均匀一致，补片表面要平整而有张力。此类补片在有张力的情况下，可以改善其在缺损区的刚性，能有效地防止术后胸壁软化及液体、气体渗漏（图 5－1）。

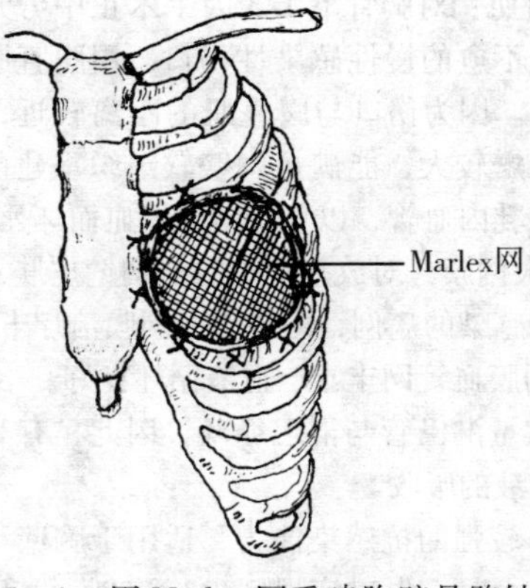

图 5－1　用 Marlex 网重建胸壁骨骼缺损

5. 胸壁肿瘤（病变）处有感染时，不能用合成材料重建胸壁骨骼缺损，应首先选择肌瓣或肌皮瓣进行修复，待感染控制后进行Ⅱ期胸壁重建。

6. 胸壁恶性肿瘤接受过放疗的病人，局部胸膜与肺往往形成粘连，切除胸壁骨骼后一般不会导致浮动胸壁，因此，不需要胸壁骨骼的重建，其软组织缺损区用肌皮瓣修补即可达到治疗目的。

（三）胸壁软组织缺损重建的技术要点　完成胸壁骨骼缺损的重建后，软组织的重建多用转移肌瓣、转移肌皮瓣等软组织覆盖，偶尔结合利用大网膜，完成切除胸壁的重建。

1. 转移肌（皮）瓣　主要有以下三种

（1）背阔肌：是胸部最大的肌肉，其胸背神经和血管束的旋转弓以及丰富的皮下组织血管网，有利于用其肌皮瓣重建巨大软组织缺损。

（2）胸大肌：是胸部第二块最大的肌肉。用其肌瓣或肌皮瓣修补胸骨肿瘤切除后的前胸壁缺损或胸骨正中切口感染的疗效非常满意。

（3）腹直肌：对胸骨下1/3因手术正中劈开切口或放疗而引起的经久不愈的慢性感染性伤口，用腹直肌肌瓣修复的疗效非常满意。因为伤口与腹直肌的距离较近，肌瓣翻转的弧度相等，肌瓣较大，能满足胸壁软组织重建的需要。术中注意不能损伤乳内血管，以免肌瓣因缺血而坏死。

2. 转移大网膜　对放疗造成的前胸壁皮肤及其他软组织坏死、缺损及感染的病例，用转移大网膜治疗十分有效：

（1）大网膜血管网丰富，血液循环良好。

（2）有大量淋巴管与淋巴循环，因此，有利于创面的血管新生和渗出液的吸收。

（3）具有较强的抗感染能力，适用于胸壁浅层软组织缺损的重建。手术时，先对病损区进行清创，之后将游离、裁剪后的带蒂转移大网膜经上腹部皮下“隧道”或者经膈肌前方的“隧道”覆盖到胸壁创面上，使其与创面形成粘连，再用不同的植皮方法在其表面植皮，使之上皮化。

胸壁软组织缺损重建的手术方法、肌瓣覆盖区及大网膜的游离范围如图 5－2 所示。

3．术侧胸腔要安装胸腔闭式引流管。

4．手术野组织间隙置引流管（片）引流。

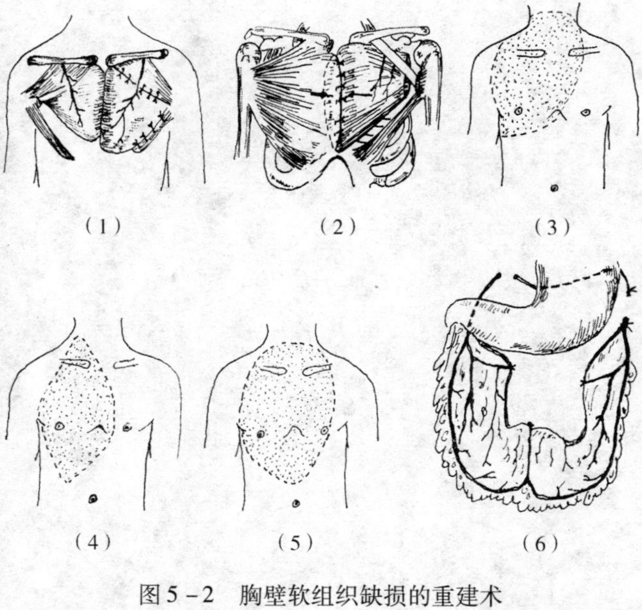

图 5－2　胸壁软组织缺损的重建术

(1)胸大肌的 V－Y 形肌瓣

(2)用胸大肌肌瓣治疗胸骨正中切口感染

(3)胸大肌肌瓣的覆盖区

(4)背阔肌肌瓣的覆盖区

(5)腹直肌肌瓣的覆盖区

(6)大网膜的游离范围

5．手术结束后，胸壁要加压包扎。

（四）术后并发症

1．呼吸道感染。

2．手术区积液及感染。

第六章　胸膜疾病

第一节　急性脓胸

（一）定义　胸膜腔的急性化脓性感染与脓液潴留称为急性脓胸（acute empyema）。最常见的致病菌为金黄色葡萄球菌、革兰阴性杆菌、溶血性链球菌、肺炎球菌以及结核杆菌等。

（二）病因　急性脓胸均为继发性胸膜腔感染所致。主要病因有以下几种：

1. 肺部化脓性感染

（1）大叶性肺炎、肺脓肿或肺结核等累及胸膜，可引起患侧急性脓胸。

（2）肺脓肿或结核空洞破溃后，脓液直接污染胸膜腔而导致急性脓胸，同时形成气胸和支气管胸膜瘘。近年来，致病菌多为金黄色葡萄球菌。

2. 胸部手术　食管、贲门、肺切除术后，因术中污染胸腔或术后处理不当，可发生单纯性脓胸，是胸部术后常见并发症之一。

3. 胸部外伤。

4. 胸膜腔邻近器官或组织的感染　肝脓肿、膈下脓肿、纵隔脓肿或化脓性心包炎等溃入胸腔或病菌经淋巴管扩散到胸膜腔而引起急性脓胸。

5. 血源性感染　小儿或体弱的脓毒血症病例，致病菌经血液循环到胸膜腔，形成化脓性病灶及急性脓胸。

（三）病理　急性脓胸的主要病理改变有：

1. 在早期（渗出期），胸膜有充血、水肿、失去正常光泽并有浆液性渗出物形成。随着感染的加重与病程进展，浆液内的炎性细胞和纤维素不断增加而形成较为黏稠的脓液。如果大量脓液充盈整个胸膜腔，称为全脓胸，导致患侧肺萎陷与纵隔移位，以及由此而产生呼吸和循环功能障碍，病人的全身症状严重。

2. 胸膜表面有纤维素（纤维蛋白）沉着并逐渐机化、变韧。若纤维素使脏层、壁层胸膜发生粘连，部分胸膜腔闭合，脓液局限于胸膜腔的某一部位，称为局限性（包裹性）脓胸。如果脓液局限于多个脓腔内，称为多房性脓胸。

3. 脓胸内脓液的性状因致病菌的不同而有所差异：

（1）金黄色葡萄球菌感染引起的急性脓胸的脓液因含纤维素较多而比较黏稠，脓液形成速度快而量较多，而且易形成多房性脓胸。

（2）肺炎球菌感染产生的脓液黏稠，内含大量纤维蛋白，易使胸膜腔发生广泛粘连。

（3）溶血性链球菌所致急性脓胸的脓液内所含纤维蛋白少，脓液稀薄，胸膜粘连较轻而不易局限。

（4）大肠杆菌所致急性脓胸的脓液亦较稀薄，不易局限，组织的感染性坏死较重，脓液有粪臭味。

4. 肺脓肿破裂引起的急性脓胸因其胸膜腔内同时有脓液和气体，称为急性脓气胸。

急性脓胸的类型如图 6－1 所示。

（四）临床表现

1. 病人突出的临床症状为发热、胸痛、脉搏加快、程度不等的呼吸困难或呼吸急促及全身不适等。

2. 血常规检查可见白细胞总数和中性粒细胞增高。

3. 常见的体征有：

（1）病人多呈热病容。

（2）患侧胸部呼吸运动减弱，肋间隙增宽而且较为饱满。

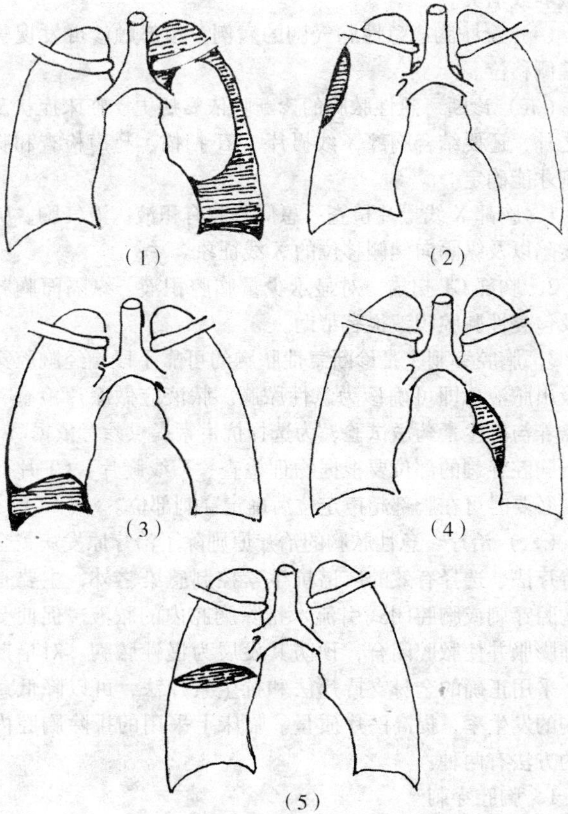

图 6-1　急性脓胸的类型

（1）全脓胸（左）　（2）胸膜间脓胸（右）
（3）膈上脓胸（右）　（4）纵隔面脓胸（左）
（5）肺叶间脓胸（右）

（3）胸腔积液部位叩诊呈实音或浊音，语颤减弱；呼吸音减弱或消失。

（4）全脓胸或急性胸气胸的病例，颈部触诊可发现气管向健侧移位。

（五）诊断　急性脓胸的诊断除依靠病史、临床症状及体征之外，还要结合胸部X线摄片、CT扫描、超声检查和胸腔穿刺才能确定。

1. 胸部X线摄片检查　患侧胸腔有积液、液气胸、肺受压萎陷以及纵隔向健侧移位的X线征象。

2. 胸部CT扫描　对显示少量胸腔积液、纵隔面胸腔积液及包裹性胸腔积液很有帮助。

3. 胸腔穿刺　是诊断急性脓胸的可靠手段。经胸腔穿刺抽吸出脓液，即可确诊为急性脓胸。脓液应做涂片检查、细菌培养与抗生素药敏试验，为选择抗生素提供参考依据。

胸腔穿刺的部位要根据物理检查、X线胸片、CT片而选择，必要时可在胸部超声定位后确定穿刺部位。

（六）治疗　急性脓胸的治疗原则除了治疗原发病、全身支持疗法、选择有效的广谱抗生素控制感染之外，主要是采用胸腔穿刺或胸腔闭式引流术排除胸腔内的脓液、促使受压的肺膨胀并使脓腔闭合，预防其发展为慢性脓胸。对早期病例，采用正确的全身支持疗法和抗生素疗法，可以降低急性脓胸的发生率，提高医疗质量。临床上采用的排除胸腔内脓液的方法有两种：

1. 胸腔穿刺

（1）急性脓胸一旦形成，经胸部X线摄片检查（CT扫描）、超声检查和物理检查确定脓液潴留或脓腔的部位之后，在局麻下使用粗细合适的胸腔穿刺针经肋间进行胸腔穿刺吸除脓液。

（2）穿刺针应在脓腔的底部及邻近肋骨的上缘进入胸腔，避免操作损伤肋间血管与神经。

（3）每次胸腔穿刺要尽量将脓液吸除干净，使脓腔变为“干腔”，促进受压的肺复张并改善呼吸功能，预防脓腔转化为有分隔的多个小腔。

（4）必要时，可向脓腔内注入适量的抗生素溶液。

用胸腔穿刺的方法治疗急性脓胸，一般要反复穿刺。穿刺的次数取决于脓腔内脓液再次形成、充盈的速度，有时需要每天穿刺。

2. 胸腔闭式引流术　有经肋间和经肋床胸腔闭式引流术两种方法，前者常用。急性脓胸经全身支持疗法、抗生素疗法和胸腔穿刺后病情无好转，脓液黏稠而不易继续采用胸腔穿刺吸除脓液，或合并有支气管胸膜瘘、较大的肺泡瘘，或脓腔有形成包裹的征象时，应及时施行胸腔闭式引流术，引出胸腔内的脓液并使受压的肺尽快复张，消灭脓腔，使病人恢复健康。

（1）经肋间胸腔闭式引流术：此法操作安全简便，用特制的有侧臂胸腔穿刺套管进行。

1）先在确定的脓胸引流肋间用1% procaine做局部浸润麻醉，并行胸腔穿刺，核实为脓腔无误后，在决定安装引流管的部位做一小的胸壁皮肤切口。

2）将口径适宜的胸腔穿刺套管经皮肤切口沿肋骨上缘刺入脓腔（胸腔）。

3）退出穿刺管管轴，将胸腔引流管经穿刺套管侧臂管腔插至脓腔内2.5~5cm。

4）退出穿刺套管，将胸腔引流管与胸腔闭式引流袋或水封瓶连接。

5）在胸壁皮肤切口处用7号丝线缝合固定胸腔引流管（图6-2）。

6）引流管接胸腔引流袋或水封瓶后，可进行恒压吸引。

（2）经肋床胸腔闭式引流术　用于胸腔内脓液黏稠的病例。方法：

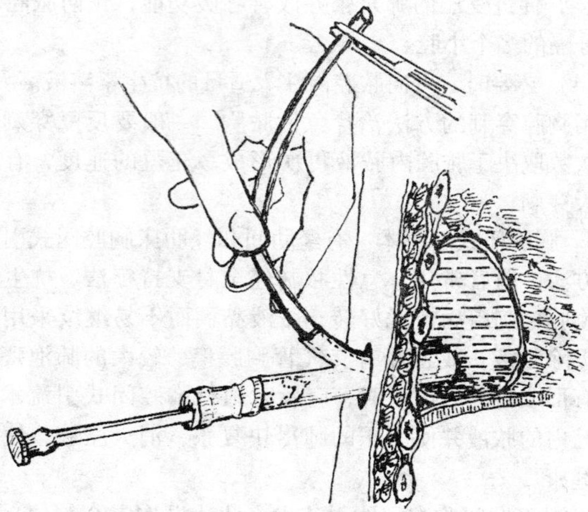

图 6－2 用胸腔穿刺套管经肋间进行胸腔闭式引流术

1）按选定的肋骨走行方向做一长约 5cm 的皮肤切口，钝性分开胸壁肌层，显露肋骨后常规切除一段长约 3.5cm 的肋骨。

2）经肋床穿刺证实为脓腔后，将其切开，吸除脓液，并用手指伸入脓腔，核实其大小并分开其内的粘连带或间隔组织。

3）在脓腔的底部安装内径较大的引流管；逐层缝合切口并固定引流管和接引流袋（水封瓶）。整个引流管的长度约为 60cm。待脓腔消失后，拔除引流管。

（七）急性脓胸的并发症

1．支气管胸膜瘘 系肺脓肿破入胸腔或急性脓胸破溃至肺实质而引起。

2．肋骨骨髓炎 脓腔附近的肋骨继发感染所致。

3．心包炎　邻近心包的急性脓胸播散到心包内，可引起化脓性心包炎。

4．纵隔炎及纵隔脓肿　急性脓胸破入纵隔胸膜所致。

5．食管胸膜瘘。

第二节　慢性脓胸

（一）定义　急性脓胸因延误诊断、未得到及时而正确的治疗，脓腔周围有较厚的纤维组织沉积覆盖，导致患侧肺不能膨胀，脓腔不能闭合消失的病例，称为慢性脓胸（chronic empyema）。急性脓胸转变为慢性脓胸的病程，一般为6周至3个月，特点是脓腔壁增厚并形成纤维板。

急、慢性脓胸的区别以病理变化为标准。脓腔壁形成纤维板后，脓腔不能闭合或脓腔大小不再发生明显变化者，即为慢性脓胸。

（二）病因

1．急性脓胸延误诊断及抗生素使用不当。

2．急性脓胸处理不当

（1）未进行及时的胸腔穿刺或闭式引流术。

（2）胸腔闭式引流存在缺陷，如引流管安装位置不当（过高、过低或过深）或引流管太细，脓液引流不畅，脓液长期潴留并在肺表面形成较厚的纤维组织板，影响肺的扩张，脓腔长期存在而难以自行闭合。

3．急性脓胸并发支气管胸膜瘘。

4．胸腔内有异物存留。

5．胸内特异性肉芽肿性感染　如结核或者肺放线菌感染病例，早期症状不明显，在诊断明确时已形成慢性脓胸。

6．胸部邻近组织存在慢性感染　如肋骨骨髓炎或膈下脓肿可导致胸膜腔感染。

7．食管切除术后并发胸内食管－胃吻合口瘘长期不愈；

肺切除术后并发支气管胸膜瘘长期不愈等。前者又称为食管胸膜瘘。

（三）病理与病理生理

1. 脓腔（胸膜腔）因长期积脓，局部胸膜表面有大量纤维素沉着、机化而增厚，形成表面有肉芽组织的灰白色纤维板；有的纤维板质很硬，可以钙化，偶尔能形成骨性纤维板。

2. 脓腔内长期有黏稠脓液潴留，其量依脓腔的大小及引流是否通畅而定。

3. 患侧胸膜显著增厚，肺的舒张和膈肌运动受限，肋间隙变窄，胸廓内陷，纵隔向患侧移位，脊柱呈“S”形侧弯。这些病理生理改变影响呼吸功能，严重者有呼吸困难表现。

4. 病史长的病例，有慢性中毒症状，如低热、消瘦、贫血、杵状指及肝脾肿大。患侧肋骨因受纤维板的收缩及牵引而变为三角形。

5. 个别慢性脓胸可经肋间隙穿透到胸壁皮下组织而形成哑铃形脓腔（外穿性慢性脓胸）。

慢性脓胸的病原菌除化脓菌外，结核杆菌、放线菌及阿米巴原虫亦为其致病原（体）。

（四）临床表现与诊断

1. 病史　病人多有急性脓胸、胸部手术或外伤后胸腔引流的病史，有些病人有结核病史。

2. 症状　慢性脓胸的病史一般都比较长，个别病人的病史长达 10 至 40 余年。因长期胸腔感染和慢性消耗，往往有低热、消瘦、乏力及食欲不振等症状。有支气管胸膜瘘的病例，其痰液中含有与脓胸内脓液相同的成分。

3. 体征　病史较长的病人查体可见胸壁内陷，肋间隙变窄，患侧呼吸运动减弱，叩诊呈实音，呼吸音部分消失，有时可见杵状指。曾做过胸腔闭式引流的病人，患侧胸壁可见瘘管或窦道，并有脓液间断或持续流出。

4. 实验室检查　常有红细胞、血红蛋白及血浆蛋白降低。

5. 胸部X线摄片检查

（1）可见患侧因胸膜增厚形成的片状毛玻璃样模糊阴影。

（2）肋间隙狭窄、纵隔向患侧移位、患侧膈肌位置升高及肋膈角变钝；一般可显示脓腔阴影、大小及其位置。

（3）偶尔，脓腔内有气液平面，提示有支气管胸膜瘘或食管胸膜瘘；遇到这种病例，可向脓腔内注入适量的造影剂（碘油）后再行胸部X线检查，常能明确诊断。

6. CT扫描　胸部CT扫描多用于肺实质疾病和肺脓肿所致脓胸的诊断及鉴别诊断。在CT片上，可以清楚显示慢性脓胸的位置、脓液的密度、脓腔的大小及其被分隔或包裹而形成的小腔、脓腔壁或纤维板的厚度、胸廓内陷及纵隔移位的严重程度。有时，为了确定诊断，可在CT指引下进行胸腔穿刺，而且诊断准确率很高。

7. 胸部超声检查

（1）慢性脓胸因其脓液比较黏稠或有坏死组织混杂，在进行超声检查时可见液性暗区中有絮状或者斑点状回声飘浮不定，或液性暗区呈分层状、分隔状（多房性）改变，脓腔周围胸膜回声增强、结构模糊。

（2）在胸膜增厚、钙化时，超声检查除了显示胸膜表面粗糙与回声增强外，钙化灶呈斑点状不规则强回声。

（3）脓腔内有液、气时，可见双层液面回声。利用胸部超声检查，可确定脓腔的位置，也有助于胸腔穿刺部位的选择。

8. 胸腔穿刺　是诊断慢性脓胸的简便而有效的方法。穿刺抽吸出的脓液，要做常规检查、细菌培养及抗生素敏感试验。临床上怀疑有支气管胸膜瘘的病人，在胸腔穿刺时可以向脓腔内注入适量的亚甲蓝，若病人咳嗽时痰液蓝染，即可确定诊断。

（五）治疗　绝大多数慢性脓胸病人需要外科手术治疗，

并要达到三个目的：①清除病源；②消灭脓腔；③恢复肺功能。术前要进行全身支持疗法，补充营养，纤正贫血及低蛋白血症，增强身体抵抗力，并使用抗生素控制感染。

慢性脓胸的手术方法主要有以下几种：

1．经肋床胸腔闭式引流术　未经治疗的慢性脓胸或全身反应强烈的一侧全脓胸病例，应施行经肋床胸腔闭式引流术。处理不当或胸腔引流存在缺点的病例，须予以纠正及改进，保证脓腔引流通畅，改善全身及局部症状，为进一步手术治疗创造条件。

2．胸膜纤维板剥脱术

（1）慢性脓胸经引流后脓腔仍不缩小，说明胸膜纤维板太厚，束缚、限制了肺的扩张，因此，要采用胸膜纤维板剥脱术。剥脱并切除脓腔周围的脏层和壁层胸膜板，可使被束缚的肺再膨胀而消灭脓腔，并恢复肋骨（胸壁）的呼吸运动，改善呼吸功能。

（2）这种手术不会导致胸廓变形，切口一般能Ⅰ期愈合，是治疗慢性脓胸的理想术式。但是，有活动性肺结核、空洞性肺结核、肺纤维化、支气管胸膜瘘或支气管狭窄（阻塞）等疾病的病人，不能采用这一术式。

慢性脓胸纤维板剥脱术如图6－3所示。

（3）术后要继续用有效广谱抗生素控制感染，保持胸腔闭式引流管引流通畅。肺创面漏气明显的病人，可用15～30cmH_2O负压进行胸腔吸引，促进肺复张。术后血胸与肺创面长期漏气以及胸腔内感染未能控制，是手术失败的主要原因。

3．带血管蒂大网膜胸腔移植术

（1）大网膜的解剖、生理特点：大网膜是腹膜的形成物，含有大量脂肪、血管和淋巴管，血运丰富，吸收功能和再生能力强，容易与其他组织（器官）粘连并形成广泛的侧支循环。胸外科临床工作中，利用大网膜的这种解剖及生理特点，将带血管蒂的大网膜组织经腹腔移植到慢性脓胸形成的脓腔

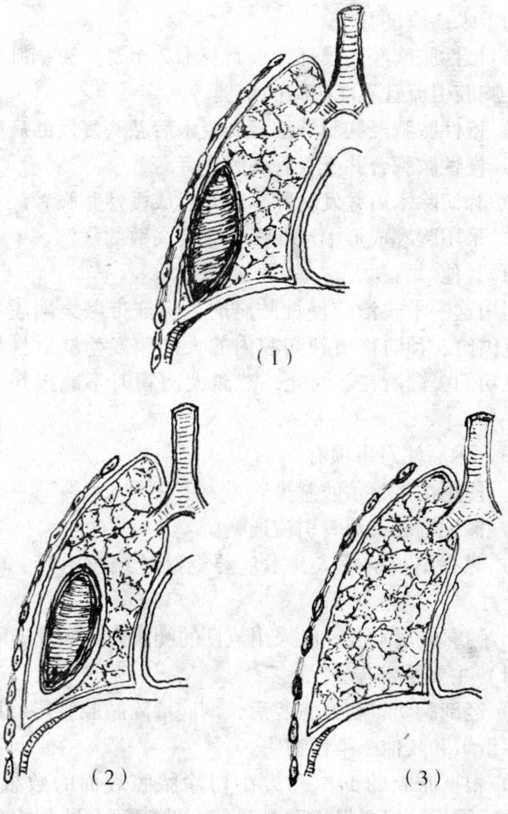

图 6－3　慢性脓胸纤维板剥脱术

（1）慢性脓胸形成的脓腔和胸膜纤维板

（2）将增厚的纤维板从胸膜外完整剥脱

（3）纤维板剥脱术后脓腔消失，被束缚的肺复张

内，使其内的感染性渗出液逐渐吸收、脓腔消失，脓胸得以治愈。

（2）手术适应证：带血管蒂大网膜胸腔移植术治疗慢性脓胸的手术适应证有：

1）慢性脓胸经胸膜纤维板剥脱术2个月，患侧肺仍不能复张、胸腔引流管不能拔除的病例。

2）慢性脓胸经胸膜纤维板剥脱术后脓胸复发的病例。

3）慢性脓胸合并支气管胸膜瘘者。

4）肺切除术后并发胸腔感染并形成慢性脓胸者。

5）采用胸廓成形术治疗慢性脓胸失败的病例。

6）其他。

利用这一术式治疗慢性脓胸时，保证带蒂大网膜有充分的血流供给、预防移植到胸腔内的大网膜发生缺血性坏死是手术成功的关键所在。因此，游离大网膜时不能损伤其供血血管。

（3）术后注意事项有

1）使用抗生素预防感染。

2）保证胸腔引流管引流通畅。

3）对有结核的病人，术后要继续抗结核治疗，时间为6～9个月。

4. 胸廓成形术　一般采用改良的胸膜内胸廓成形术。

（1）主要手术步骤

1）经剖胸切口切开脓腔后，彻底清除脓腔脏层胸膜表面的肉芽组织和其他感染性物质。

2）根据脓腔的部位和大小切除脓腔表面的数根（段）肋骨和纤维板，但要保留肋骨骨膜、肋间肌和肋间血管神经束。肋骨切除的范围必须上、下、前、后超过脓腔；若脓腔位于胸腔后部，在切除肋骨后段的同时要切除胸椎横突，保证椎旁不留残腔。

3）将保留的肋骨骨膜、肋间肌及血管神经束自上而下依次排列、充填在脓腔底部，并用3－0可吸收缝线缝合固定，使其附着在脓腔表面的肺组织，保证胸壁塌陷并消灭脓腔。

4）脓腔底部安装 2～3 根引流管后另行戳口引出、缝合固定并接引流袋（瓶）。

5）逐层缝合剖胸切口之后，胸壁塌陷处要持续加压包扎 2～3 周，其间酌情更换敷料、拔除引流管。术后要注意体温和引流液的性状。

改良的胸膜内胸廓成形术的主要手术步骤如图 6－4 所示。其最终目的也是为了消灭脓腔，使慢性脓胸治愈。

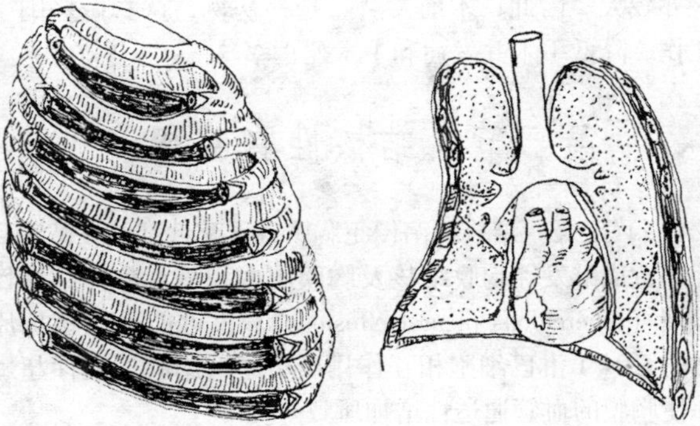

（1）　　（2）

图 6－4　改良的胸膜内胸廓成形术的主要手术步骤

（1）切除慢性脓胸脓腔表面的肋骨和纤维板后保留肋骨骨膜、肋间肌及其血管神经束

（2）患侧胸壁塌陷，脓腔被消灭

（2）采用这一术式治疗慢性脓胸的优点

1）保留的肋间肌及其血管神经束有良好的血液循环，充填至脓腔底部后不易发生缺血性坏死，有利于创面愈合和渗出液的吸收。

2）保留的肋骨骨膜术后可再生肋骨，可保持塌陷胸壁的相对稳定性，减轻患侧的反常呼吸，有利于病人进行有效咳嗽和排痰。

3）保留的肋间血管神经束可减轻术后腹壁肌肉松弛和皮肤感觉异常。

5. 胸膜肺切除术　有些慢性脓胸病人的同侧肺有严重的支气管扩张、结核性空洞或毁损肺、肺脓肿、支气管狭窄或阻塞等不可恢复的病变时，在手术治疗慢性脓胸的过程中，要同期施行胸膜－肺叶切除术或胸膜全肺切除术以及胸廓成形术。这种手术的创伤大、失血多、技术要求较高，手术的风险亦较大。因此，术前要严格选择病例，认真做好围手术期工作，降低手术并发症和手术死亡率。

第三节　结核性胸腔积液

（一）定义　结核杆菌侵犯胸膜或干酪性肺结核破溃到胸膜腔，造成继发性胸膜结核及胸膜腔内积液者称为结核性胸腔积液（tuberculous pleural effusions）。也可能是结核抗原与致敏的 CD4 T 淋巴细胞相互作用所引起的胸膜迟发性超敏反应，使胸膜的血管通透性增加所致。

（二）临床表现与诊断

1. 症状与体征　典型病例有胸痛、发热、全身不适、程度不等的气短和呼吸困难等症状。患侧胸部物理检查可有胸腔积液的体征。

2. X 线检查　胸部 X 线摄片和 CT 扫描显示患侧胸腔有少量、中等量乃至大量胸腔积液的影像，但肺内多无结核灶。这些影像无特异性。

3. 结核菌素皮肤试验　约 1/3 的病人为阴性。大多数病人在发病 6～8 周后该皮肤试验转为阳性，这是本病的特点之一，诊断时可供参考。

4. 诊断性胸腔穿刺　结核性胸腔积液的特点有：

（1）胸液多呈草绿色或橘黄色的清亮渗出液；蛋白和乳

酸脱氢酶含量较高，pH <7.4。

（2）胸液内葡萄糖含量在 60mg/d 之内，细胞计数一般不足 6000/μl，主要为 T 淋巴细胞。

（3）86% 以上的结核性胸腔积液中，异常腺苷脱氨酶与血清中异常腺苷脱氨酶的比率在 1.5 以上。

（4）约 50% 病人的胸液可培养出结核杆菌。

5. 胸膜活检 75% ~80% 的病人胸膜活检可发现抗酸杆菌或结核性肉芽肿而得以确诊。

（三）治疗

1. 主要采用内科抗结核药物治疗，同时反复多次进行胸腔穿刺抽除胸液，减轻患侧肺受压或纵隔移位症状。

2. 大量结核性胸腔积液经内科保守治疗无效或效果不明显的病人，应进行胸腔闭式引流术。手术要严格遵守无菌操作，预防混合感染。

3. 胸膜增厚并包裹肺、导致患侧肺膨胀不全，或者发展为纤维胸的病例，需要施行胸膜剥脱术使肺复张，改善肺功能。

4. 结核性胸腔积液合并化脓菌感染的病例，在进行抗结核药物治疗和抗感染治疗的同时，要及时施行胸腔闭式引流。之后，有些病例可能需要接受胸膜剥脱术。

第四节 结核性脓胸

（一）定义 胸膜腔的结核性化脓性感染称为结核性脓胸（tuberculous empyema），又称结核胸膜再活化（pleural reactivation）。特点是常合并支气管胸膜瘘。

（二）病因与发病机制 多数为结核并发症。

1. 肺表面干酪样结核灶破溃后污染胸膜腔。

2. 肺结核空洞破裂结核杆菌到胸膜腔后，造成胸膜腔感染而形成结核性脓胸和自发性气胸或液气胸，病人的症状较重。

3. 肺结核或纵隔淋巴结结核灶内的结核杆菌有时可通过血行播散造成胸膜感染及结核性脓胸，胸膜表面有多发结核结节形成或干酪化。

4. 胸椎结核形成的椎前和（或）椎旁寒性脓肿，可直接蔓延胸腔而导致结核性脓胸。

5. 胸椎、肋骨或胸壁结核灶破溃到胸膜腔而引起结核性脓胸。

6. 少数病例是结核杆菌经淋巴道感染胸腔所致，即结核杆菌经淋巴道至胸膜后首先引起结核性渗出性胸膜炎乃至结核性脓胸。

（三）病理和病理生理

1. 结核性脓胸的早期阶段，胸膜渗出液一般为浆液性，经过一段时间后转为脓液，量较多而黏稠，含有蛋白、淋巴细胞、单核细胞和结核杆菌。

2. 胸膜表面有纤维素沉着和肉芽组织增生而增厚，并有成纤维细胞逐渐伸入胸膜表面的纤维素沉着处而使之转化为纤维组织。

3. 胸膜腔发生程度不同的结缔组织粘连，限制胸壁的呼吸运动和肺的舒张（顺应性），导致限制性肺通气障碍。

4. 局限性结核性脓胸对心肺功能的影响较小；大量或全脓胸压迫肺并使纵隔向健侧移位，严重影响心肺功能。大面积胸膜钙化对肺功能的损害更明显。

5. 肺结核性空洞破裂所致结核性脓胸在短时间内发展为混合性结核性脓胸，并形成支气管胸膜瘘，病情严重，有脓气胸的病理生理改变。

6. 经久不愈的结核性脓胸引起的病理生理改变与普通慢性脓胸基本一致。

（四）临床表现

1. 症状

（1）急性发病的病人常有明显的感染和中毒症状，如发热、寒战、胸痛、干咳和多汗。

（2）大量胸腔积脓者多有呼吸困难或胸闷。

（3）有支气管胸膜瘘的病例，表现为剧烈的咳嗽伴大量咳痰、痰中混有与胸腔内脓液相同的脓性物质，偶尔有咯血，其全身感染症状严重。

（4）在慢性病例，除低热、咳嗽和（或）胸痛外，往往有贫血和体重减轻或消瘦，呈慢性消耗病容。

2. 体征　中等量以上的结核性脓胸常有以下体征：

（1）望诊：病人多取患侧卧位，患侧胸廓隆起（下胸部更显著），肋间隙增宽，胸壁呼吸运动减弱或受限，局部胸壁软组织可有水肿。

（2）触诊：患侧胸部语颤减弱或消失，胸壁抵抗性增强，受胸内脓液挤压区的语颤常增强。

（3）叩诊：患侧胸腔积液区叩诊呈浊音。

（4）听诊：患侧肺呼吸音减弱甚至消失，肺受挤压区有时可闻及支气管性呼吸音。

结核性脓胸的后期临床体征与慢性脓胸相似。

（五）诊断　结核性脓胸的诊断依靠临床表现、胸部X线摄片、CT扫描和胸腔穿刺。

1. 胸部X线摄片和CT扫描

（1）主要表现为患侧胸腔积液，有时能看到肺部结核性病变及其他病灶。

（2）胸部X线片和CT片可以显示胸腔积液的量、有无包裹性积液或分隔，亦能观察肺受压和纵隔移位程度。

（3）若发现有液气胸征象，提示有支气管胸膜瘘。为明确诊断，可向患侧胸腔内注入10%亚甲蓝15～20ml，若病人咳出的痰液中含有亚甲蓝，证实有支气管胸膜瘘。

2. 胸腔穿刺　是诊断结核性脓胸的重要方法。

（1）病程早期胸腔穿刺抽出的胸腔积液呈淡黄色或草绿

色，有时与渗出性胸膜炎难以鉴别，但其内的白细胞总数明显升高。

（2）至中期，抽出胸液为脓性，要进行涂片检查、细菌及真菌培养，通常很难查到结核杆菌。

（3）并发支气管胸瘘的病例，抽出的胸液与普通脓胸病例一致。胸膜有钙化时，胸腔穿刺有一定难度。

（六）治疗

1. 内科治疗　早期单纯结核性脓胸，通过全身支持疗法、抗结核药物治疗和反复胸腔穿刺，大多数病人可以治愈。

常用的抗结核药有异烟肼（isoniazid）、利福平（rifampin）、乙胺丁醇（ethambutol）和链霉素（streptomycin）等，要进行至少两种以上抗结核药物的联合治疗，而且要符合两个要求：①结核杆菌对两种药物都敏感；②两种药物的用量必须充足，在组织中能达到有效抑菌浓度。

2. 外科治疗　病程较晚和（或）合并支气管胸膜瘘的结核性脓胸，胸部CT扫描显示胸膜纤维板很厚并包裹肺、影响肺的再膨胀或患侧肺实质有较为严重的结核病变者，需要进行外科手术治疗。治疗原则与普通慢性脓胸相同。术前除了采取全身营养支持疗法、抗结核和抗感染治疗之外，要确定患侧肺内病变的治疗方案，如患侧上肺有结核空洞或活动性结核灶，不能施行胸膜纤维板剥脱术使其膨胀，而要改换其他术式。一般可以选择肺局部切除术或肺叶切除术。

第五节　良性局限性胸膜纤维瘤

（一）定义　在临床上，将起源于间质组织的良性胸膜纤维肿瘤叫做良性局限性或孤立性胸膜纤维瘤（benign localized fibrous tumors of the pleura）。

（二）病理

1. 大体

（1）多数良性局限性胸膜纤维瘤起源于肺的脏层胸膜。瘤体常有蒂并突向胸膜腔，无蒂的肿瘤则附着于脏层胸膜并向肺实质内生长，称为良性局限性反向生长性胸膜纤维瘤。瘤体多为圆形或椭圆形孤立肿块，表面光滑或有球状隆起，常有包膜。

（2）肿瘤大小不等，小的呈节状；大的呈巨块状可占据一侧胸腔，其基底部较宽，瘤蒂内常含有较粗大的血管。

（3）偶尔，肿瘤可发生于肺裂、纵隔、膈肌或肋骨内面壁层胸膜。位于肺裂或向肺实质内生长的肿瘤常为恶性。

（4）良性局限性胸膜纤维瘤的剖面含有结节，质地较致密。有的在纤维组织中可见含有清亮黏液的囊状结构或有钙化。

2．镜下

（1）最常见的镜下表现为组织相不固定，可见排列不规则、成分不等的成纤维细胞样细胞和结缔组织；有时瘤细胞呈梭形或卵圆形，核呈椭圆形，核仁小。

有的在镜下呈血管外皮细胞瘤样表现，伴有不规则的毛细血管样条索。

（3）个别肿瘤在镜下可见一种或几种结构混合排列并呈多形性、“人”字形、平滑肌样或神经纤维瘤表现。

良性局限性胸膜纤维瘤的组织学生长方式可为良性抑或恶性。

（三）临床表现

1．良性局限性胸膜纤维瘤的发病率无显著性别差异，可见于任何年龄，多数病人在50岁以上，一般无石棉接触史。

2．半数以上病人无症状。病程中、后期常见的症状有慢性咳嗽、胸痛和呼吸困难。

3．瘤体巨大的病例有支气管与肺受压症状。

4．其他少见的临床表现有：

（1）双侧肥大性骨关节病及杵状指（趾）：可能与肺的

肿瘤样激素分泌过量、瘤细胞分泌异常的透明质酸产物有关。

（2）低血糖症：约4%的病人有低血糖症。一般认为与肿瘤分泌具有胰岛素样活性的多肽有关。

（3）乳溢（乳液大量分泌不止），但罕见。

（四）X线摄片检查和CT扫描

1. X线胸片

（1）表现为大小不等的圆形肿块影，常位于肺的周边部或突向肺裂。

（2）较大的肿块形态不规则，但边缘较清晰。这类X线表现与肺的其他肿瘤难以鉴别。有蒂的肿瘤如果在X线透视下观察，有时可发现肿瘤随体位而活动，对诊断有帮助。

2. 胸部CT扫描　在CT片上，可见肿瘤密度不均匀，CT值在25～40HU之间；约8%的病例有胸腔积液。

（五）诊断　细针穿刺活检对位于肺周边部的局限性胸膜纤维瘤具有定性诊断价值。对穿刺活检标本进行免疫组化染色检查并结合胸部X线及CT扫描征象，有可能在术前明确诊断。

（六）治疗　因局限性胸膜纤维瘤有恶变的可能，因此，肿瘤一经发现，就应予以手术治疗。手术方式有：

1. 位于脏层胸膜的有蒂肿瘤，要施行单纯肿瘤切除术。

2. 位于肺实质内的肿瘤，原则上要求施行肺叶切除术。

3. 肿瘤位于肺裂内者，有时要进行双肺叶切除术。

4. 位于纵隔、膈肌或壁层胸膜的肿瘤很可能为恶性，常需要广泛的肿瘤切除术；瘤体巨大同时伴多发病变或呈反向生长者亦然。切口应选择标准后外侧剖胸切口。

5. 对一些肿瘤条件适合内镜切除的病例，可选择电视胸腔镜手术（VATS）。

（七）预后　绝大多数良性局限性胸膜纤维瘤经正确的外科手术切除术后，都可得以治愈。个别病人术后肿瘤可在原位或与原发瘤接触的壁层胸膜区复发，需要再次手术切除治疗。

第六节　恶性局限性胸膜纤维瘤

（一）定义　恶性局限性性胸膜纤维瘤（malignant localized fibrous tumor of pleura）是指起源于间叶组织的胸膜恶性肿瘤，常呈局限性或孤立性。其发病率约占局限性胸膜纤维肿瘤的12%。

（二）病理

1. 大体　与良性局限性胸膜纤维瘤相比，其瘤体较大（多大于10cm），发生部位亦不典型，可见于壁层胸膜、肺叶间，或向肺实质内反向生长；常无瘤蒂。肿瘤剖面可见坏死或出血。

2. 镜下　细胞成分和有丝分裂相较多，瘤细胞呈多形性，往往能看到大面积的黏液瘤样改变、出血及坏死。

（三）临床表现

1. 近3/4的病人有症状　胸痛、咳嗽、呼吸困难和发热是最常见的临床症状，但骨关节病罕见。

2. 低血糖症比良性局限性胸膜纤维瘤多见，发生率约为11%。

3. 手术切除后肿瘤易复发。

（四）X线表现

1. 在胸部X线平片上，其X线征象类似良性局限性胸膜纤维瘤，呈孤立性、实质性的圆形肿块影；约32%的病例有胸腔积液。肿瘤累及胸壁时，可侵袭毗邻的肋骨。

2. 胸部CT扫描的影像学特点是肿瘤密度不均匀。

（五）治疗　恶性局限性胸膜纤维瘤病人只要无手术禁忌，均应进行外科手术切除治疗。治疗原则为：

1. 肿瘤的切除应该是广泛的局部切除，包括切除受累的肺与胸膜。

2. 对起源于壁层胸膜的肿瘤，要尽可能切除胸内筋膜。

3. 发现瘤组织侵及邻近胸壁时，手术范围包括切除受累的局部胸壁结构。

4. 若手术属于根治性肿瘤切除术，术后一般不需要化疗和放疗等联合治疗。

5. 术后复查发现肿瘤有孤立性局部复发的病例，应尽可能予以再次手术切除治疗。

（六）预后　恶性局限性胸膜纤维瘤术后长期生存率约为12%。与术后生存率有关的因素包括：

1. 带蒂肿瘤或界限清晰的肿瘤，病人在术后长期生存的几率较高。

2. 侵犯胸壁或心包的肿瘤如能切除彻底，病人亦有长期生存的可能。

3. 合并胸腔积液的病人预后差。

恶性局限性胸膜纤维瘤术后可向胸内其他部位或向腹腔内播散，亦可经血行及淋巴道向远处转移。临床上常见的转移部位依次为肝脏、中枢神经系统、脾、腹膜、肾上腺、胃肠道、肾脏、腹腔内淋巴结和骨骼。多数术后肿瘤复发、转移的病例，生存期小于5年。

第七节　恶性胸膜间皮瘤

（一）定义　胸（腹）膜腔表面的单层扁平上皮内含有间皮细胞构成的间皮。起源于胸膜的多潜能间皮细胞的恶性肿瘤即为恶性胸膜间皮瘤（malignant pleural mesothelioma, MPM），比较少见。

（二）病因及发病率

1. MPM的最常见的病因为接触石棉。石棉是二氧化硅、氧化镁、氧化钙及铝等组成的硅酸盐，呈纤维状结构，以闪石纤维和蛇纹岩纤维为主。闪石纤维细而直，经呼吸道通过肺实质的淋巴管可在肺间质和胸膜下沉积，发生长期而连续的致癌作用而引起 MPM，是高度恶性肿瘤。

2. 引起 MPM 的其他物质与危险因素

(1) 天然矿物质纤维（沸石等）。

(2) 矿物质（镍和硅石粉末等）。

(3) 有机化学制剂（聚氨基甲酸酯，石油及石蜡等）。

(4) 胸部慢性炎症（如反复肺部感染、结核性胸膜炎等）。

(5) 非特异性工业性接触，如石油工人、皮革厂或纺织厂工人。

(6) 病毒，如猿猴病毒 40（SV40）等。

(7) 遗传倾向。

这些因素又称为非石棉因素。

3. 我国 MPM 的发病率不详。美国男性 MPM 的发病率每年为 15/100 万，女性的底线发病率保持在每年 3/100 万。

（三）病理　胸膜间皮瘤分为局限性和弥漫性两种类型。前者多属良性，后者属恶性，即 MPM。

1. 大体

(1) 肿瘤在早期表现为胸膜表面的扁平、多发小结节或片状病变，继而逐渐增大并相互融合及弥漫性生长，胸膜明显增厚。

(2) 病变一般位于胸膜腔的下半部，广泛分布于壁层胸膜，进而侵袭脏层胸膜及心包表面。

(3) 胸膜腔内可有浆液性或血性液体，胸膜呈中度或不规则弥漫性增厚，甚至形成明显的肿块。

(4) 至晚期，广泛生长的 MPM 可占据患侧胸膜腔，对肺产生机械性压迫或钳制作用。

(5) 常有纵隔淋巴结和（或）血行转移，亦可有对侧胸腔、腹腔转移。尸检发现 50% 的病例有血行转移。

2. 镜下 据 MPM 的组织学表现分为 3 型。

(1) 上皮型：约占 50%。肿瘤以上皮成分为主，瘤细胞排列呈管状乳头状型、上皮样型、腺型、小细胞型或印戒细胞型。其预后较好。

(2) 肉瘤型：瘤细胞排列成束状并呈肉瘤样表现，约占 16%。能导致弥漫性胸膜增厚，病人预后差。此型包括纤维样型、肉瘤和间质型等亚型。

(3) 上皮－肉瘤混合型（双相型）：约占 34%。

其他少见的类型有：①过渡型；②促结缔组织生成（粘连）型；③局限性纤维样间皮瘤。

上皮型 MPM 与胸膜转移性腺癌的鉴别诊断有时很困难，多需要免疫组化染色或电镜检查方能明确诊断。

（四）临床表现 MPM 多见于年龄较大的男性病人，60 岁为其发病高峰。病人自接触石棉至发生 MPM 的潜伏期一般为 20 年。有时，MPM 可见于年轻人，可能是与从童年就接触 MPM 的危险因素有关。男女之比为 4∶1。

1. 症状和体征 弥漫性 MPM 的临床表现呈隐匿性和非特异性。

(1) 症状

1) 在病程早期，常见症状为呼吸困难与患侧胸部轻度不适，多系胸腔积液引起。但随着肿瘤的生长，有的病人的呼吸困难可能会减轻，原因是胸膜表面的多发癌结节相互融合、胸腔积液减少或吸收之故。

2) 待肿瘤发展到局部晚期阶段，瘤组织包裹（钳制）患侧肺、胸膜腔、纵隔胸膜及肋间神经时，病人出现显著的呼吸困难、胸部憋胀和剧烈胸痛。

3) 若肿瘤直接播散到心包或发生心肌转移，可导致心包积液、心脏压塞以及纵隔移位。这是造成病人死亡的主要原因之一。

呼吸困难和胸痛是 MPM 最常见的临床症状，90% 的病人有这两种症状；约30%的病人有体重减轻。其他少见的症状有咳嗽、乏力、食欲不振、咯血、声音嘶哑、吞咽困难以及Horner综合征。个别病例可出现自发性气胸。

（2）体征

1）病程早期，查体无阳性体征。形成胸腔积液的病人，患侧胸部叩诊呈浊音，听诊发现呼吸音减弱。50%~60%的病例有胸腔积液。

2）如肿瘤经肋间隙向外生长，在胸壁表面可触及肿块。

3）锁骨上、腋窝淋巴结肿大或有腹腔积液体征的病人，表明为晚期MPM。

2. 副癌综合征　少见。主要有：

（1）自身免疫性溶血性贫血。

（2）高钙血症和（或）低血糖症以及抗利尿激素异常分泌综合征。

（3）与血小板增多症无关的血液高凝状态等。

（五）影像学检查

1. 胸部CT扫描　是MPM的重要无创检查及诊断手段，在显示MPM的部位、侵袭范围、观察疗效及复查等方面，明显优于标准的胸部X线摄片检查。MPM的CT表现与其病程（分期）关系密切。CT扫描对了解纵隔有无受累更有意义。

（1）在MPM的病程早期，胸部CT扫描显示大量胸腔积液（约占患侧胸腔容积的50%），往往是惟一的影像学表现。上皮型和混合型MPM多表现为大量胸腔积液。个别病例在病程早期CT扫描即显示于胸膜基底部位的肿块影。

（2）肿瘤生长到一定程度时，在CT片上表现为弥漫性胸膜增厚，其内侧缘呈不规则的结节影；增厚的胸膜可相互融合、重叠并包裹患侧肺；胸壁凹陷、胸膜腔缩小甚至消失；有时可见肿瘤蔓延到肺裂（斜裂）内及多发、散在的包裹性胸腔积液的CT图像。

（3）在肿瘤局部晚期，肿瘤直接播散到纵隔胸膜与心包时，CT片显示纵隔淋巴结肿大和心包积液。肿瘤还可侵犯胸壁或通过膈肌播散到腹腔（表现为腹腔积液）。

（4）CT三维重建有利于在术前评估MPM的容积与分期，借以判断病人的生存期。一般而言，进展期MPM分期较晚者中位肿瘤容积较大，淋巴结转移的几率也较高。

2. MRI检查　在MPM的临床分期方面，MRI图像有明显优于CT扫描之处。当MPM侵犯胸壁和膈肌时，MR图像优于CT，诊断价值亦较大。

3. PET扫描　对MPM病人进行术前胸部（全身）PET扫描，若显示纵隔淋巴结对FOG（DET显像剂脱氧葡萄糖）的标准摄取值（SUV）升高，提示纵隔淋巴结有转移。约10%有远处转移的MPM病人中，CT扫描难以确定转移灶，PET扫描则有诊断意义。此外，PET扫描发现病人对FDG的SUV升高与中位生存率下降之间呈线性关系：SUV >4与SUV <4的病人相比，前者死亡的相对危险性为3.3（$P=0.03$）。

4. 心电图检查　MPM病人心电图常有异常，主要表现为窦性心动过速、非致命性室性或房性心律不齐以及束支传导阻滞。绝大多数病人的心电图异常出现在死亡前6个月左右，提示肿瘤已经累及心包或心肌，是病程已至晚期的表现。

5. 超声心动图检查　对MPM侵犯心包或心肌的诊断有一定敏感性和较高的特异性。

（六）诊断　MPM的诊断除了解其病史、查体和影像学检查之外，具有定性诊断的方法有以下几种：

1. 胸腔穿刺术　是最常使用的定性诊断方法。MPM的胸腔积液多呈淡黄色，30%～50%病人的胸腔积液中可发现瘤细胞，操作安全、简便而有效。胸膜转移性腺癌病人的胸腔积液多为血性。但MPM与胸膜转移性腺癌的胸腔积液涂片细胞学检查发现瘤细胞，二者的鉴别诊断往往很困难。

2. 经皮胸膜穿刺活检　约1/3的MPM病例通过此项检查能明确病理诊断。其主要缺点是很难获得符合进行免疫组化或电镜检查所需的活检标本。

3. 胸腔镜检查 是一种较为理想的组织学诊断方法，约80%的MPM病人经胸腔镜检查可以确诊，并能明确MPM的组织学类型。MPM有胸壁种植转移倾向，因此，对有手术适应证的病例，胸腔镜检查的切口应选择在准备剖胸切口的部位，以便在施行手术治疗时将胸壁转移瘤一并切除。

4. 腹腔镜检查 在MPM的术前分期中，遇到MRI或CT扫描无法确定有无腹腔转移时，腹腔镜检查是一种安全而又准确的诊断手段，应将其作为标准的剖胸手术治疗前MPM分期方法的组成部分。

（七）分期 MPM的分期尚不统一，存在分歧。美国抗癌协会（AJCC）和国际抗癌协会（UICC）2002年所采用MPM的TNM定义及分期编组如下：

1. TNM定义

T（原发瘤）

Tx 原发瘤不能确定

T_0 无原发瘤存在的证据

T_1 肿瘤累及同侧壁层胸膜，脏层胸膜有或无局部受累征象

T_{1a} 肿瘤累及同侧壁层胸膜（纵隔、膈肌胸膜），脏层胸膜未受累

T_{1b} 肿瘤累及同侧壁层胸膜（纵隔、膈肌胸膜），脏层胸膜局部受累

T_2 肿瘤累及同侧任何胸膜表面，同时至少有下列表现之一：

（1）脏层胸膜（含肺裂）的肿瘤相互融合。

（2）肿瘤侵犯膈肌。

（3）肿瘤侵犯肺实质。

T_3 肿瘤发展到局部晚期，但有手术切除的可能性；肿瘤累及同侧胸膜的任何部分，同时至少有下列病变

之一：

(1) 肿瘤侵犯胸内筋膜。

(2) 肿瘤侵犯纵隔脂肪组织。

(3) 孤立的瘤灶侵犯胸壁软组织。

(4) 心包受累，但未侵犯心肌。

T_4 肿瘤至局部晚期，在技术上已无法切除；肿瘤侵犯同侧胸膜表面的任何部分，并至少有下列病变之一：

(1) 肿瘤弥漫性或多发性侵犯胸壁软组织。

(2) 任何肋骨受累。

(3) 肿瘤穿透膈肌侵犯腹膜。

(4) 肿瘤直接播散到任何纵隔器官。

(5) 肿瘤直接播散到对侧胸膜。

(6) 肿瘤侵犯脊柱。

(7) 肿瘤播散到心包内面（心包壁层）。

(8) 出现心包积液，并可在其内查到瘤细胞。

(9) 肿瘤侵犯心肌。

(10) 肿瘤侵犯壁丛。

N（区域淋巴结）

Nx 区域淋巴结不能确定

N_0 无区域淋巴结转移

N_1 同侧支气管肺和（或）肺门淋巴结有转移

N_2 隆突下和（或）同侧乳内动脉旁或纵隔淋巴结有转移

N_3 对侧纵隔、对侧乳内动脉旁、或肺门和（或）同侧或者对侧锁骨上或斜角肌淋巴结有转移

M（远处转移）

Mx 不能确定远处转移

M_0 无远处转移

M_1 有远处转移

2. MPM 的 TNM 分期编组

Ⅰ期 $T_1N_0M_0$

ⅠA 期 $T_{1a}N_0M_0$

ⅠB 期 $T_{1b}N_0M_0$

Ⅱ期 $T_2N_0M_0$

Ⅲ期 T_1，T_2 N_1M_0

T_1 N_1，N_2M_0

T_3N_0，N_1，N_2M_0

Ⅳ期 T_4 任何 N M_0

任何 TN_3M_0

任何 T 任何 NM_1

3. MPM 的预后因素　对 MPM 病人进行 TNM 分期编组时，要考虑预后因素对预后的影响。欧洲癌症研究与治疗组织（EORTC）于 1998 年提出的有关 MPM 的预后因素有：①工作情况；②年龄；③MPM 的组织学分型；④体重减轻；⑤血液参数。据认为，病人无胸痛、全身情况较好或能从事正常工作，年龄在 50 岁以下以及上皮型 MPM 的预后较好，而血小板计数大于 400×10^9/L 时对预后有负面影响。

在 MPM 病人中，肝脏是最常见的远处转移部位，其次为对侧肺。较少见的远处转移部位有前列腺、脑、脊髓和甲状腺等。实际上 MPM 病人在死亡时均为局部晚期肿瘤或区域淋巴结有转移。

（八）治疗　与其他恶性肿瘤的治疗一样，MPM 的治疗方法包括外科手术切除、化疗、放疗、免疫疗法和支持疗法，以及这些疗法的联合。由于 MPM 病人多数诊断延误 6~8 个月，往往为晚期病例，其疗效都不满意。

1. 外科手术治疗　化疗和放疗等对 MPM 的疗效有限，因此，外科手术是 MPM 的主要治疗手段，可以明显缓解症状，属于联合治疗的组成部分。主要术式有以下三种：

（1）胸膜全肺切除术（胸膜肺切除术）：切除范围包括

被肿瘤累及的胸膜、肺、同侧膈肌、心包以及局部胸壁。这一术式涉及主动脉、上腔静脉及食管等纵隔重要结构，难以保证切缘无瘤组织残留。

因胸膜全肺切除术的手术创伤大，属于最大减瘤手术，手术死亡率为5%～15%，要严格掌握手术适应证。病人全身状况及心肺储备功能较好、肿瘤能够切除、纵隔重要结构以及膈肌未受累、术后能耐受化疗和放疗等联合治疗的Ⅰ期上皮型 MPM，是较为理想的适合胸膜全肺切除术的病例。彻底切除肉眼可见的肿瘤组织，可缓解症状，并有可能提高生存期。

（2）胸膜切除－剥脱术：即切除全部肉眼可见的有肿瘤胸膜、心包乃至膈肌，而保留脏层胸膜下的肺组织。缺损的膈肌必要时需要重建。其目的为缓解胸痛、控制胸腔积液、改善生活质量并为联合治疗创造条件。这一术式的手术死亡率约为1.8%。

（3）姑息性胸膜切除术：指有限的切除受肿瘤侵犯的壁层胸膜，使胸膜腔粘连、闭合，控制恶性胸腔积液和缓解症状，减轻病人痛苦。

2. 化疗　化疗对 MPM 有一定疗效。单药或多种药物进行化疗时，MPM 的反应率高达30%～40%，一般反应率为20%。常用的化疗药物主要有阿霉素（ADM），环磷酰胺（CTX），异环磷酰胺（ISC），顺铂（PDD），卡铂（CBP），丝裂霉素（MMC），5－氟尿嘧啶（5－FU）等。较有效的化疗药物组合为CTX、ADM 和 PDD，有效率为20%～30%。影响 MPM 化疗疗效的主要因素为病期与病理类型。

3. 免疫疗法

（1）干扰素（IFN）：具有抗肿瘤和调节人体免疫功能的生物活性。向 MPM 病人的患侧胸腔内注射 γ－IFN，反应率约为56%。

（2）白介素－2（IL－2）：对Ⅰ～Ⅱ期 MPM 病人患侧胸

腔内用剂量递增时间表连续滴注 IL－2，反应率约为20%，中位生存率为 15.6 个月。

4. 放疗

（1）MPM 侵犯整个一侧胸腔和纵隔重要结构时，病人不能耐受大剂量的放疗，因为这能导致严重的放射性肺损伤与肺功能降低。

（2）中等剂量放疗可控制 MPM 引起的胸腔积液，并可缓解胸痛症状。对大多数 MPM 病人而言，患侧胸腔的外照射剂量要控制在 45Gy 或更小，以预防放疗对肺、食管、心脏和脊髓等的损伤。

（3）接受了胸膜肺切除术的病例，若能耐受患侧胸腔的大剂量放疗，有可能降低肿瘤局部复发率，并能减轻病人的胸痛症状。

MPM 病人在接受胸膜切除－剥脱术（最大减瘤术）后，对胸内残余的瘤组织在术中植入 ^{125}I 或 ^{192}Ir 进行内照射，术后对患侧胸腔采用混合光电子束进行外照射（剂量控制在 45Gy 之内），疗效似乎较好，中位生存期为 12.6 个月，1 年和 2 年实际生存率分别为 52% 和 23%。

胸腔镜检查术后，对术侧胸壁予以短期放疗，能有效预防胸壁切口的 MPM 种植转移。

5. 联合治疗　MPM 病人在接受外科手术治疗后，肿瘤多在短期内复发，淋巴结转移又是影响预后的主要因素，远处转移则是治疗失败的主要原因。因此，MPM 的治疗方案应该是多种疗法相结合的联合治疗，而且治疗要因人而异，须高度个体化。

MPM 的联合治疗包括：①外科手术；②化疗；③免疫疗法；④放疗（内照射和外照射）；⑤光动力学疗法（PDT）；⑥基因疗法。

近年来，对 MPM 生物学行为和临床行为的认识有了长足的进步，其诊断、分期和治疗以及病人的长期生存率均有所改观。继续研究 MPM 的生物学行为，是治疗 MPM 的关键所在。

第八节　局限性恶性胸膜间皮瘤

（一）病理　局限性恶性胸膜间皮瘤（localized malignant pleura mesothelioma）的主要病理特点如下：

1. 大体

（1）肿瘤可起源于壁层或脏层胸膜的任何部位，有的则很难确定其原发部位。

（2）瘤体一般比较小，突出胸膜腔，呈圆形或椭圆形，多无蒂；质地较坚硬、固定，常有包膜。

（3）剖面可见均匀的出血、坏死区。

（4）有的瘤体巨大，可达 27cm×26cm×25cm，有些瘤体有分叶。

2. 镜下　肿瘤由丰富的胶原纤维和大量梭形成纤维细胞构成，有的细胞成分为腺癌细胞或肉瘤细胞。据其镜下表现，分为 3 种组织类型。

（1）管状乳头状型：由上皮和纤维组织构成，上皮呈腺泡与乳头状排列；稀疏的纤维间质中可见大小不等并散在的长梭形细胞，细胞质嗜酸性，核仁明显。

（2）纤维型：肿瘤含有纤维性间质和长梭形细胞，镜下组织学表现类似纤维肉瘤。有些作者认为此型属于纤维肉瘤。

（3）混合型或双向型。

（二）临床表现

1. 大部分局限性恶性胸膜间皮瘤病人有胸痛、咳嗽、程度不同的气短或呼吸困难以及发热等症状。

2. 有的病人有胸腔积液的表现。

3. 个别瘤体巨大的病例，肿瘤可占据一侧或大半部胸腔，病人出现相应的胸内脏器受压（纵隔移位）的临床症状和体征。但有杵状指（趾）和肥大性骨关节病的病人极为罕见。

（三）X 线检查　胸部 X 线摄片和 CT 扫描片上，局限性恶性胸膜间皮瘤的影像与良性者相似。瘤体若累及胸壁，在 X 线胸片或 CT 片上可能有局部肋骨受侵袭的征象；肿瘤巨大者，可见肿块呈圆形或椭圆形，有的合并有胸腔积液，患侧肺受压，纵隔向健侧移位。

（四）诊断　除参考临床症状和体征之外，主要依靠胸部 X 线摄片与 CT 扫描。确诊依靠病理学检查。

（五）治疗及预后

1. 外科手术治疗　只要无手术禁忌证，局限性恶性胸膜间皮瘤应选择手术治疗。

（1）在术中，要尽量完整切除肿瘤，胸膜切缘距肿瘤要有足够的宽度，避免瘤组织残留。

（2）必要时，应切除受累的肺及胸壁组织。

（3）手术过程中，要严格遵守肿瘤切除原则，仔细处理切除标本，防止瘤细胞脱落到膈肌表面而发生种植性转移。

2. 放疗　对不能进行根治性肿瘤切除的病例，在施行最大减瘤术之后，应予以胸腔内照射和术后胸部外照射（放疗）。

3. 预后　局限性恶性胸膜间皮瘤的预后及术后生存期，往往取决于肿瘤能否彻底切除。肿瘤得以早期发现、早期诊断并早期根治性切除的病人，术后可望长期生存。肿瘤不能彻底切除者，术后需要放疗、化疗等综合治疗，病人的中位生存期为 7 个月。

第九节　局限性良性胸膜间皮瘤

局限性良性胸膜间皮瘤（localized benign pleural mesothelioma）又称孤立性良性胸膜间皮瘤，约占全部间皮瘤的 10%。

（一）病理

1. 大体　肿瘤一般起源于脏层胸膜，但亦可起源于壁层胸膜（包括纵隔胸膜和膈肌胸膜）的任一部位。瘤细胞可能来自间皮下结缔组织中的多潜能细胞。

（1）瘤体大小不等，有包膜，表面光滑，有的则有结节。

（2）肿瘤可有蒂或无蒂，而且可被肺实质包裹，不易与原发性肺内支气管病变鉴别。

（3）个别肿块体积巨大，可占据患侧胸腔的大部并合并胸腔积液。

（4）75%的有蒂肿瘤来自脏层胸膜，蒂内有发自支气管、肋间或膈肌的肿瘤滋养血管。

（5）有的肿瘤可发生部分钙化，有的则呈充满液体的囊性肿物。

2. 镜下　肿瘤由分布均匀一致的长梭形细胞、成束的网状纤维及含量不等的胶原纤维构成。按其组织成分，一般分为3种类型：①纤维型；②细胞型；③混合型。

（二）临床表现

1. 症状和体征

（1）局限性良性胸膜间皮瘤多见于50岁以上的病人，无性别差异。肿瘤生长缓慢，多数病人无症状。

（2）瘤体较大的病人，因肿瘤压迫肺或较大的支气管而有发热、咳嗽、气短或呼吸困难；有的合并胸腔积液，查体发现患侧胸部饱满、肋间隙增宽，叩诊呈浊音及呼吸音减弱。起源于壁层胸膜的肿瘤可有胸痛。

（3）个别例有咯血、寒战、盗汗和消瘦。

2. 肥大性肺性骨关节症　约20%的病人出现这种病症。自觉骨关节疼痛、僵硬、四肢长骨疼痛、踝关节水肿及杵状指（趾）。肿瘤直径大于7cm的病人，常有这些临床表现。

3. 低血糖　约4%的病人有低血糖，亦多见于肿瘤直径大于7cm的病例。其发病机制可能与肿瘤葡萄糖的利用量增加和释放具有胰岛素样活性的 L－色氨酸等代谢产物有关。低血糖可导致病人昏迷甚至死亡。

（三）诊断 大多数局限性良性胸膜间皮瘤的临床诊断依据胸部 X 线摄片、CT 扫描及 MRI 检查。其影像学表现为：

1．胸内有大小不等（平均直径约 6cm）、边缘清晰的孤立性圆形或椭圆形阴影，密度均匀，可有分叶。

2．位于肺周边部的肿瘤，有的与肺裂相连。有蒂的肿瘤在 X 线透视下可见瘤体随体位的转动而移位；有时在 CT 片上可见瘤蒂阴影。

3．有 10% 的病例可见胸腔积液。瘤体巨大者可占据患侧胸腔的大部，导致纵隔向对侧移位并影响心肺功能。其确诊需要做胸腔镜检查或术中、术后病理学检查。

（四）治疗 局限性良性胸膜间皮瘤需要外科手术治疗。只要完整切除肿瘤，便能达到根治目的，病人在术后可长期生存。在术中，必要时应该切除与肿瘤粘连的周围肺组织，保证手术切缘不遗留瘤组织，但一般不需要施行肺叶切除术。术后，80% 合并肥大性肺性骨关节症病人的相关症状得以缓解，低血糖者血糖几乎都恢复正常。

第七章　膈肌疾病

第一节　先天性膈疝

（一）定义　一部分腹腔脏器通过膈肌的先天性缺损突入胸腔者，称为先天性膈疝（congenital diaphragmatic hernia，CDH）。

（二）病因与分类

1. 胸骨旁疝（胸骨后裂孔疝）　膈肌的胸骨部与肋骨部之间的胸肋三角又称 Morgagni 裂孔，内有腹壁上动脉、静脉和淋巴管通过，并有结缔组织充填。因胸肋三角发育不良或有缺陷而形成的膈疝，称为胸骨旁疝或 Morgagni 裂孔疝（foramen of Morgagni hernia）。

2. 胸腹裂孔疝　膈肌的腰部与肋骨部之间的腰肋三角又称 Bochdalek 裂孔，仅有壁层胸膜和腹腔内的膈肌筋膜覆盖。在胚胎第 8 周时如果胸腹膜通道未闭合，腹内脏器经膈肌腰肋三角缺损处疝入胸腔，形成先天性胸腹裂孔疝，即 Bochdalek 裂孔疝，亦称后外侧膈疝。

3. 食管裂孔疝　分为下列 3 种：

（1）食管裂孔疝合并短食管：食管较短，贲门疝入胸腔内。实际上不属于膈疝。

（2）食管旁裂孔疝：食管下端固定，食管长度和贲门的解剖位置正常，但部分胃经食管裂孔从食管旁疝入胸腔内，疝入的胃壁可发生扭转。

（3）滑动型食管裂孔疝：食管长度正常，但食管下端不固定，食管裂孔轻度扩大，膈食管膜被拉长或变薄，贲门与部分胃疝入胸腔内。

先天性食管裂孔疝的主要病因是食管下段（食管前庭）的固定结构发育不良所致。

4. 先天性膈肌部分缺损所致膈疝 膈肌缺损部位一般位于一侧膈肌的外后方。

先天性膈疝的膈肌裂孔（缺损）和先天性食管裂孔疝的类型如图7-1和图7-2所示。

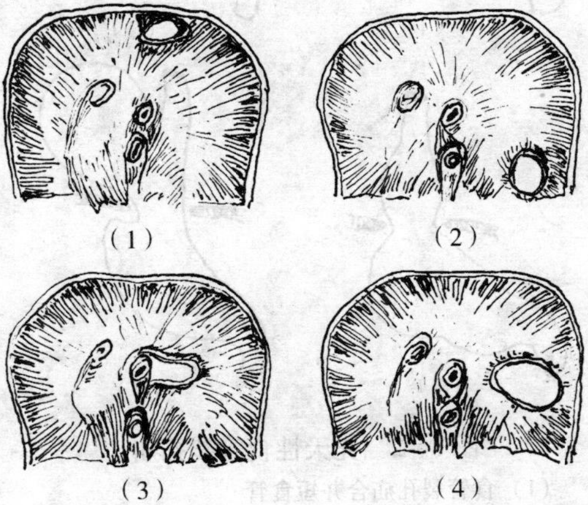

图7-1 先天性膈疝的膈肌裂孔（缺损）
(1) 胸骨后裂孔
(2) 胸腹裂孔
(3) 食管裂孔
(4) 膈肌部分缺损

（三）病理和病理生理

1. 先天性膈疝如有疝囊，称为真性膈疝，无疝囊者属于假性膈疝。胸骨旁疝、胸腹裂孔疝一般无疝囊；食管旁裂孔

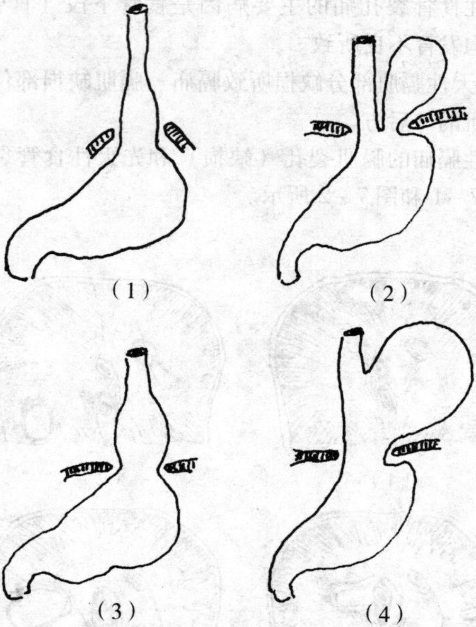

图7－2 先天性食管裂孔疝

（1）食管裂孔疝合并短食管
（2）食管旁裂孔疝
（3）滑动型食管裂孔疝
（4）混合型食管裂孔旁疝

疝有的可见疝囊，有的并无疝囊。

2. 较大而严重的先天性膈疝因腹腔脏器突入胸腔压迫肺并使纵隔向对侧移位，使肺泡数量减少而影响双侧肺的正常发育，同侧肺尤为严重，可引起高碳酸血症。

3. 肺泡及肺血管床发育不良、肺动脉壁平滑肌增厚导致气体交换障碍与肺动脉高压。胎儿因先天性膈疝引起肺动脉高压时，血液经动脉导管与卵圆孔持续自右向左分流，形成低氧血症，出生后表现为严重的呼吸窘迫。

4. 肺小动脉壁中层肥厚使血管呈高应激状态，对全身代谢变化（如缺氧、酸中毒、高碳酸血症等）非常敏感。肺动脉紧张度升高及动脉氧分压降低，使肺动脉高压和低氧血症持续存在。

5. 假性膈疝因无疝囊的约束，有较多的腹腔脏器突入胸腔。胎儿出生后因呼吸产生胸腔负压，使更多的腹腔脏器进入胸腔，导致严重的心肺功能紊乱。

6. 经膈肌裂孔（缺损）处疝入胸内的胃或肠管可发生扭转、嵌顿或绞窄，造成严重后果。

7. 病史长的先天性膈疝病例，进入胸内的腹腔脏器可在胸内形成粘连，腹腔容量减少。

（四）胸骨旁裂孔疝（parasternal hiatus hernia） 常见于胸骨旁第7肋软骨处的胸肋三角区膈肌纤维缺损处。左侧因有心脏遮挡，腹腔脏器难以进入胸腔，因此，胸骨旁疝多发生于右侧，但少见。其发病率占膈疝的2%～3%。

1. 临床表现

(1) 胸骨旁疝一般发生于剑突右侧的Morgagni裂孔，疝囊多完整。年幼者极少有症状，常在中年或40岁以后出现症状。

(2) 儿童或青少年病例在进行较剧烈的运动后，往往有右肋缘下钝痛，偶尔有间歇性肠梗阻或呼吸困难症状，疝内容物嵌顿者罕见。

(3) 小儿有较大的胸骨旁疝时，因疝内容物多为横结肠、部分胃和结肠或网膜，可导致呼吸窘迫，还可以合并其他先天畸形。

(4) 创伤、肥胖或妊娠，因腹腔压力增加，可成为本病的诱因。

(5) 部分病人因其他原因在拍摄X线胸片时，无意中发现胸片上显示有胸骨旁疝。

2. 诊断　主要依靠X线检查。

(1) 胸部X线摄片检查：在正位和（或）侧位X线胸片上，毗邻右（左）心缘显示有密度较高的实质性包块阴影或含气阴影。

(2) 胸部CT扫描：若在心膈角发现软组织包块，其内有肠管阴影，能明确诊断。

(3) 钡剂灌肠造影检查：在Morgagni裂孔处显示有结肠（胃）阴影是诊断胸骨旁疝的重要依据。

(4) 其他：对某些病人，上消化道钡餐造影检查和MRI检查，对胸骨旁疝的诊断有帮助。

3. 治疗　诊断清楚的胸骨旁疝病人都应进行外科手术修补，以防偶然因发生肠梗阻而危及生命。有症状的婴幼儿和儿童，宜及早手术。

(1) 手术可选择患侧肋缘下斜切口或上腹部正中切口。若选择后一种切口中，要将腹直肌向外牵拉并显露腹横筋膜。术前与前纵隔肿瘤难以鉴别者，要采用右前外侧剖胸切口。

(2) 剖腹后将疝内容物还纳到腹腔内，确认疝囊边缘及其内侧的肝圆韧带，尽量切除疝囊，用7号丝线间断褥式缝合法修补膈肌缺损区，再将膈肌缝合固定到胸骨下端后部和腹直肌后鞘上。如果膈肌缺损较大，应该用人工合成补片进行修补。术后复发者极其罕见。

(3) 有的胸骨旁疝病人，可用腹腔镜修补。

治疗胸骨旁疝的主要手术步骤见图7-3。

(五) 胸腹裂孔疝（pleuroperitoneal hiatus hernia）　系膈肌腰肋三角区（相当于膈肌在第10和第11肋的后肋部）先天性缺损、胸腔与腹腔经膈肌缺损处沟通所致，是先天性膈疝中最多见的一种；85%～90%位于左侧膈肌，其中25%合并其他先天性畸形，如先天性心脏病、主动脉狭窄、胸内异

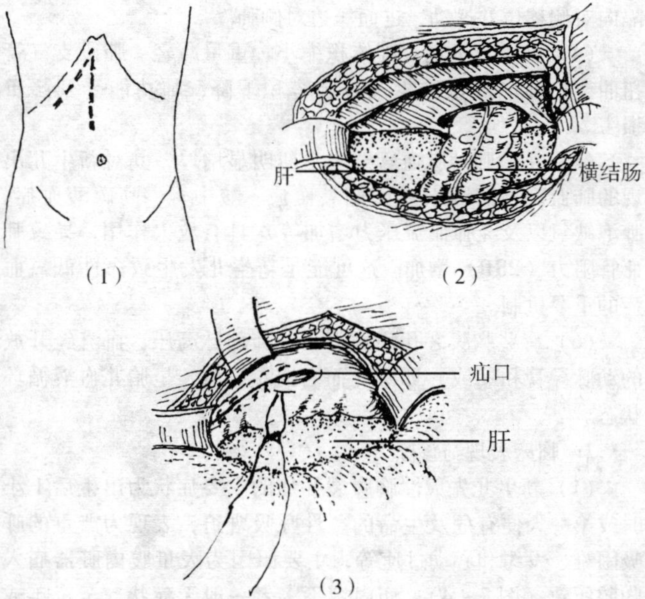

图 7－3 修补胸骨旁疝的主要手术步骤

（1）切口

（2）横结肠经 Morgagni 裂孔疝入右胸腔

（3）间断褥式缝合法修补疝口

常血管环、肺隔离症和脑脊膜膨出等。合并先天性心脏病的病例，死亡率比单纯先天性膈疝高 2.9 倍。

1．病理和病理生理

（1）胸腹裂孔疝疝口大小不等，自 2cm 至一侧膈肌完全缺如。

（2）多数病例有疝囊，疝内容物包括小肠、结肠、胃、肝脏和脾等。

（3）疝入胸内的腹腔脏器压迫患侧肺而导致其萎陷，纵隔向对侧移位并摆动，进而压迫对侧肺。

（4）肺发育不良：肺体积缩小、重量减轻、肺段支气管扭曲、总肺泡数量减少及总肺容积下降，肺功能受到严重损害。

（5）小的肺动脉血管壁平滑肌明显增厚，其对新生儿出现的肺血管收缩因素（如低氧血症、酸中毒、高碳酸血症、肺泡缺氧以及经肺血流压力增加等）具有放大作用，导致肺血管阻力（PRR）增加。这可能是新生儿发生致命性低氧血症的重要机制。

（6）有些胸腹裂孔疝病例合并肺动脉高压，血流经开放的动脉导管和（或）卵圆孔而右向左分流，呈胎儿血液循环状态。

2．临床表现与诊断

（1）新生儿先天性胸腹裂孔疝的主要症状为出生后1小时或第一天便有危及生命的急性呼吸窘迫，表现为严重的呼吸困难、发绀和心动过速等，主要原因为大量腹内脏器疝入胸腔所致（图7－4）；疝内容不多者一般无症状，至童年或成年后经检查而发现，约6%在胸部CT扫描时发现。男、女发病比例为2∶3。

（2）腹部望诊呈舟状腹；患侧胸部明显膨隆，呼吸音减弱或消失，有时胸部听诊可闻及肠鸣音。个别患儿有肠梗阻甚至肠绞窄的症状。

（3）在X线胸片上可见胸内有含气肠袢影，纵隔向对侧移位，正常肺部阴影不清楚。

（4）给患儿放置胃肠减压管后，有时在X线胸片上可看到胃管从胃内返回胸内的征象。

（5）患有先天性胸腹裂孔疝的儿童病例，心血管造影检查可能发现动脉导管未闭和（或）心房间隔缺损所致血循环右向左分流、右心房压力升高和肺动脉高压，肺的血流灌注

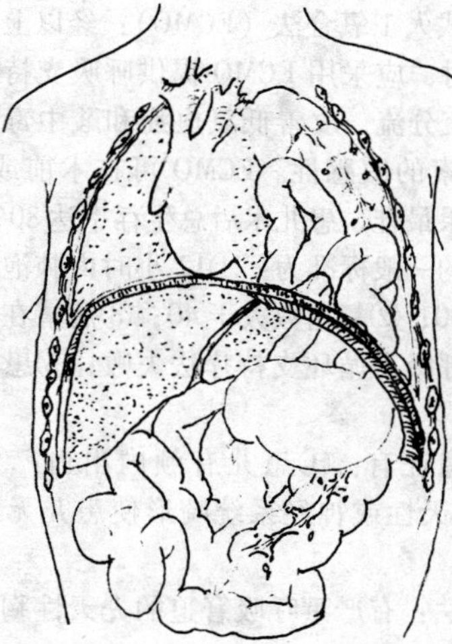

图 7-4 左侧巨大先天性胸腹裂孔疝

量减少，膈疝侧的肺可能缺乏血流灌注。

3. 治疗 几乎所有先天性胸腹裂孔疝患儿都需要外科手术治疗，关键在于手术时机的选择和围手术期的处理。处理不当者手术死亡率高达 30%～50%，应高度重视。要点如下：

（1）胃肠减压：减轻上消化道胀气和对胸内脏器的压迫以及纵隔摆动所致的病理生理影响。

（2）经静脉补液、补充电解质，必要时补充白蛋白，纠正水与电解质平衡紊乱。

（3）气管内插管并进行机械高频通气，吸入 100% FiO_2 改善呼吸窘迫；如病情允许，尽量采用自主呼吸，减少肺气压伤，并要预防对侧气胸和纵隔气肿。

（4）用血管扩张药改善肺动脉高压、低血氧、酸中毒，增加循环动脉血氧量并减少血流的右向左分流。

（5）体外膜式人工氧合法（ECMO）：经以上处理后患儿呼吸窘迫无缓解时，应采用 ECMO 提供呼吸支持，降低肺动脉压和右向左血流分流，改善低氧血症和酸中毒，减轻肺血管对血管紧张因素的敏感性。ECMO 可在术前或术后进行，但术前 ECMO 效果最佳，患儿术后总生存率达 80%。

采用 ECMO 的一般标准为：①12 小时内肺泡动脉氧梯度（$AaDO_2$）小于 600；②氧指数大于 40；③病情在 2 小时内不断恶化；④常规呼吸、循环支持疗法失败；⑤患儿发生进行性气压伤。

ECMO 的禁忌证有：①患儿有颅内出血；②体重小于 2kg；③并存的先天性或神经系统畸形使患儿无法进行正常生活。

（6）手术方法：有严重呼吸窘迫的先天性胸腹裂孔疝新生儿，经支持疗法后肺动脉高压减轻、血液右向左分流减少以及能维持较为正常的生命体征的条件下选择手术时机。手术方法为：

1）切口：左侧胸腹裂孔疝应选择左肋缘下斜切口或左上腹经腹直肌切口；右侧者应选择右胸后外侧剖胸切口，经第 7 或第 8 肋间进胸。

2）将疝囊内容物还纳到腹腔，切除疝囊。

3）切开并切除被腹膜和（或）胸膜覆盖的膈肌缺损处的后缘，便于修复其缺损。

4）一般用 7 号丝线间断褥式缝合法修补膈肌缺损区。封闭缺损区前要排除术侧胸腔内的气体和液体，必要时可安装胸腔闭式引流管并接水封瓶（袋）。

5）膈肌缺损较大的病例，要用人工合成材料（补片）进行修补。

手术方法参看图 7－5。

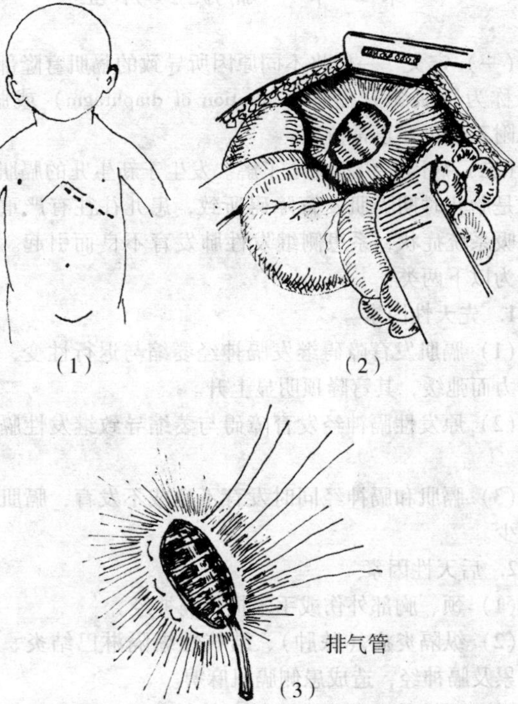

图 7－5　先天性胸腹裂孔疝的修补方法

(1) 左肋缘下斜切口

(2) 将疝内容物还纳回腹腔

(3) 用间断褥式缝合法修补膈肌缺损处

第二节 膈肌膨升症

（一）定义 一般将不同原因所导致的膈肌穹隆部位异常升高称为膈肌膨升症（eventration of diaphragm）或膈膨出。膈肌附着部仍在正常位置。

（二）病因 仍不完全了解。发生于新生儿的膈肌膨升症可能是胎儿时期膈肌发育障碍所致，患儿往往有严重的心脏和呼吸系统症状，系患侧继发性肺发育不良而引起。其病因可分为以下两类：

1. 先天性因素

（1）膈肌发育障碍继发膈神经萎缩与退行性变，膈肌收缩乏力而弛缓，其穹隆顶明显上升。

（2）原发性膈神经发育障碍与萎缩导致继发性膈肌发育不良。

（3）膈肌和膈神经同时发育不良或不发育，膈肌纤维明显减少。

2. 后天性因素

（1）颈、胸部外伤或手术损伤膈神经。

（2）纵隔炎症（脓肿）、结核性纵隔淋巴结炎、纵隔肿瘤等累及膈神经，造成患侧膈肌麻痹。

（3）颈椎骨髓炎或肿瘤侵犯前斜角肌颈丛中的膈神经并使之麻痹。

膈肌膨升症多指先天因素所致，其与后天因素所致膈肌麻痹及膈肌位置升高（elevation）不同。前者指先天性膈肌形成异常，但二者引起的膈肌生理功能紊乱相似。

（三）病理和病理生理 主要有以下几方面：

1. 大体 因先天性膈肌形成或发育异常引起的真性膈肌膨升症，其大部或部分变薄，外观呈膜状，膈肌的周边部仍为较正常的肌肉组织，附着位置亦正常，与膈肌麻痹难以鉴别。

2．镜下　膨升及变薄的膈肌由纤维组织构成并混有肌纤维，很难看到神经束和变性的膈神经。膈肌纤维多被富有胶原的纤维组织所代替，并可见白细胞浸润。

3．正常人体进行呼吸时，潮气量的大部分（75%）来自膈肌的运动，因此，严重的膈肌膨升症引起的最明显的生理功能紊乱表现为呼吸功能受到损害，可见肺总量（TLC）、肺活量（VC）、呼吸储备量减少及中度低氧血症。有的病例出现心脏和消化系统症状，但轻重不同。

（四）分型　膈肌膨升症按其膨升的解剖部位可分为两型。

1．全部膈肌膨升　可为一侧或两侧膈肌膨升。常见为左侧膈肌膨升。

2．部分或局限性膈肌膨升　又分为：

（1）膈肌中央（穹隆部）膨升。

（2）膈肌前部膨升。

（3）膈肌后外侧部膨升。

（五）临床表现　很多单侧或部分膈肌膨升症小儿多无临床症状。随着年龄增长、体重增加及心肺储备功能减少，可出现症状。膈肌膨升严重者因压迫肺，常有肺部症状和其他系统症状。

1．呼吸系统症状

（1）轻重不一。若发生于婴儿，可表现为轻度或中度的呼吸困难（呼吸功能不全）以至发绀，严重者可导致呼吸衰竭。

（2）最常见症状是反复发作的肺炎、呼吸困难及哺乳时气促和发绀。

（3）有些儿童和成人虽有全部膈肌膨升，却无症状。

（4）年龄较大的病人由于肺储备功能下降，往往有胸闷、气促和程度不同的呼吸困难。有时，症状与膈疝相似。

2．常见的体征

（1）Hoover 征：吸气时可见肋缘自前正中线明显向外移位，是膈肌不能向相应的肋间运动所致。

（2）患侧呼吸音减弱以及气管向健侧移位。

（3）患侧腹部有凹陷征；新生儿在呼吸时，患侧胸壁运动呈反常呼吸。

3. 心血管系统症状

（1）左侧膈肌全部膨升的病人，因心脏移位和胃显著胀气或扩张的影响，出现气喘、心前区不适，心绞痛样疼痛及期前收缩等冠状动脉供血不足的表现，称为膈－心综合征。

（2）心肺移位可使下腔静脉扭曲或受压，可引起肝脏肿大和双足水肿，这种体征在右侧膈肌全部膨升的病例尤为显著。

4. 消化系统症状　左侧膈肌全部膨升者，由于胃随之上移并紧贴于左膈下，胃食管角的正常解剖关系发生改变。若同时有胃扭转和胃的血液供给受到影响，病人有饭后饱胀、嗳气、恶心、呕吐或上腹部烧灼感等症状。

（六）诊断　主要依靠胸部 X 线摄片检查。

1. X 线胸片　在正位片上，可见患侧膈肌较对侧显著升高，膈肌表面光滑，并可见肺体积缩小及纵隔向对侧移位；侧位胸片有助于确定膈肌膨升症的类型与严重程度。在胸部 X 线透视下观察，病人在吸气时患侧膈肌有程度不等的反常呼吸运动，不易与膈神经麻痹鉴别。

2. 胸部超声检查　可显示膈肌的活动程度及其厚度，亦可显示毗邻膈肌的囊肿或包块，有利于相关疾病的鉴别诊断。此项检查能在新生儿病房床旁检查，对新生儿病例的诊断简便实用。

3. 上消化道 X 线钡餐造影检查　用于了解病人胃的位置变化。膈膨升症病人的胃常表现为以下 3 种位置：

（1）胃的位置基本正常，有时仅见胃底升高至膨升侧膈肌的下方。

（2）胃大弯侧倒置，并位于相邻的膈下。

（3）胃倒置合并胃部分或全部扭转。

（七）治疗　有症状或症状较重的膈肌膨升症病人，只要无手术禁忌，均应进行外科手术治疗，其要点包括以下几个方面：

1. 有呼吸窘迫的新生儿需要急诊手术。手术前应进行适当的复苏。

（1）气管内插管并接呼吸机辅助呼吸，纠正肺通气不足和全身血流灌注不良。

（2）静脉补液，纠正水、电解质和酸碱平衡紊乱。

（3）进行有效的胃肠减压。

2. 儿童和成人病例，术前必须明确临床诊断，证实其临床症状是由膈肌膨升症所致，而非合并的心脏畸形所引起。

3. 手术应经患侧胸部后外侧第7或第8肋间切口进胸修复膈肌。

（1）手术方法有两种。

1）单纯膈肌折叠术：①进胸后将膨升、变薄的膈肌（穹隆部）用手下压至正常水平并解除对术侧肺的机械压迫；②用7号丝线从后向前外间断折叠缝合膈肌5～6针后打结。必要时，应切断下肺韧带；③缝合膈肌时，不能损伤膈下的腹内脏器。这一术式简便省时，出血少，不需要进入腹腔，在临床上最为常用（图7－6）。

2）膈肌切开折叠术：①从膈肌中央沿前后或内外方向切开膈肌（可切除部分中心腱）；②将切开的膈肌两叶用7号丝线以间断褥式缝合法上、下折叠缝合固定，使膈肌降至第8肋间水平。

这一术式的优点是膈肌功能可望恢复。术中要注意保护膈神经，不能撕裂膈肌，不能损伤腹腔脏器。手术要点如图7－7所示。

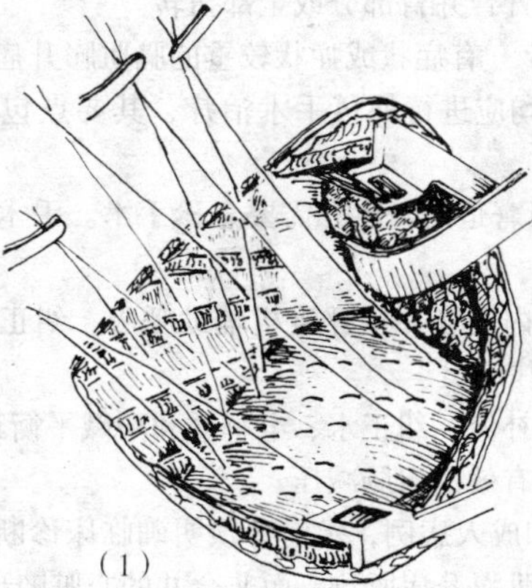

（1）

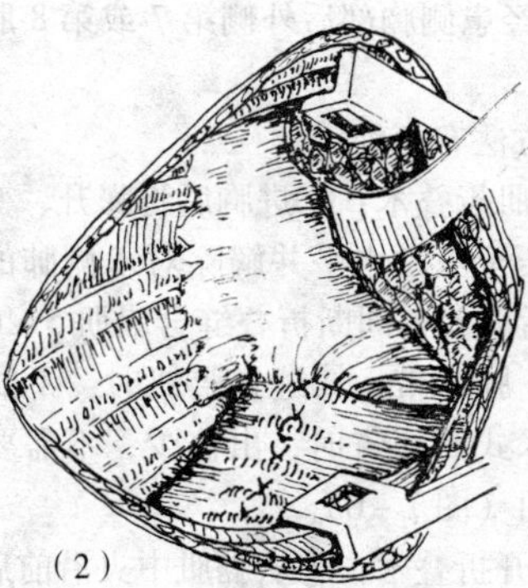

（2）

图 7－6　单纯膈肌折叠术

（1）用 7 号丝线从后向前外方向折叠缝合膈肌，每一针缝线要穿过膈肌 5～6 褶，一般缝合 5～6 针

（2）缝线逐一打结，使膨升及无功能的膈肌折叠、下降并缩短

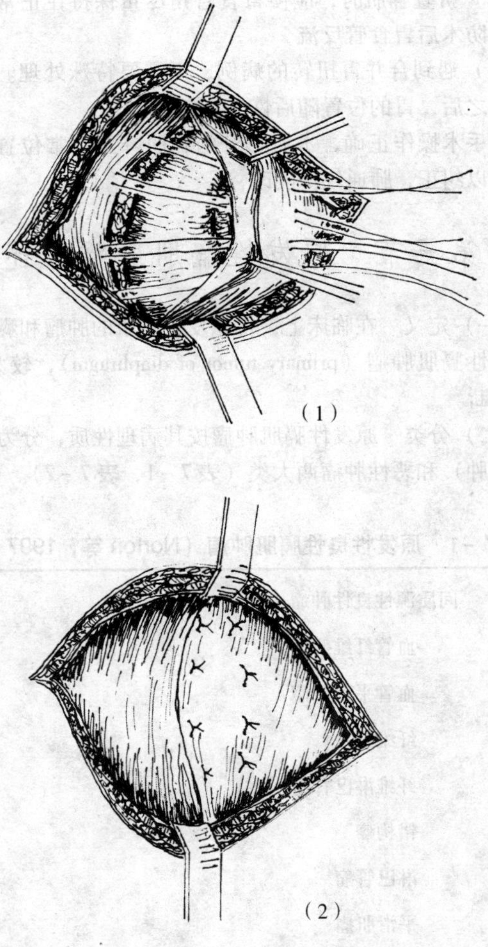

(1)

(2)

图 7－7　膈肌切开折叠术

（1）切开膈肌并预置折叠缝线

（2）缝线打结，完成膈肌切开折叠术

（2）折叠膈肌时，应使胃食管角尽量保持在正常解剖位置，预防术后胃食管反流。

（3）遇到合并胃扭转的病例，不需要特殊处理。膈肌膨升纠正之后，胃的位置随后恢复正常。

如手术操作正确，术后膨升的膈肌降至正常位置，纵隔移位得以纠正，肺通气功能改善。

第三节 原发性膈肌肿瘤概述

（一）定义 在临床上，将原发于膈肌的肿瘤和囊肿统称为原发性膈肌肿瘤（primary tumor of diaphragm），较为罕见，不易诊断。

（二）分类 原发性膈肌肿瘤按其病理性质，分为良性肿瘤（囊肿）和恶性肿瘤两大类（表7－1，表7－2）。

表7－1 原发性良性膈肌肿瘤（Norton等，1997年）

间质源性良性肿瘤
血管纤维瘤
血管平滑肌瘤
纤维瘤
纤维淋巴管瘤
错构瘤
淋巴管瘤
平滑肌瘤
脂肪瘤
横纹肌纤维瘤

续　表

孤立性纤维瘤
神经源性良性肿瘤
神经鞘瘤
神经纤维瘤
其他
腺瘤
囊肿
支气管囊肿
间皮囊肿
畸胎囊肿
包虫囊肿

表 7－2　原发性恶性膈肌肿瘤（Norton 等，1997 年）

间质源性恶性肿瘤
软骨肉瘤
纤维血管内皮细胞瘤
纤维肉瘤
血管内皮细胞瘤
血管外皮细胞瘤
平滑肌肉瘤
脂肪肉瘤
间皮瘤

续 表

肌肉瘤
骨肉瘤
横纹肌肉瘤
滑膜肉瘤
其他细胞类型的肉瘤
神经源性恶性肿瘤
神经源性肉瘤

（三）临床表现　原发性膈肌肿瘤病人无特殊症状和体征，多数在常规胸部 X 线检查或因其他胸、腹部疾病而接受手术治疗的过程中偶然发现。有的病人则有一些非特异的临床表现：

1. 病人主诉下胸部不适或沉重感，可伴有患侧肩部牵扯性（放射性）疼痛或胃肠道不适。

2. 体积巨大的膈肌肿瘤在压迫邻近的肺组织时，病人有咳嗽、呼吸困难和（或）咯血；如果肿瘤压迫心脏及其大血管并影响下肢静脉回流，病人除有心血管系统症状和体征之外，下肢可出现凹陷性水肿。

3. 极个别病人在上腹部可触及肿块，或者发现肿块自肋间向外突出，类似胸壁肿瘤。

（四）术前检查与诊断　原发性膈肌肿瘤因发病率低、罕见、无典型临床表现，以及缺乏有效的术前诊断手段，因而术前诊断困难。发病年龄为 26 天至 80 岁。一般而言，病人年龄为 40 ~50 岁，男、女之比为 1∶1.1，左侧膈肌的发病率略高于右侧。其术前检查与诊断方法主要有以下几种：

1. 胸部 X 线摄片检查　在胸片上发现下胸部有高密度阴

影或膈肌有分叶、局部突出、膈肌脚肥厚等膈肌结构异常改变或在X线透视下发现膈肌活动有异常表现时，应考虑到原发性膈肌肿瘤的可能。

2. 胸部CT扫描及多维重建　对下胸部（肺）与膈肌之间发现有肿块影的病例，CT扫描及多维图像重建有助于鉴别诊断。肺内肿瘤在CT片上边缘一般不规则，肿块与膈肌之间常呈锐角，毗邻肿瘤的肺体积减小，局部肺血管和支气管呈曲线伸入瘤体。胸膜肿瘤与膈肌交界处则多呈钝角。

3. 上消化道钡餐造影检查　腹腔脏器通过膈肌裂孔或缺损处疝入胸腔时，偶尔类似膈肌肿瘤，诊断时可行此项检查，有利于鉴别诊断。

4. 胸腹部MRI与超声检查　有助于肝肿瘤与膈肌肿瘤的鉴别。

5. 电视胸腔镜手术（VATS）或剖胸（腹）探查　对有的病例，采用这两种方法便能达到诊治目的。

（五）治疗　原发性膈肌肿瘤病人一经发现，只要无手术禁忌证，一般应进行外科手术切除治疗。良性肿瘤经手术治疗便能达到治愈目的。恶性肿瘤病例，术后根据肿瘤的组织细胞类型，考虑放（化）疗及其他治疗。

第四节　膈肌良性肿瘤和囊肿

膈肌的任何正常组织成分都可以发生良性肿瘤。脂肪瘤，纤维瘤，血管纤维瘤，神经纤维瘤及神经鞘瘤是常见的膈肌良性肿瘤。肾上腺皮质腺瘤，肝细胞腺瘤，软骨瘤，错构瘤和间皮细胞瘤亦可发生于膈，但属罕见肿瘤。现将临床工作中可能会遇到的几种膈肌良性肿瘤介绍如下：

（一）脂肪瘤（lipoma）

1. 病理

（1）膈肌脂肪瘤可发生于膈肌的任一部分，左侧膈肌的后外侧为其好发部位，而且左侧膈肌受累的几率为右侧膈肌的2倍。

（2）典型的膈肌脂肪瘤呈圆形，有包膜，直径自1cm至16cm不等；瘤体剖面为淡黄色脂肪组织。

（3）起源于膈肌实质的脂肪瘤可以突向胸腔和腹腔，外观呈哑铃形，肿瘤原发处缺乏膈肌组织，残存的膈肌纤维与肿瘤脂肪组织往往相互交错。

个别膈肌脂肪瘤可因恶变而发展为脂肪肉瘤。

2. 临床表现　膈肌脂肪瘤生长缓慢，病情稳定，病人年龄多在45岁以上，一般无临床症状。约半数病人感到下胸部不适。巨大的膈肌脂肪瘤可损害肺功能，甚至可以导致呼吸功能衰竭。有的病人受到胸部钝性闭合性外伤时，肿瘤所在部位的膈肌可发生破裂。

3. 诊断与治疗　本病的诊断依靠胸部X线摄片检查和CT扫描。瘤体较大者，其影像学表现为下胸部（膈肌）有圆形或椭圆形肿块影，边缘光滑锐利，可有分叶，密度较低，基底部与膈肌不能分离。有时可见肿块内有钙化。但是这些征象均缺乏特异性。其发病率在膈肌良性肿瘤中居第一位。

膈肌脂肪瘤经手术切除后疗效满意。

（二）支气管囊肿（bronchogenic cyst）　膈肌支气管囊肿罕见。但在膈肌良性肿瘤（病变）中，支气管囊肿、间皮囊肿和畸胎囊肿的发病率占35%，仅次于脂肪瘤而居第二位。

在胚胎学上，支气管和肺泡上皮由原始前肠腹侧的肺芽演化而来。膈肌支气管囊肿可能来源于原始前肠的异常肺芽。

1. 病理

（1）膈肌支气管囊肿有的位于左膈肌脚的食管下段与主动脉之间，有的位于右侧膈肌肝顶的后方，大小自4cm×3cm～6cm×4cm不等。

（2）囊壁比较薄（为平滑肌），可为单腔或多个小腔构成，腔内充满黏稠的褐色黏液；囊肿内壁可为典型的呼吸型上皮，也可以是黄色肉芽肿性炎性组织。

（3）囊壁内可发现局灶性透明软骨、支气管腺体和假性柱状纤毛上皮以及平滑肌，类似支气管壁。极个别膈肌支气管囊肿可发生囊内瘤。

2. 症状 膈肌支气管囊肿病人多在50岁以下，约20%病例无症状。有的病人有咳嗽、气短或上腹部不适。这种囊肿可并发感染和压迫周围结构。

3. 诊断与治疗 胸部X线摄片检查、CT扫描和超声检查对本病的诊断有参考意义，术前确诊困难。因此，一经发现，应进行手术切除治疗。同样，膈肌畸胎囊肿、间皮囊肿以及隔离肺等先天性真性囊肿，都是经手术切除和病理学检查后才得以确诊的，术前诊断非常困难。病理检查发现单纯囊内和内壁为纤维组织构成的膈肌囊肿则属于另一种类型，其起源不明。

（三）良性神经源性肿瘤（benign neurogenic tumor）

1. 病理分类与临床表现

（1）膈肌良性神经源性肿瘤主要指神经鞘瘤（neurilemmoma）和神经纤维瘤（neurofibroma）两种，约占膈肌原发性肿瘤的10%，可发生于任何年龄阶段。约50%的病人在40～60岁之间，无性别差异。

（2）多数无症状。因其他原因进行胸部X线检查时无意中发现肿瘤。部分病例有咳嗽、胸痛、气短、呼吸困难等症状。

有的病例合并有肥大性骨关节症和（或）杵状指，其发病机制难以解释。切除肿瘤后杵状指消失。

2. 大体病理与诊断

（1）这两种肿瘤多呈圆形或卵圆形，有包膜，质较硬，表面比较光滑，可有分叶，直接位于膈肌表面或有蒂与膈肌相连。瘤体大小不等，较大者直径可达 10cm 以上。

（2）术前诊断方法包括：①胸部 X 线摄片检查；②胸、腹部 CT 扫描，了解肿瘤与肝或脾脏的关系；③个别病例可考虑进行人工气腹造影检查。

3. 治疗 膈肌良性神经源性肿瘤病人都应进行手术切除治疗，除非有手术禁忌。有症状的病例，手术治疗既能明确诊断，又能缓解临床症状。

（四）子宫内膜异位症（endometriosis） 膈肌子宫内膜异位症极罕见。异位子宫内膜受卵巢激素的影响，在女性月经期间发生周期性出血，血液机化后与周围组织粘连形成大小不等的包块。

由于膈肌子宫内膜异位症在胸部 X 线检查时很难显示，临床诊断困难。女性病人在月经期间有反复发生自发性气胸的病史，应考虑到本病的可能。自发性气胸与同侧膈肌子宫内膜异位症的病理生理学机制尚不清楚。有的病例在手术中发现膈肌合并小的穿孔或缺损。本病均在手术切除有病变的膈肌后，手术标本经病理学检查才做出诊断。

第五节 原发性膈肌恶性肿瘤

（一）平滑肌肉瘤（leiomysarcoma） 平滑肌肉瘤是常见的软组织恶性肿瘤，占成人全部恶性肿瘤的 0.7%，好发于子宫、胃肠道、后腹膜和血管系统，可转移到肺及肝脏等处。

原发性膈肌平滑肌肉瘤在临床上罕见。瘤体大小不一，有的病人的瘤体可达到 29cm×25cm×14cm，并有起源于膈肌的瘤蒂；在胸部 X 线摄片检查和 CT 扫描时，可见肿瘤占据患侧整个下胸部，并可合并肺不张或支气管移位（扭转）。瘤体内可有坏死与出血。

本病应首先选择外科手术治疗，宜进行广泛的手术切除。孤立的膈肌平滑肌肉瘤的手术疗效满意，术后肿瘤复发及转移的几率较低。

（二）恶性纤维组织细胞瘤（malignant fibrous histiocytoma，MFH） 原发性膈肌 MFH 可能起源于膈肌的组织细胞或原始间质细胞，肿瘤既含有成纤维细胞，又含有组织细胞，但二者所占比例不等。MFH 为高度恶性肉瘤，其复发及转移率很高。

膈肌 MFH 无特异性症状。常见的症状有：上腹部和（或）下胸部疼痛，咳嗽，呼吸困难等。病人在深呼吸或进行体力活动时疼痛加剧；若肿瘤累及膈神经，疼痛可放散到肩背部。有的病人出现胃肠道症状，往往是肿瘤累及贲门和胃所致。胸部 X 线摄片、CT 扫描、上消化道钡餐造影及诊断性气腹造影检查对本病的诊断有参考价值。右侧膈肌 MFH 在进行影像学检查时，容易与肝脏占位性病变相混淆，要注意鉴别诊断。

本病有侵犯整个一侧膈肌的倾向，有些 MFH 病例侵犯肺、贲门、胸壁和脾脏。在术前，要做好肿瘤广泛切除及用人工合成材料重建膈肌的准备。

（三）血管内皮细胞瘤（hemangioendothelioma） 血管内皮瘤为恶性肿瘤。其镜下形态学表现以“上皮样”内皮细胞为特征，即具有很多正常内皮细胞。其生长往往以血管为中心，可见于浅部或深部软组织，有时见于肝脏、肺和纵隔。

原发性膈肌血管内皮瘤在临床上极为罕见。其临床过程介于血管瘤和血管肉瘤之间，需要与血管瘤及一般肉瘤进行鉴别诊断。

原发性膈肌血管内皮细胞瘤多数见于成人。在 X 线胸片和 CT 片上表现为毗邻膈肌的囊性肿块影，瘤体内可见厚而多发的分隔组织阴影，常合并胸腔积液。有的病例在进行胸部 CT 扫描时见患侧胸腔内有一巨大囊性肿块影及胸腔积液；肿块紧贴膈肌，但与胸内其他肿瘤无法鉴别；病人可有低热。

胸腔积液做细胞学检查和胸膜活检查不到瘤细胞，术前无法明确诊断。因此，本病的诊断和治疗取决于剖胸手术探查。手术切除肿瘤后，术后复发率约为 10%，肿瘤转移率约为 20%。术后化疗或放疗的疗效以及长期生存率不详。

第八章　原发性气管肿瘤

第一节　临床表现与诊断

（一）定义　原发于气管的良性与恶性肿瘤称为原发性气管肿瘤（primary tumor of trachea）。不包括继发性气管肿瘤。其病理学表现与原发性肺及主支气管肿瘤相似，但发病率仅占后者的1%，占全部上呼吸道肿瘤的2%。

临床上最常见的原发性气管恶性肿瘤为鳞癌和腺样囊性癌，发病率明显高于良性肿瘤，分别占87%和13%。

（二）临床症状与体征

1. 呼吸困难和气短　是原发性气管肿瘤最为常见的症状，病人在活动时此种症状尤为明显。多提示肿瘤占据病变气管直径的1/3。约42%的病人有呼吸困难症状。

2. 咳嗽　较常见，多呈刺激性干咳，属于非特异性症状。

3. 喘鸣　是气管肿瘤的典型临床症状，一般表现为吸气性呼吸困难与吸气时间延长。肿瘤导致气管狭窄时，喘鸣更突出。病人呈持续的喘鸣状态，提示气管严重受累，容易被误诊为哮喘（支气管哮喘）。

4. 咯血　肿瘤表面有溃疡形成或坏死者，往往有少量咯血症状。约20%的气管肿瘤有咯血，以原发性气管鳞癌病人最常见。气管良性肿瘤出现咯血者罕见。

5. 声音嘶哑或音质改变　肿瘤侵犯喉返神经、声带麻痹或气管上段肿瘤直接累及喉所致。

6. 肺炎　气管肿瘤侵及主支气管并导致其阻塞时，病人有一侧或双侧反复发作性肺炎的临床表现。

7. 吞咽困难　系巨大气管肿瘤压迫食管而引起的临床症

状，罕见。

8. 体征

（1）望诊：严重呼吸困难者可见发绀。

（2）听诊：有喘鸣症状的病人，将听诊器置于其颈部一侧，即能闻及气管喘鸣音；检查者将耳靠近病人口、鼻部并嘱其用力进行深呼吸时，亦能听到喘鸣音。有的病人，胸部听诊可闻及粗糙的喘鸣音，而且在其快速深吸气时喘鸣音增强，可与支气管哮喘鉴别。

（3）触诊：在颈部及锁骨上窝触诊时发现局部有肿大淋巴管，提示原发瘤为恶性，并已发生淋巴结转移。

（三）病程　气管良性肿瘤和恶性肿瘤病人，自出现症状至做出诊断的间隔时间，一般分别约 25 个月和 8 个月。气管鳞癌病人的症状持续时间平均约为 4 个月，气管腺样囊性癌病人的症状持续时间平均为 12 个月。在症状持续时间长的病人中，约 23% 发生致命性窒息，约 29% 发生急性呼吸功能衰竭。

（四）诊断

1. X 线胸片　有的气管肿瘤病人的胸（颈）部正位、侧位及斜位 X 线片上，气管气柱阴影内有肿块影，但这种 X 线征象对肿瘤的手术切除及气管重建缺乏重要的参考价值。

2. CT 扫描　胸（颈）部 CT 扫描是诊断气管肿瘤的主要手段之一，其诊断价值有：

（1）通过多层螺旋 CT，能显示气管肿瘤的位置、受累气管的长度以及气管腔狭窄的程度。

（2）CT 扫描可大致确定肿瘤的性质：

1）气管良性肿瘤在 CT 片上多呈圆形或椭圆形，一般位于气管腔内侧，外观光滑，界限清晰，直径在 2cm 左右。软骨瘤和错构瘤可见钙化影。

2）气管恶性肿瘤可向气管上、下方侵袭，肿瘤表面多不规则或有溃疡形成，其基底部往往侵犯气管壁，甚至向气管腔外生长。

3）在 CT 片上发现纵隔和（或）肺门淋巴结肿大，则多为转移性淋巴结。

4）增强 CT 扫描能显示气管肿瘤与上腔静脉及纵隔内其他大血管之间的关系，对治疗手段的选择具有重要参考意义或为其提供依据。

不同类型的气管原发性恶性肿瘤，在 CT 片上并无特异的影像学表现，因此，不能用于鉴别诊断。

5）三维螺旋 CT 图像重建：可显示气管和主支气管肿瘤引起的病理解剖学改变，尤其是气管肿瘤导致气管狭窄而气管镜难以通过狭窄部位时。这一诊断手段对气管切除术式的选择更有意义。

3. MRI 优点为

（1）MRI 冠状位片和矢状位片可较为准确的显示气管肿瘤侵犯的长度，T_1 加权像能显示肿瘤周围的软组织阴影及纵隔内大血管有无受累。

（2）气管恶性肿瘤引起上腔静脉综合征时，MRI 血管造影可以代替常规血管造影检查。

4. 食管钡餐造影检查　气管肿瘤病人出现吞咽困难症状时，此项检查可发现食管受压或肿瘤浸润的征象，亦有助于了解肿瘤向气管腔外侵袭的范围与程度。

5. 气管镜检查　对气管肿瘤的诊断与治疗具有重要价值，对有的病例而言，是必需的诊断步骤。但是此项检查有导致气管急性梗阻和窒息的危险，因此，除了严格掌其适应证之外，必须高度重视和遵守技术要求。

（1）术前气管镜检查的优点

1）通过气管镜可以直接观察声带的活动以及喉和环状软骨的情况，这对气管上段肿瘤的外科治疗十分重要，因为必要时应施行环状软骨部分切除或喉切除术。

2）可以直视气管肿瘤大体表现，判断肿瘤的良、恶性，诊断正确率达 89%。

3）在直视下观察肿瘤所在部位气管腔的狭窄程度，有助于切除肿瘤时呼吸道的麻醉管理。

4）经气管镜咬取肿瘤组织进行活检，明确肿瘤的病理诊断，制定正确的治疗方案。

5）有些病人，纤维支气管镜能通过气管肿瘤部位而观察到肿瘤下端气管正常与否，同时能测量气管受累的长度，与X线检查所显示的长度进行比较与对照。

（2）对气管肿瘤病人进行气管镜检查的技术要求

1）气管镜检查应由有临床经验、能正确处理气管梗阻和气管内肿瘤出血性并发症的医师施行，保证病人呼吸道通畅。

2）气管镜检查应在手术室进行，检查过程中要有训练有素的麻醉师协助。

3）检查前，要准备好抢救物品。

4）检查应在病人清醒状态下进行。检查应正确、轻巧和细心，咬取活检组织时要警惕肿瘤出血而导致病人窒息的可能。

5）对有的病例，气管镜检查应在手术开始前施行，咬取活检组织做快速冷冻切片检查，明确肿瘤的组织类型，供术者进一步决定手术治疗方案。

6）在内镜下看清肿瘤之后，是否进行活检取决于肿瘤的血供和气管腔狭窄的程度。如有损伤气管和引起肿瘤大出血的可能，禁忌咬取活检组织。

7）病人有明显的气管梗阻症状时，要用硬质气管镜进行检查。

气管肿瘤病人接受气管镜检查时，并发症的发生率约为10%。

第二节　气管良性肿瘤

临床上常见的气管良性肿瘤有软骨瘤、乳头状瘤、纤维瘤及血管瘤。

儿童气管良性肿瘤好发于气管的上1/3处，成人好发于气管的下1/3处；肿瘤一般发自气管膜部。

（一）气管良性肿瘤的组织类型 据文献报道，气管良性肿瘤约有15种（表8－1）。

表8－1 气管良性肿瘤的组织类型

鳞状乳头状瘤	
	多发性鳞状乳头状瘤
	孤立性（单发）鳞状乳头状瘤
多形性腺瘤	
颗粒细胞瘤	
纤维组织细胞瘤	
平滑肌瘤	
软骨瘤	
成软骨细胞瘤	
神经鞘瘤	
副神经节瘤	
血管瘤	
血管畸形（变形）	
成肌细胞瘤	
脂肪瘤	
黄瘤	
假性肉瘤	
其他	球状瘤（血管球瘤）
	神经纤维瘤
	错构瘤

（二）常见的气管良性肿瘤

1. 软骨瘤（chondroma） 是最常见的气管良性间质瘤，多起源于重复的正常软骨组织。其病因不明。男性多见，男女之比为4:1。特点是：

（1）用气管镜观察时，肿瘤呈白色结节状突向气管腔内，质较硬，不易咬取到活检组织。这一大体特点有助于诊断。

（2）气管软骨瘤的血液供给少，可经气管镜将其切除。因软骨瘤可发生恶变，发展为软骨肉瘤，临床上多采用气管袖式切除术切除肿瘤。

2. 乳头状瘤（papilloma） 气管孤立性鳞状乳头状瘤见于成人。肿瘤多有蒂，瘤体表面覆盖有鳞状上皮。在显微镜下观察，可见瘤细胞不典型。气管乳头状瘤亦可为多发，生长缓慢。

气管孤立性乳头状瘤可用内镜切除，肿瘤基底部再用Nd：YAG激光切除及烧灼。之后定期进行内镜复查（随访），遇有肿瘤复发者，宜用激光切除。偶尔，气管乳头状瘤能发生恶变。

3. 纤维瘤（fibroma） 气管纤维瘤约占成人气管良性肿瘤的20%，比气管原发性纤维肉瘤更为多见，然而与纤维组织细胞瘤的鉴别诊断存在一定困难。镜下，可见肿瘤由镶嵌在细胞间胶原中的成纤维细胞组成，界限清楚。

气管纤维瘤一般可经气管镜将其摘除，手术操作比较简单，其基底部用激光进行烧灼，术后不易复发。对肿瘤复发的病人，多选择外科手术切除术，可施行气管段或袖式切除术。

4. 血管瘤（hemangioma） 气管血管瘤可起源于气管，亦可以是纵隔血管瘤蔓延到气管腔内。它与小儿皮肤血管瘤有相似之处，即出生后约1个月瘤体增大，约1年后肿瘤生长速度自然变慢。

气管血管瘤的治疗方法有以下几种：

(1) 首先进行气管切开造口术，之后予以小剂量放疗，使肿瘤缩小和自然消退。

(2) 小儿和儿童气管血管瘤可用皮质激素治疗，促使肿瘤退化。

(3) 有的气管血管瘤病人可进行严密观察，不急于进行治疗，因为这种肿瘤有自然退化的现象。

(4) 位于气管下段、体积较大的血管瘤，需要进行外科手术切除治疗。术前要制定详尽的手术方案，术中要保证病人呼吸道通畅和气体交换。必要时，可采用心肺短路及肿瘤切除术。

5. 颗粒细胞瘤（granular cell tumor） 一般认为这种肿瘤属于神经源性肿瘤，起源于 Schwann 细胞。气管颗粒细胞瘤少见，而且迄今未看到发生恶变的病例报道。其他部位的颗粒细胞瘤可发生恶变。其外观呈息肉样，表面光滑而无蒂。

气管颗粒细胞瘤和颗粒细胞成肌细胞瘤的治疗方法有下列几种可供术者选择：

(1) 外科手术切除治疗：肿瘤直径大于 1cm 的病例，可采用气管部分（窗形）切除术或气管袖式切除术。瘤体较大者，易累及气管全层。

(2) 经内镜 Nd：YAG 激光治疗：多用于肿瘤直径小于 1cm 及外科手术切除术后肿瘤复发的病人。

(3) 经内镜用双极电刀烧灼：适用于瘤体较小或术后肿瘤局部复发的病例。

6. 纤维组织细胞瘤（fibrous histiocytoma） 气管纤维组织细胞瘤的组织学表现与生物学行为属于良性，但有向局部气管壁浸润的表现。有的肿瘤基底部较宽，有的瘤体内有明显的炎症表现，偶尔称之为炎性假瘤。

诊断明确的气管纤维组织细胞瘤，应选择气管袖式切除术切除肿瘤。术后要长期随访。

7. 血管球瘤（glomus tumor） 气管血管球瘤起源于气管

内动静脉吻合支周围的特殊细胞。在镜下，瘤细胞核居细胞中央，呈圆形或椭圆形，称为球细胞。在进行组织学检查时，气管血管球瘤有时容易与类癌相混淆，因此需要免疫组化检查，明确病理诊断。瘤体小，质软，呈红色。

气管血管球瘤可向气管外蔓延，肿瘤内血管丰富。治疗方法为气管袖式切除术或气管段切除术。应彻底切除肿瘤，预防肿瘤术后复发。

8. 脂肪瘤（lipoma） 气管脂肪瘤罕见，起源于气管壁，位于气管黏膜下，瘤体较大者可导致气管腔堵塞或气管梗阻。有的病例在出现临床症状时，胸部 CT 扫描显示瘤体占据局部气管腔达 90% 左右。

气管脂肪瘤的外科手术切除疗效满意。术后局部肿瘤复发者，可采用激光疗法。

9. 平滑肌瘤（leiomyoma） 气管平滑肌瘤好发于气管下段 1/3 处，向腔内突起。可根据病人与肿瘤的具体情况，选择外科手术切除肿瘤或用内镜切除之。术后病人预后良好，肿瘤极少复发。

10. 神经纤维瘤（neurofibroma） 气管神经纤维瘤起源于 Schwann 细胞，含有神经纤维。典型的气管神经纤维瘤生长缓慢，肿瘤基底部较广，能侵犯气管壁，而且具有潜在恶性的倾向；病人无合并全身性神经纤维瘤病（多发性神经纤维瘤）的临床表现。气管神经纤维瘤的标准治疗方法为气管段切除术。

11. 错构瘤（hamartoma） 气管错构瘤是由气管的正常组织结构形成的良性肿瘤或瘤样增生。其病理学特点是由一种或多种正常组织成分构成，但结构（排列组合）混乱，呈局限性生长，主要成分为软骨与纤维组织，可含有脂肪、平滑肌、神经或腺体，有的可见钙化。

绝大多数错构瘤位于肺间质。约 10% 位于主支气管或者气管黏膜下，外观呈息肉样，但质硬，体积较大者能导致呼吸道梗阻。

在胸部X线平片和CT片上，气管错构瘤表现为位于气管腔内的圆形、椭圆形、结节状或分叶状阴影；密度较高，边缘锐利，界限清晰；如果瘤体内钙化呈粗或细的颗粒状或“爆米花”样，具有诊断意义，误诊的几率很低。

气管错构瘤不发生恶变，经内镜切除即能治愈，术后不复发，疗效满意。

第三节　原发性气管恶性肿瘤

（一）定义　在临床上，将原发于环状软骨下缘至隆嵴之间的恶性肿瘤称为原发性气管恶性肿瘤，主要为气管癌，不包括肺癌累及气管的病例。

原发性气管癌罕见，占全部胸部恶性肿瘤的1%。其中鳞癌和腺样囊性癌为主。

（二）病理组织类型　原发性气管恶性肿瘤的病理组织类型见表8-2，起源于气管的各种组织。

表8-2　原发性气管恶性肿瘤的病理组织类型

腺样囊性癌
鳞癌（鳞状细胞癌）
类癌
典型类癌
非典型类癌
黏液表皮样癌
血管外皮细胞瘤
腺癌

续 表

小细胞癌
纤维肉瘤
黑色素瘤
软骨肉瘤
梭形细胞癌
横纹肌肉瘤
腺鳞细胞癌（腺鳞癌）
浆细胞瘤
其他
平滑肌肉瘤
淋巴瘤
骨髓瘤

（三）鳞癌（squamous cell carcinoma） 原发性气管鳞癌占全部气管恶性肿瘤的50%，好发于气管下段1/3处，往往发生于气管后壁；男性多见，男女之比为4∶1。病人多数为重度吸烟者。气管鳞癌起源于气管黏膜层。

1. 临床表现 气管鳞癌病人的临床症状不多，早期症状有隐匿性。约1/3的病人有症状。

（1）刺激性干咳与痰中带血是病人较为常见的症状。

（2）瘤体较大者，病人有呼吸困难和喘鸣。尤其在困倦、熟睡时因肌肉松弛和气管腔狭窄加重，呼吸困难更为显著。

喘鸣发生在呼气末或吸气初，能随体位的改变而诱发、加重或者减轻。

（3）声音嘶哑较为多见，是肿瘤侵犯喉返神经的表现。

2. CT表现 气管鳞癌病人的CT扫描片上，可有以下主要表现（图像）：

（1）肿瘤从气管后壁黏膜向气管腔内生长，呈圆形、结节状或不规则肿块影，表面光滑或者粗糙；有的肿块影基底部比较宽，并与气管壁相连，界限不清。

（2）肿瘤部位气管壁全层受累增厚或向腔外生长，局部气管腔呈不规则狭窄。

（3）局部气管增厚而不均匀，范围较广，边界不清楚；病变向气管腔内突起，管腔呈偏心性狭窄。这种 CT 图像提示肿瘤弥漫性侵袭气管壁。

（4）肿瘤侵犯气管壁全层及纵隔内重要结构，有的可见纵隔淋巴结明显肿大（转移）。

（5）肿瘤累及主支气管时，可有阻塞性肺炎或肺不张的征象。

气管鳞癌一般播散到纵隔淋巴结，约 33% 发生颈部淋巴结转移。

3．影响气管鳞癌手术切除的因素　约 50% 的气管鳞癌病人在确诊时已经侵犯气管壁全层，1/3 的病人可以进行手术切除治疗。影响其手术治疗的主要因素有：

（1）肿瘤侵犯气管的范围过长，切除肿瘤后无法完成气管重建。

（2）肿瘤累及纵隔重要结构。

（3）肿瘤发生远处转移。

气管鳞癌病人接受外科手术切除治疗后，纵隔淋巴结的分期与气管切缘有癌组织残留（阳性），是影响预后的重要因素。

（四）腺样囊性癌（adenoid cystic carcinoma）

1．病理　腺样囊性癌原发于气管腺体（黏液腺上皮），组织学表现与起源于涎腺的腺样囊性癌相同。其临床病理特点如下：

（1）气管腺样囊性癌常见于气管上 1/3 处，是最常见的气管恶性肿瘤，发病率为40% ~46%，与吸烟嗜好无关。

（2）肿瘤生长缓慢，属于低度恶性肿瘤。病人自出现临床症状至做出诊断的间隔时间在1年左右。

（3）气管腺样囊性癌具有向黏膜下播散的特点，因此，术后气管切缘癌组织阳性率较高。但通过术后放疗，能达到长期控制肿瘤复发的目的。

（4）在镜下，瘤细胞大小一致、排列成片状，可见清晰的腺管结构；有些细胞排列成表皮样，可见黏液与表皮细胞，提示为黏液表皮样瘤。恶性程度高者，镜下瘤细胞不典型，有坏死区和淋巴管、血管受侵的表现。

（5）腺样囊性癌能穿透气管软骨环侵犯毗邻气管的神经（鞘）并可直接侵袭纵隔内其他结构或器官。

（6）气管腺样囊性癌很少播散到纵隔淋巴结，但可以转移到肺或其他远处器官。其血行转移的发生率可达45%，其中肺转移达76%左右。

（7）病人术后的长期生存率（效果）并不取决于气管切缘癌细胞阳性或引流区淋巴结转移。

（五）类癌（carcinoid tumor） 气管类癌按其病理组织学表现，分为典型和不典型两种类型。肿瘤呈圆形，常有菲薄的结缔组织包膜。

1．典型类癌 其生物学表现为“良性”，在进行外科手术治疗时，气管切缘只要超过肿瘤边缘少许即可，不要求较广泛的切除气管组织（气管软骨及其环韧带）。

2．非典型类癌 其肿瘤生物学行为具有显著潜在恶性特点，肿瘤侵袭范围能超出气管范围，与大细胞神经内分泌肿瘤和小细胞癌相似。约50%的病人有淋巴结转移。因此，在进行手术治疗时，应尽量彻底切除肿瘤。

（六）腺癌（adenocarcinoma） 原发性气管腺癌不包括支气管腺癌侵犯气管下段或者隆嵴的病例，约占气管恶性肿瘤的10%。因其具有直接播散到纵隔内邻近组织结构与转移到引流区淋巴结的病理特点，病人的长期生存率低。

在治疗时，如果病人的全身健康条件允许，手术切除肿瘤的把握比较大，手术技术上无困难者，应该首先选择外科手术治疗，术后予以其他辅助治疗，提高治疗效果。

（七）小细胞癌（small cell carcinoma） 气管原发性小细胞癌的发病率很低，约占胸部小细胞癌的6%。小细胞癌属于神经内分泌肿瘤，起源于嗜银细胞（Kulchitsky 细胞）。在电镜下，多数手术标本的瘤细胞内可发现神经内分泌颗粒。小细胞癌容易与非典型类癌混淆，在进行病理学检查时需要作免疫组化分析。

与小细胞肺癌的自然病程相比，原发性气管小细胞癌病人的预后很差。治疗应首选化疗和局部放疗。

第四节 原发性气管肿瘤的治疗原则及预后

瘤体较大的原发性气管肿瘤病人多数有程度不同的气管狭窄，表现为呼吸困难和（或）喘鸣，可导致病人窒息死亡，要求做到早期诊断和早期治疗。在治疗时，要遵循以下原则：

（一）气管良性肿瘤

1. 病理诊断明确、瘤体比较小的良性肿瘤（如脂肪瘤、孤立性鳞状乳头状瘤及错构瘤等），尽量用内镜治疗。

2. 瘤体较大、基底部较宽，估计经内镜切除后局部复发的可能性大的气管良性肿瘤，应选择肿瘤气管段（袖式）切除术或窗式气管切除术。这类肿瘤累及气管的距离（长度）一般为1～2cm，气管段的切除和气管端端吻合术在技术上并无困难。

3. 气管良性肿瘤病人在治疗后，要定期复查和随访。发现肿瘤有局部复发者，应及时处理。

（二）原发性气管恶性肿瘤

1. 诊断明确、经术前检查证实肿瘤可以切除、气管重建无困难的病例，应施行气管恶性肿瘤切除和Ⅰ期气管重建术。常用的术式有：

（1）袖式切除术。

（2）隆嵴切除与重建术。

（3）有的要做纵隔气管造口术。允许气管安全切除的长度为4~5cm。

2. 在气管重建术中，假体的使用要慎重，不提倡用假体重建气管。因为与其有关的严重术后并发症和死亡率很高，可高达40%左右。

3. 肿瘤侵袭范围较广，外侵显著的病人，如果气管梗阻症状不重、可选择术前放疗。

4. 气管腺样囊性癌的手术治疗宜相对估息，不强求气管切缘阴性，因为气管切缘有癌组织残留（阳性）并不影响术后长期生存率。

5. 气管恶性肿瘤有远处转的病人，原则上不应进行外科手术治疗。

6. 晚期气管原发性恶性肿瘤有呼吸道梗阻和（或）咯血的病例，如无内镜治疗禁忌，可选择内镜与气管内支架置人等姑息性治疗。

（三）原发性气管恶性肿瘤的预后

1. 鳞癌　外科手术切除肿瘤结合术后放疗的病人，一般3年生存率约为25%，5年和10年生存率为13%。有的术后5年、10年生存率分别达47%和36%。肿瘤的分期和切除彻底与否是影响长期生存率的重要因素。

2. 腺样囊性癌　外科手术治疗的效果最佳。切除肿瘤后，3年生存率为71%，5年生存率为66%~73%，10年生存率达51%~57%。术后平均生存时间可长达9年。术后病理检查气管切缘阳性以及术后放疗，并不显著影响病人的长期生存率。

（四）手术切口与基本术式　原发性气管肿瘤常用手术切口与基本术式如图 8－1、图 8－2 所示。

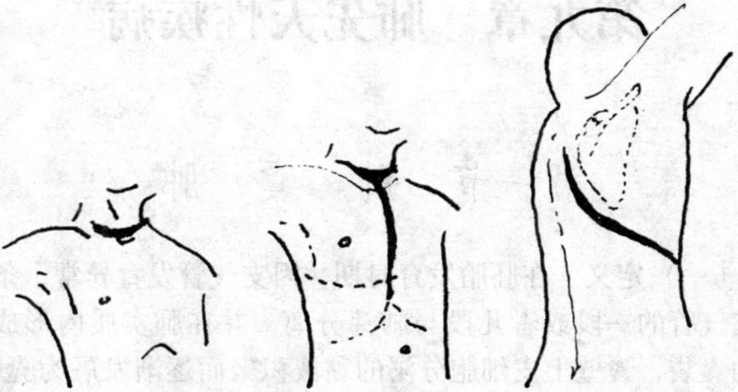

图 8－1　原发性气管肿瘤切除术常用切口

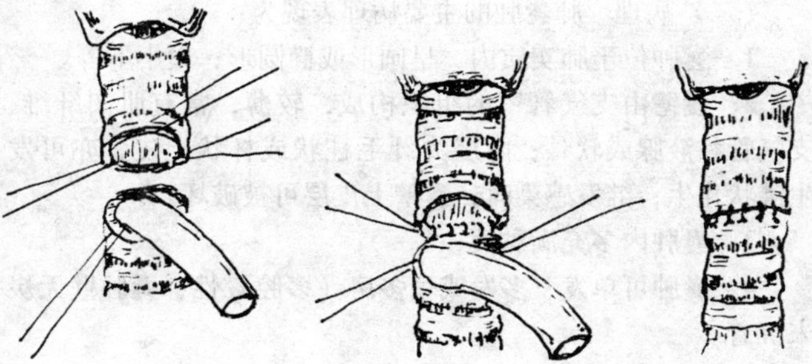

（1）　　（2）　　（3）

图 8－2　气管袖式切除术

（1）切除气管肿瘤后，经气管下断端插入气管内插管维持通气和麻醉；气管两断端缝置牵引线

（2）用 3－0 可吸收缝线间断吻合气管后壁（膜部），拔除气管下断端内气管插管，并将原气管插管插至吻合口远端的气管腔，维持通气和麻醉

（3）用 3－0 可吸收缝线间断全层吻合气管两断端侧壁和前壁，完成气管袖式切除术

第九章 肺先天性疾病

第一节 肺 囊 肿

（一）定义 在胚胎发育时期，因支气管发育异常，条索状支气管的一段或者几段与肺芽分离，并在肺实质内形成中空的囊袋，囊壁上皮细胞分泌的黏液积聚而逐渐发展为囊肿，称为肺内型支气管囊肿或肺囊肿（cyst of lung）。是常见的肺先天性疾病之一。

（二）病理 肺囊肿的主要病理表现为：

1. 囊肿位于肺实质内，呈圆形或椭圆形，大小不等。

2. 囊壁由支气管壁的组织构成，较薄，常有肌肉纤维、支气管黏液腺或软骨；内层为纤毛柱状或杯状上皮，亦可发生鳞状化生；继发感染时，囊壁上皮层可被破坏。

3. 囊肿内多充满黏液。

4. 囊肿可单发、多发或呈多房（多腔）性；囊肿壁无炭末沉着。

（三）分类 肺囊肿属于先天性支气管囊肿。在临床上将其分为三类。

1. 液囊肿 囊肿与支气管未沟通，囊肿内容为黏液，称之为液囊肿或者闭合性囊肿。

2. 气囊肿（气液囊肿） 肺囊肿破裂后与支气管沟通，囊腔内含有黏液和气体。

3. 张力性囊肿 肺囊肿与支气管沟通，而且沟通处的支气管有活瓣作用，囊内的空气张力增加时，囊肿压迫周围肺组织并使纵隔向健侧移位者，称为张力性囊肿。

一叶肺或一侧全肺被多个肺囊肿囊腔所代替、占据，称为多囊肺，外观呈蜂窝状。有的需要与囊状支气管扩张症进行鉴别。

（四）临床表现

1. 肺囊肿多见于10岁以下的小儿和20～40岁的成年人。约20%的小儿和儿童无症状。

2. 肺囊肿继发感染或合并肺炎时，可出现相应的症状和体征；有些病例有肺脓毒血症的临床表现。

3. 肺囊肿体积较大者可压迫周围肺实质和支气管，病人多有干咳、喘鸣和呼吸困难症状。

4. 张力性囊肿可出现严重的呼吸困难和发绀，与张力性气胸的临床表现相似，多见于小儿。

5. 张力性囊肿破裂后，可造成张力性气胸。

6. 累及一侧全肺的多囊肺病人的症状，有的与支气管扩张症相似，要注意鉴别诊断。

（五）临床诊断　主要依靠胸部X线摄片检查和CT扫描。偶尔可做胸部MRI检查。

1. X线胸片

（1）肺囊肿多位于左肺上叶、右肺上叶及左肺下叶，右肺下叶较少见。

（2）气囊肿及液囊肿呈圆形，轮廓清楚，壁薄，囊腔内可有气液面；囊腔内无肺纹理（图9-1，图9-2）。

（3）张力性囊肿一般较大，可见纵隔移向健侧，患侧膈肌下移；肋间隙增宽，周围肺组织显著受压（图9-3）。

（4）多囊肺表现为在一个肺叶或一侧全肺内的多发性圆形或多角形大小不等的含气囊腔，腔内有气液面。典型者呈蜂窝状。

2. 胸部CT扫描　肺囊肿在胸部CT扫描片上的主要表现有以下一些特点供诊断参考：

（1）液囊肿：一般表现为直径3～5cm的圆形或椭圆形软

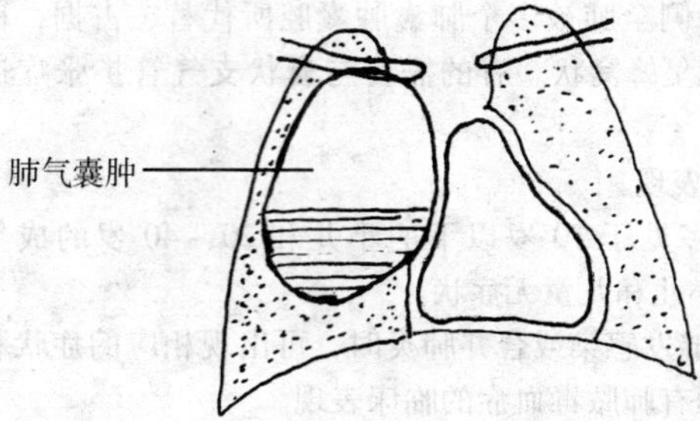

图 9－1 肺气囊肿在 X 线胸片上的表现

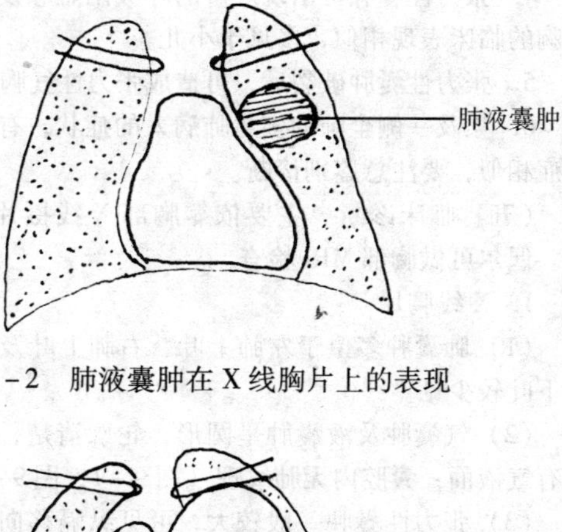

图 9－2 肺液囊肿在 X 线胸片上的表现

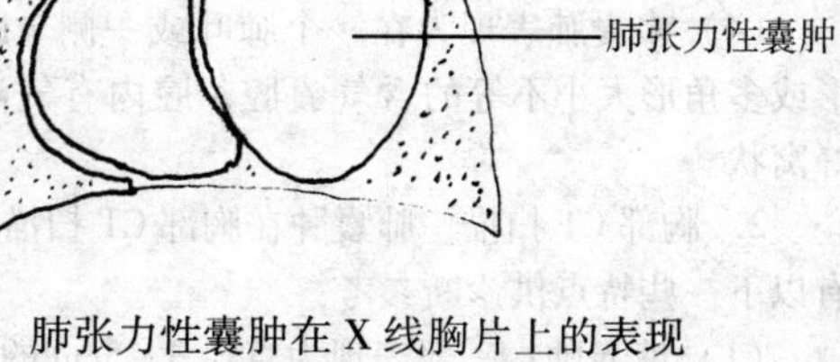

图 9－3 肺张力性囊肿在 X 线胸片上的表现

组织肿块影，单发，位于肺实质内；边缘较清楚，密度均匀，CT 值比较高（25～40Hu）。有的需要与肺孤立性实质性肿块进行鉴别诊断。

（2）气囊肿：在肺实质内可见单发（多发）的圆形囊肿及气液面，囊壁厚度约为 1mm。合并感染者，CT 片上表现为囊肿轮廓欠清晰，边缘组织增厚，囊肿腔内可见含气孤立阴影或结节影。有的囊壁可有点状或弧线状钙化影。

（3）张力性囊肿：在 CT 片上可见肺内有巨大充气囊肿；壁软薄，无明显强化表现；纵隔被囊肿推向健侧胸腔。囊肿破裂后有气胸征象。

（4）多囊肺：在肺实质内表现为大小不等和多发的蜂窝状含气阴影，并可见囊腔内有气液面。

3. 胸部 MRI 检查　在 MRI 片上，肺液囊肿的 T_1 加权和 T_2 加权图像的信号强度较高，有助于诊断和鉴别诊断。

（六）治疗原则

1. 临床诊断明确的肺囊肿，应择期进行外科手术切除治疗。常用术式有肺局部（楔形）切除术、肺叶切除术甚至一侧全肺切除术。

2. 张力性肺囊肿病例，尤其是小儿和儿童有胸内脏器受压及缺氧者，需要紧急处理。

3. 并发张力性气胸的病人，首先处理张力性气胸，之后相机进行肺囊肿的手术治疗。

诊断清楚、治疗及时和正确的肺囊肿病人，并发症的发生率和手术死亡率接近 0%。

第二节　肺隔离症

（一）定义　是一种较多见的先天性肺发育畸形，即一部分胚胎肺组织（肺叶或肺段组织）与正常肺组织相互隔离、与正常支气管不交通，而且具有异常的动脉和静脉，故称之为肺隔离症（pulmonary sequestration）。

（二）病理特点

1. 隔离的肺组织是未发育的支气管肺组织，与肺主体隔离，无呼吸功能和炭末沉着。

2. 被隔离的肺组织内支气管分泌物潴留时，其病理改变表现与肺囊肿（液囊肿）相同。

3. 叶内型肺隔离症可继发感染，甚至会形成脓肿，出现相应的病理学改变。

4. 隔离肺的动脉血管内压力可比正常肺动脉压力高6倍，能导致隔离肺组织逐渐纤维化和囊性变，也容易导致该动脉血管粥样硬化。

5. 隔离肺的动脉血供来自体循环的血管，一般来自腹主动脉。这种异常动脉向上穿过膈肌进入隔离肺供给血液；其静脉多回流到同侧肺静脉，但也可以注入体循环静脉系统。

肺隔离症的异常血管及其血液循环，具有重要的临床意义。

（三）类型　肺隔离症按病理解剖部位，分为叶内型和叶外型两种类型（图9－4）。

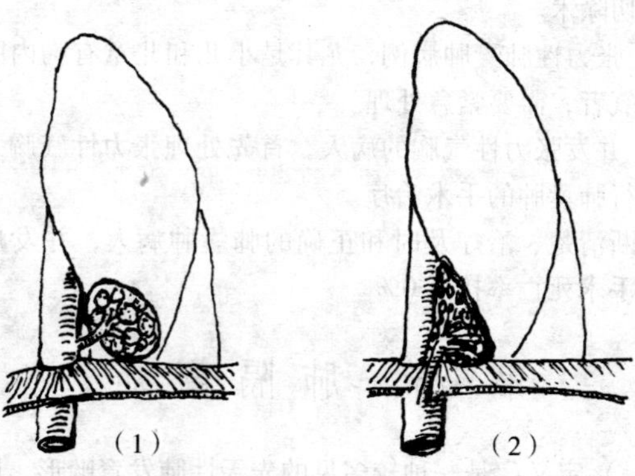

（1）　　（2）

图9－4　肺隔离症的类型

（1）叶内型肺隔离症　（2）叶外型肺隔离症

1. 叶内型肺隔离症　主要特点为：

(1) 隔离肺位于正常肺实质内，被同一层脏层胸膜所覆盖，隔离肺缺乏自身的脏层胸膜。

(2) 叶内型在临床上最常见，占全部肺隔离症的75%左右；与正常支气管沟通或不沟通。

(3) 约60%叶内型发生于左下肺内，约40%发生于右下肺内；二者容易继发感染。

(4) 异常动脉多数发自胸主动脉，少数来自腹主动脉；其静脉95%以上注入正常肺静脉，少数注入体循环系统静脉（奇静脉或半奇静脉）。异常动脉一般为1～3支，粗细不等，质较脆。

(5) 发生于左、右肺上叶和右肺中叶的叶内型肺隔离症少见。

2. 叶外型肺隔离症　主要特点为：

(1) 隔离肺与正常肺叶完全脱离，有自身的脏层胸膜，并与正常支气管不相通。男性多见。

(2) 叶外型较少见，占全部肺隔离症的25%左右。外观多呈三角形，90%位于左侧胸腔，有的位于纵隔、胸膜后或者膈下。

(3) 叶外型肺隔离症的静脉血一般注入奇静脉或半奇静脉系统，少数回流到正常肺静脉血管。

(4) 叶外型不继发感染，病人无症状，多在查体时偶然发现，易被误诊为胸内其他疾病。

(5) 约30%的叶外型病人合并膈疝。

(四) 临床表现

1. 叶内型肺隔离症可有以下临床表现：

(1) 小儿、儿童和年轻人多见。

(2) 隔离肺继发感染后有发热、咳嗽和咳脓痰，重症病人有全身中毒症状。

(3) 有的病人表现为反复发作的左下肺肺炎。

（4）隔离肺慢性感染形成肺脓肿后，临床表现与一般慢性肺脓肿相似或者相同。

（5）隔离肺的异常供血动脉发生退行性动脉硬化者，可有咯血；若在隔离肺内形成假性动脉瘤，破入支气管后造成致命性大咯血。

（6）新生儿患叶内型隔离肺时，其异常动脉内的高流量动脉血液不断回流到正常肺静脉，能导致充血性心力衰竭。

2. 叶外型肺膈离症　常合并其他先天性疾病。

（五）临床诊断　肺隔离症的临床诊断除了解病史和查体之外，主要依靠胸部X线摄片检查和CT扫描。

1. 胸部X线平片　主要X线征象为：

（1）在左或右肺下叶基底段（背段）可见薄壁囊肿影、块影或分叶状致密影，常单发，边缘清楚。左下肺基底段为好发部位。

（2）有的囊性阴影内有一个或者几个空腔，内有空气和气液面，提示与相邻支气管交通。

（3）病灶继发慢性感染者，其周围肺组织有炎性表现。

（4）在正位片上，囊性（实性）阴影常在心膈角处；在侧位片上，阴影靠近胸椎体。

（5）叶外型肺隔离症阴影绝大多数在左侧胸腔后肋膈角部位，一般呈三角形，密度均匀。

2. 胸部CT扫描　为重要诊断方法，在CT片上可有以下表现：

（1）左或右下肺叶靠近脊柱部位有囊性肿块影，呈圆形或椭圆形，边界清晰，一般为单发；有的囊性肿块影内可见气液面；囊壁薄，并有强化现象，大小5~12cm。

（2）囊性肿块影常与纵隔或膈肌接触，而且接触面较广。

（3）在增强CT扫描片上，在病变阴影内有时可显示异常动脉血管影；有的囊性病变内有多血管现象；少数有斑点状钙化灶。

（4）利用CT图像多平面重建技术，常能发现隔离肺的异常供血动脉及其起源。

3. 胸部MRI检查　往往能显示隔离肺的异常动脉，具有诊断意义，基本可代替血管造影术。

4. 彩色Doppler超声检查　怀疑新生儿患有肺隔离症时，常能看到其胸内高回声肿块阴影和发现起源于主动脉的异常动脉。

5. 个别病人为明确诊断，偶尔需要做主动脉逆行血管造影检查。

（六）治疗　肺隔离症一经发现并诊断清楚后，若无手术禁忌，都应进行外科手术治疗。

1. 叶内型　由于合并继发性感染以及异常供血动脉引起的左向右分流（体-肺循环分流）所致血流动力学改变，宜早期治疗。一般采用肺叶切除术。术中要正确处理隔离肺的供血动脉，避免因误伤而发生术中大出血，危及病人生命。

2. 叶外型　行单纯隔离肺切除术。合并有其他先天性畸形的病例，如有可能，应同时予以外科手术治疗，如先天性膈疝修补术等。

第三节　肺动静脉瘘

（一）定义　肺动静脉瘘（pulmonary arteriovenous fistulae）是因肺毛细血管发育畸形或发育不全而形成的一个或者多个血管瘤样囊腔，并在肺实质内形成肺动静脉短路。其注入血管为肺动脉，回流血管为肺静脉。流经囊腔的血液不在肺毛细血管网（丛）进行氧合，经肺静脉直接回流到左心，形成心外右向左分流。

（二）病因　一般认为肺动静脉瘘是先天性基因突变引起的遗传性疾病，因为56%～87%的病人合并Rendu-Osler-Weber病（ROWD）。ROWD又称为遗传性出血性毛细血管扩张（hereclitary hemorrhagic telangiectasis，HHT）。而 20% ROWD 病人又能发展为肺动静脉瘘。

（三）类型 肺动静脉瘘按其在肺内的部位和病变的大小，采用病理解剖学方法将其分为 5 大类型及其他亚型（表 9-1）。

表 9-1 肺动静脉瘘的类型

Ⅰ型	无动脉瘤的多发性小动静脉瘘
Ⅱ型	大单发性动静脉瘤，周围型
Ⅲa 型	大单发性动静脉瘤，中心型
Ⅲb 型	大动静脉瘤伴有异常静脉引流
Ⅲc 型	多发性小动静脉瘘伴有异常静脉引流
Ⅳa 型	大单发性静脉瘤伴有体循环动脉交通
Ⅳb 型	大单发性静脉瘤，无动静脉瘘和肺静脉曲张
Ⅴ型	无动静脉瘘的不规则静脉引流

（四）病理和病理生理

1. 肺动静脉瘘好发于左上肺舌段、右肺中叶及两下肺。约 2/3 病变为单发，1/3 为多发。病变可累及一个肺段、一叶肺、一侧或两侧全肺。随着年龄增长，病变内肺动脉压力较高而形成瘤样扩张。

2. 瘘腔大小不等，直径 1～5cm。进入瘘腔的肺动脉一般为 1 支，回流静脉常为 2 支或者 2 支以上（图 9-5）。

3. 瘘壁菲薄，由内皮细胞、胶原及少量平滑肌纤维构成，与一般静脉壁的结构相似。

4. 多数瘘腔位于肺脏层胸膜下周边部，也可以在肺实质内。一旦肺动静脉瘘破入胸腔或者破入支气管，便导致自发

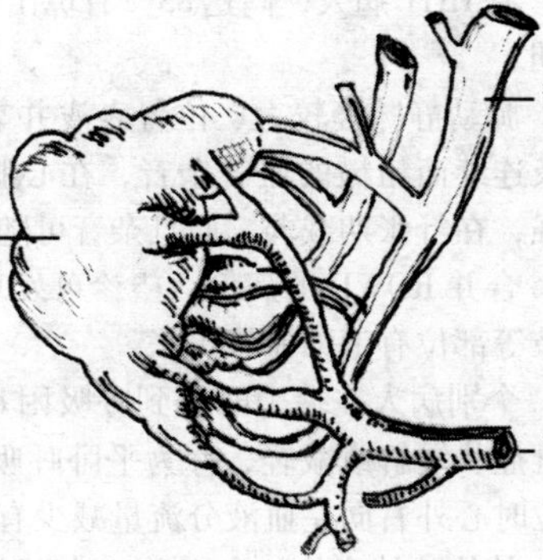

图 9－5　肺动静脉瘘的构成

性血胸或大咯血，可危及生命。

5. 通往瘘囊的肺动脉血流量较大时，因其未经氧合而注入静脉，动脉氧分压（PaO_2）和血氧饱和度（SaO_2）均降低，但瘘囊近端的心内压、血管内压和心排血量正常；心脏无扩大，心电图检查一般无异常。

（四）临床表现

1. 肺动静脉瘘发病无性别差异，女性以显性基因及不完全外显率进行遗传。临床症状和体征与瘘的大小、具体位置及右向左分流量的多少关系密切。病变直径小于 2cm 时常无症状。

2. 常见症状和体征

（1）病人在用力或运动时感到呼吸困难、心悸及容易疲劳是最常见的症状。

（2）肺循环血液通过瘘囊时，右向左分流量达到 25% ~ 30% 者，病人一般有发绀。近 20% 的病例有发绀、红细胞增多症和杵状指（趾）三联症。肺动静脉瘘破入胸腔和大咯血少见。

(3) 有HHT病人，高达85%有鼻出血，而且鼻出血多始于青春期。

(4) 肺动静脉瘘较大、位置表浅并靠近胸壁时，胸部听诊可闻及连续而粗糙的血管杂音，在心脏收缩期与深呼吸时杂音增强，在舒张期减弱，而且杂音可随体位的改变而变化。

(5) 合并ROWD的病例，望诊可发现面部、口腔、胸壁以及上肢等部位有毛细血管扩张。

(6) 个别病人在端坐时感到呼吸困难，而改为平卧位时呼吸困难症状缓解或减轻，称为平卧呼吸（platypnea），认为与平卧位时心外右向左血液分流量减少有关。

(7) 其他肺外症状：头痛，一过性脑缺血、胸痛、咳嗽、耳鸣、眩晕及眼部症状。

（五）诊断

1. 胸部X线平片　肺动静脉瘘病人中，98%在胸部X线平片上有异常改变。多表现为肺野中可见密度较高、边界清楚的分叶状阴影，并藉扩张变粗的线条状静脉血管影与同侧肺门结构相连。1/2～2/3病例为单发肺部阴影，其余呈多发或双肺病变阴影。

2. 胸部X线透视　在透视下，嘱病人做Valsalva试验，可见肺部分叶状病灶阴影变小，或可见阴影有搏动；在肺循环血流量增加时，能看到患侧肺门血管搏动幅度增大现象。

3. 胸部CT扫描　对肺动静脉的诊断准确率高达98%左右。CT平扫可见肺内有大小不等、密度均匀的肿块影或结节状影，有的阴影有明显分叶。增强CT扫描可见阴影迅速强化和与瘘沟通的肺动、静脉血管影；形成瘘的血管影一般比较粗大，扭曲呈蚯蚓状。在CT片上，据肺动静脉瘘的形态分为三型：

(1) 结节型：病变直径小于3cm的孤立性结节影，最为多见。

（2）团块型：病变直径大于3cm，有分叶。

（3）弥漫型：病灶大小不等，弥散于一侧或者双侧肺野内。

近年来，螺旋CT扫描基本上可代替血管造影检查。

4. MRI检查　能显示肺动静脉瘘的供血动脉、多发性（弥漫型）病变及其更为具体的解剖部位，也有利于与肺血管瘤的鉴别诊断。

5. 肺动脉血管造影　对有的诊断较困难的病例，此项检查能显示肺动静脉瘘的部位、大小、形态、数目、与肺血管的关系以及CT扫描未能发现的病变，对治疗手段的选择有重要帮助。

（六）并发症　肺动静脉瘘虽不常见，但其并发症有时可危及生命，应该重视。

1. 自发性血胸　位置表浅的肺动静脉瘘因其囊腔壁薄、质脆，可自发破裂而造成程度不等的血胸。大量血胸能导致病人休克甚至死亡。

2. 大咯血　这一症状不多见。

3. 长期低氧血症。

4. 脑栓塞或脑脓肿　因肺动静脉瘘损害肺毛细血管网及其滤过功能，加之有的病人患红细胞增多症，容易在病变部位形成栓子，进而导致脑栓塞或脑脓肿。

5. 肺动静脉瘘右向左分流量很大的病人，可发生充血性心力衰竭。

（七）治疗　肺动静脉瘘有进行性发展倾向，并能发生严重并发症；因此，一经确诊，无手术禁忌证，无论有无症状，应进行外科手术治疗。术式取决于病变的位置、大小与数量等因素。

1. 肺局部切除术　位于脏层胸膜下、位置表浅及肺周边部的肺动静脉瘘，尽量选择肺局部切除术（楔形切除术），以代替肺段切除术。

2. 肺动静脉瘘切除术（fistulectomy） 术中探查发现瘘与周围结缔组织及肺组织之间界限清楚、位置表浅且解剖、游离瘘无困难者，可行单纯动静脉瘘切除术，尽量保留正常肺组织。

3. 位于肺实质深部的肺动静脉瘘，如局限于肺段或一个肺叶，应进行肺段或肺叶切除术。

4. 一侧全肺切除术 一侧肺有 1～2 个大的肺动静脉瘘，而且合并全肺弥漫性毛细血管扩张或多发性肺动静脉瘘，另一侧肺无病变、肺功能正常者，可考虑患侧全肺切除术。

5. 分期两肺局部切除术 两侧肺有大的单发性周围型动静脉瘘（Ⅱ型）者，可分期、分侧别施行肺局部（楔形）切除术。

肺动静脉瘘合并肺动脉高压者，应视为手术禁忌证。肺动静脉瘘病人的自然预后不良。

多发性肺动静脉瘘合并大量肺循环血右向左分流的病例，可选择栓塞疗法。

第十章 慢性肺化脓症

第一节 慢性肺脓肿

（一）定义 肺化脓性感染未得到及时诊断和治疗，经6~7周后，在肺原发性化脓性感染的肺实质内形成脓肿或者脓性肺实质溶解者，称为慢性肺脓肿（chronic pulmonary abscess）。

（二）病因和发病机制

1. 病因

（1）误吸：病人在全身麻醉、酗酒、大量服用安眠药或昏迷等状态下，误吸带有感染源的口腔、呼吸道分泌物和呕吐物或异物；鼻腔或口腔手术时误吸血块或脓液（块）。误吸是引起肺脓肿的最常见的原因。两肺上叶、下叶背段和基底段是吸入性肺脓肿的易发部位。

（2）肺脓栓：人体其他部位的化脓性感染形成的脓栓经血行到达肺的小血管并使其栓塞，局部肺组织因脓栓梗死而发生缺血性坏死，继而在此病理基础上形成化脓性感染及肺脓肿。这种发病机制为血源性感染（栓塞性肺脓肿）。

（3）肺创伤：肺的钝性或贯通伤以及创伤性肺血肿继发化脓性感染后，如果处理不当或致病菌毒力很强，能逐渐发展为慢性肺脓肿。

2. 引起肺脓肿的常见致病菌有 肺炎球菌、葡萄球菌、链球菌及一些厌氧菌。

混合厌氧菌感染所导致的肺脓肿病人，其脓痰有恶臭，称腐败性肺脓肿。

3. 导致肺脓肿的主要因素包括：①牙齿与牙周疾病；②麻醉；③酗酒；④癫痫；⑤神经肌肉疾病合并肺大泡性肺功能不全；⑥食管运动功能障碍性疾病；⑦其他原因所致支气管梗阻。

4. 肺脓肿的发病机制如图 10－1 所示。

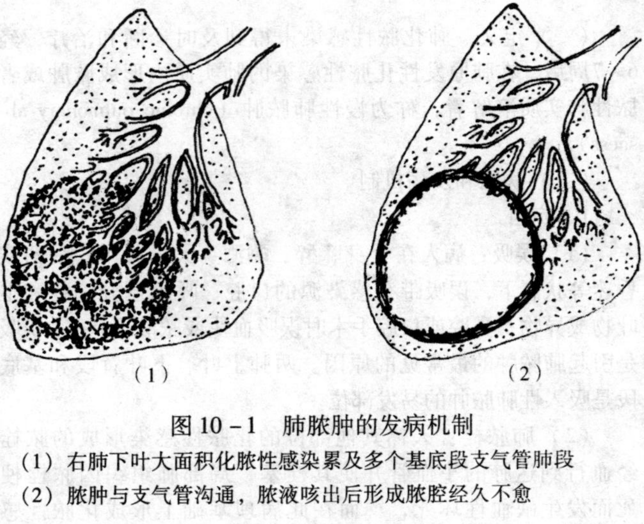

（1）　　　　　　　　　　（2）

图 10－1　肺脓肿的发病机制

（1）右肺下叶大面积化脓性感染累及多个基底段支气管肺段

（2）脓肿与支气管沟通，脓液咳出后形成脓腔经久不愈

（三）分类与好发部位　在临床上，将肺脓肿分为原发性和继发性两种（表 10－1）。因右、左两肺的支气管在解剖学上存在较大差异，肺脓肿的好发部位便随这种解剖差异有显著不同。约 70% 的肺脓肿发生于右肺，约 30% 发生于左肺。两肺上叶后段及下叶背段肺脓肿的发病率最高（图 10－2）。

表 10－1 肺脓肿的分类及相关因素

分类	相关因素
原发性肺脓肿（急性或慢性）	误吸含有厌氧菌的物质
	特异性肺炎
	其他
继发性肺脓肿	肺部患有其他相关疾病
	胸外感染源“转移”到肺
	肺癌造成支气管阻塞
	支气管食管瘘
	误吸异物至支气管
	肺梗死
	大泡性肺气肿

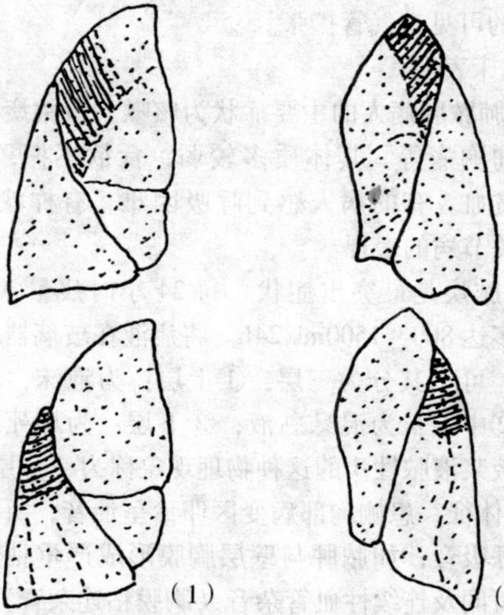

图 10－2 肺脓肿在各肺段的好发部位（阴影所示）
（1）右肺 （2）左肺

（四）病理

1. 慢性肺脓肿的大体病理改变主要为：

（1）脓肿一般位于有关肺叶或肺段的浅表部位。发生于肺实质深部的慢性肺脓肿少见。

（2）肺脓肿脓腔与一个或一个以上的小支气管沟通而形成外引流，成为含有脓液（脓痰）的囊腔，其周围有肉芽组织新生并不断排出脓性渗出物；脓腔多比较大。

（3）若脓肿得不到有效治疗及控制，则其发展不受肺段和肺叶等解剖界限的约束，脓肿可超出原发病变部位，侵及相关的肺段或肺叶，形成相互沟通的多个脓腔的毁损性病灶。

2. 慢性肺脓肿的镜下表现主要为：

（1）肺组织呈轻度或中度炎性充血水肿。

（2）渗出物中有多量白细胞、淋巴细胞和浆细胞。

（3）局部肺泡壁完全破坏；脓肿壁由纤维组织构成。

（4）有的可见支气管扩张。

（五）临床表现

1. 慢性肺脓肿病人的主要症状为咳嗽、咳脓痰、有时有咯血、发热和胸痛等。其体质多较弱，食欲不振，脉搏快，消瘦，常有贫血。有的病人感到呼吸困难、有杵状指（趾）或肥大性骨关节病的表现。

2. 大量脓痰是最突出症状　每 24 小时痰量常在 300ml 以上，有的多达 800～1500ml/24h。将痰液在玻璃器皿内收集后静置观察，可见其分为三层：①上层：为泡沫，泡沫下为脓性成分；②中层：为混悬黏液；③下层：为坏死组织，呈灰绿色。黏液浆液脓性痰的这种物理现象称为“分层痰”。

3. 主要体征　患侧胸部病变区叩诊呈浊音，听诊可闻及啰音或管性呼吸音；如脓肿与壁层胸膜形成严重粘连与侧支循环，有时可闻及连续性血管杂音（胸膜粘连杂音）。

（六）诊断　慢性肺脓肿的诊断除重视病史和查体外，主要依靠胸部 X 线摄片检查和 CT 扫描。

1. 胸部X线平片

（1）表现为较大的单发或多腔的厚壁空洞阴影；结合胸部侧位平片，能确定脓肿的具体部位。

（2）95%的肺脓肿发生于左、右肺下叶背段和右上肺后段或其腋亚段。

（3）脓肿与支气管沟通后，可见气液平面。

（4）有的脓肿表现为边缘清晰的块影，要注意鉴别诊断。

2. 胸部CT扫描　能清楚显示脓肿的部位、大小、气液平面、脓肿壁的厚度以及并发的支气管扩张症。

3. 气管镜检查　主要目的为：①明确病变部位的支气管内有无肿瘤或阻塞；②按常规，应刷取病变部位支气管腔内脓液做细菌培养和药物敏感试验，在选择使用抗生素时作为参考。

（七）治疗　慢性肺脓肿病人的治疗除一般支持疗法和抗感染治疗外，多需要施行肺叶或一侧全肺切除术。其主要手术适应证为：

1. 内科治疗无效，临床症状和体征长期不见好转的病人，因脓腔壁增厚与上皮化保守治疗无效。

2. 脓腔直径大于6cm的巨大慢性肺脓肿。

3. 肺脓肿并发大咯血、脓胸或支气管胸膜瘘的病例。

4. 肺脓肿不能排除肺癌的病例。

肺脓肿的主要治疗步骤如图10-3所示。

第二节　支气管扩张症

（一）定义　支气管及其周围肺组织的慢性化脓性感染损害、破坏支气管壁，导致支气管的扩张与变形，称为支气管扩张症（bronchiectasis）。

（二）病因　本病是支气管和肺的化脓性感染、支气管引流不畅或有阻塞（梗死）、病人的防御功能有缺陷等病因相互

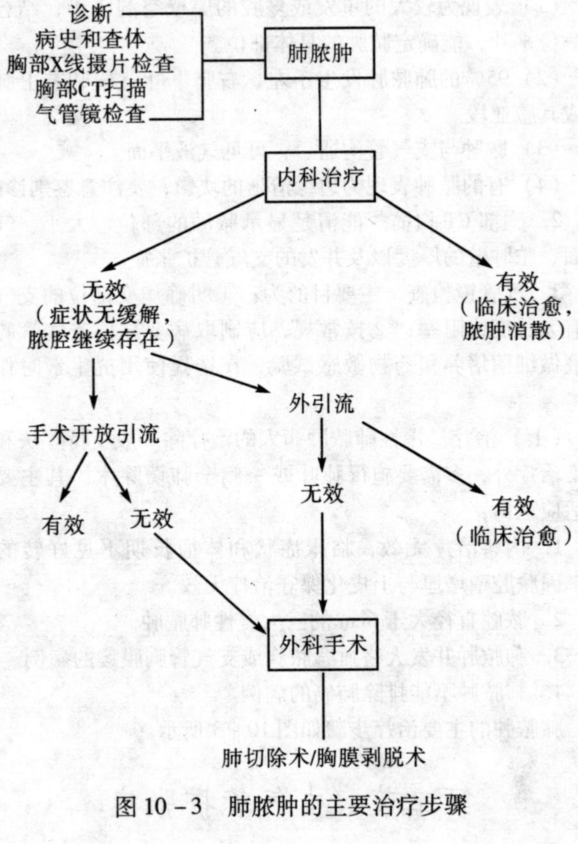

图 10－3 肺脓肿的主要治疗步骤

作用所致。免疫功能有损害的病人，支气管黏膜的纤毛运动失常，呼吸道内可见免疫效应细胞、嗜中性蛋白酶与炎性细胞激动素，使支气管发生严重感染与透壁炎症反应，最终导致支气管扩张症。

目前将其病因分为3种（表 10－2）。

表 10－2 支气管扩张症的病因

先天性

先天性囊状支气管扩张症

选择性免疫球蛋白 A（IgA）缺乏症

原发性低丙种球蛋白血症

肺囊性纤维变性或纤维化

α_1－抗胰蛋白酶缺乏症

Kartagener 综合征（右位心、支气管扩张及鼻窦炎三联症）

先天性支气管软骨缺乏症

肺隔离症

获得性

呼吸道及肺部感染

支气管阻塞或梗阻

腔内性：肿瘤，异物

腔外性：肿大淋巴结压迫支气管

中叶综合征

肺结核瘢痕牵引

获得性低丙种球蛋白血症

（三）病理和病理生理

1．大体病理改变

（1）肺切除标本剖面见支气管呈囊状或柱状扩张，多数呈混合性支气管扩张，而且是一叶肺、某一肺段或一侧全肺

Ⅱ~Ⅳ级支气管受累；受累支气管达肺膜之下，扩张程度轻重不一。

（2）受累支气管常聚拢成束而僵硬，失去弹性；腔内充满黏稠脓性渗出物并有恶臭；黏膜萎缩变平或增生肥厚。

（3）病肺因纤维化和瘢痕形成而体积缩小；肺泡充气减少；肺因炭末沉着少而呈淡红色。支气管旁淋巴结往往肿大，偶有钙化并侵蚀局部支气管。

2. 镜下病理改变

（1）支气管壁的肌层　弹力纤维、黏液腺和软骨因化脓性感染遭到破坏，被瘢痕组织所代替，可见炎性细胞浸润。周围肺组织的肺泡常呈无气状萎缩或硬化。

（2）病变严重部位的支气管黏膜大部萎缩或消失，多有鳞状上皮化生并覆盖有假复层鳞状上皮和黏液细胞。

（3）病肺支气管动脉扩张、增厚并富有侧支循环血管，而且支气管动脉与肺动脉可形成短路（吻合），有的毛细血管扩张而形成血管瘤，这是病人发生咯血症状的病理学基础。

（4）病肺实质有纤维化和急、慢性炎症表现。

（5）病变严重而范围较广的支气管扩张症病人，常有阻塞性肺通气障碍：

1）气流速度指标与用力肺活量（FVC）、1s 用力呼气容积（FEV_1）及最大通气量（MVV）均下降。

2）残总比（RV/TLC%）增高。随着病变的发展，肺功能损害加重。

3）通气与血流比例失调和气体弥散功能障碍，可导致氧的吸收减少和血氧饱和度（SaO_2）下降。同时，因肺动脉高压，严重者可引起心力衰竭。

（四）分类与好发部位

1. 分类　支气管扩张症按其大体病理表现和进行支气管碘油造影时的 X 线征象，分为 3 种类型。

（1）囊状扩张：扩张的支气管呈圆形盲袋状，大小不等，大的囊状阴影直径可达2～3cm；有的囊状扩张阴影多而密集，形如一簇葡萄，囊腔内可有气液面。此型多为肺部感染、支气管内异物或支气管狭窄所致，常发生于末梢支气管，是外科手术治疗的主要适应证。

（2）柱状扩张：受累支气管呈均匀或不规则扩大，远近两端支气管腔粗细可相等或远端扩大增粗呈圆锥形，有的呈枯树枝状，其远端支气管与肺实质连通而非呈盲袋。柱状扩张多与肺结核和免疫功能损害（缺陷）有关，在临床上最为多见，占支气管扩张症病人总数的50%以上。

（3）混合型扩张：又称曲张型支气管扩张，是囊状和柱状扩张混合存在。受累支气管形态不规则或呈念珠状，外形如曲张的静脉。发病率仅次于柱状扩张，居第2位。

2. 好发部位　支气管扩张症以好发部位统计，一般为左肺多于右肺，下叶肺多于上叶肺。右肺下叶合并中叶、左肺下叶合并左上肺舌段以及右肺中叶单发者亦较常见。按发病率的高低为序，其解剖学部位分布如表10－3所示。

表10－3　支气管扩张症的解剖学部位分布
（以发病率高低为序）

左肺下叶支气管（最常见，居第1位）	
右肺中叶支气管，左上肺舌段支气管（居第2位）	
左侧全肺支气管 右侧全肺支气管	二者之比为9:7
右肺上叶支气管 左肺上叶支气管	二者之比为4:1

（五）临床表现

1. 支气管扩张症多见于儿童、青少年和中年人。突出的临床表现是病人有反复发作的呼吸道感染；最明显的症状为咳嗽和咳出多量黏稠脓性痰液，有时伴有咯血，持续时间为数月、数年甚至数十年，可伴有呼吸困难和喘息等。

2. 病人多体弱乏力。感冒后易发生肺部感染，痰量增加，容易误诊为“肺炎”。病史长的病人有慢性全身中毒症状。

3. 查体时，有的病人有杵状指。胸部听诊患侧肺有哮鸣音、湿性啰音或管性呼吸音。

（六）诊断　本病的临床诊断依靠胸部X线摄片检查和CT扫描。后者已代替传统的支气管碘油造影检查。个别病例应做气管镜检查。

1. 胸部X线平片　支气管扩张症的主要征象有：

(1) 受累肺叶或肺段的纹理聚拢而界限不清楚，提示支气管周围组织结构纤维化及其容积减少。

(2) 在病变范围较为广泛的病例，肺野内可见散在的囊状间隙，间隙内偶尔有气液面。

(3) 支气管扩张严重者，肺野内可呈“蜂窝样”表现，为局部肺实质纤维化和发生肺气肿所致，并非扩张的支气管形成的X线征象。

2. 胸部CT扫描　能显示扩张的支气管、支气管周围的炎性改变及肺实质的病变。

(1) 囊状扩张：在CT片上可看到念珠状或簇状图像；较大的囊腔阴影内可有气液面；扩大的囊腔在单一CT扫描层面或多个连续扫描层面上，呈长条状排列。主要累及V级以下支气管。

(2) 柱状扩张：扩张的支气管在CT片上显示出管腔扩大、管壁增厚而边缘光滑的图像。管腔内径大于伴行的肺动脉，但看不到或者缺少正常支气管逐渐由粗变细的锥形表现。

(3) 混合型：其CT图像的特点为扩张的支气管外形不规则、曲屈状或间有念珠状征象。

高分辨率 CT（HRCT）对支气管扩张症的诊断敏感性达 82%，诊断特异性达 99%，假阳性率为 1%，假阴性率约 2%。

3. 气管镜检查　病人有严重或大咯血症状，临床诊断怀疑呼吸道有异物或不能排除肿瘤的病例，需要做气管镜检查。

4. 其他　怀疑支气管扩张症为先天性食管支气管瘘所致者，应进行食管钡餐（碘油）造影和食管镜检查确定诊断，避免误诊。

（七）治疗

1. 内科治疗　适用于早期病变不重、两肺病变广泛、年龄在 8 岁以下或年龄在 50 岁以上，以及因其他疾病不宜进行外科手术治疗的病人。内科治疗的目的和主要方法为：

（1）预防并控制肺部感染，适当应用抗生素。

（2）体位引流。

（3）全身支持疗法。

因全身免疫功能缺陷或基因异常所致支气管扩张症的病人，不能采用内科治疗。

2. 外科手术治疗　是治疗本病的可靠而有效的手段。

（1）主要手术适应证

1）病变局限于一侧肺、肺段或肺叶的病例。

2）症状长期存在、反复发作而内科保守治疗无效的病例。

3）反复肺部感染合并咯血或大咯血的病例。

（2）术式：①肺段切除术；②肺叶切除术；③肺叶加肺段切除术；④支气管剔除术。

（3）手术适应证选择正确、术式合理，支气管扩张症的病人术后远期疗效满意率达 70% ~80%，各种术后并发症的发生率为 11% ~13%，手术死亡率为 0% ~3.5%。术后残留症状的原因较多。

第十一章 右肺中叶综合征与支气管结石

第一节 右肺中叶综合征

（一）定义 各种原因和因素所引起的右肺中叶不张称为右肺中叶综合征（right middle lobe syndrome），简称中叶综合征。多表现为孤立性中叶不张。

（二）病因及发病机制

1. 解剖因素

（1）右肺中叶支气管发自右支气管的前壁，向前下外方向走行，细而长；在其起始部周围有三组淋巴结，位于前、外、内侧三面。这些淋巴结因炎症或结核杆菌感染而肿大时，压迫中叶支气管而使之狭窄或闭塞，引起中叶膨胀不全或完全不张。

（2）肺泡经 Kohn 孔通气是保持肺正常通气的重要机制之一，在肺段或肺叶支气管有阻塞时有助于保持远侧肺膨胀。但在解剖学上，右肺中叶比较游离，约 80% 的病人中肺裂（水平裂）发育完全或部分发育，因此缺乏侧支通气，容易发生中叶不张。

2. 中叶疾病 中叶综合征可由中叶疾病所致，其周围淋巴结不一定肿大。与中叶综合征关系密切的中叶疾病有：①中叶炎症或结核；②中叶支气管扩张症；③中叶良、恶性肿瘤；④误吸；⑤其他中叶疾病。

中叶支气管及其周围淋巴结如图 11 -1 所示。

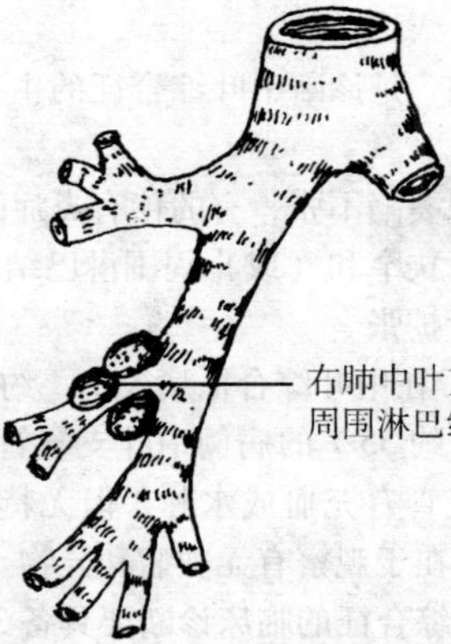

图 11－1　中叶支气管及其周围淋巴结（右肺）

（二）临床表现

1. 多数中叶综合征病人无症状。另一部分病人诉有胸痛、咳嗽、咳痰，偶尔有咯血；有的病人表现为反复发热，往往是中叶感染所致。

2. 较为典型的临床症状有反复的发作性肺部感染、间断咯血与持续性中叶不张，病人可有数年的反复肺部感染病史。

3. 无特异性体征。

（三）诊断　除结合病史之外，主要根据以下诊断方法：

1. 胸部 X 线摄片检查　在 X 线胸部平片上，中叶综合征的征象有：

（1）中叶萎陷、收缩，体积明显缩小。因无气体充盈而呈部分或完全中叶不张征象。

（2）可有右肺门淋巴结肿大和钙化。

（3）右心缘可见中叶不张阴影或右心缘模糊不清。在胸部 X 线侧位片上，中叶不张的 X 线征象更为清楚。

右肺中叶不张的胸部正、侧位 X 线摄片检查所见 X 线征象如图 11－2 所示。

2．胸部 CT 扫描 是诊断中叶综合征的主要手段，在 CT 片上的主要表现为：

（1）中叶肺组织萎陷不张，有的伴有炎症改变。

（2）中叶支气管狭窄和（或）周围淋巴结肿大、钙化。

（3）中叶支气管扩张。

3．气管镜检查 在中叶综合征病人中，约 50% 病例气管镜检查无异常发现；约 35% 的病例中叶支气管腔狭窄或有肿瘤；约 15% 中叶支气管有充血或水肿，但无特异性改变。气管镜检查的主要目的在于观察有无肿瘤和异物。

一般而言，中叶综合征的临床诊断要具备 3 个病理条件：

（1）中叶支气管淋巴结呈炎性肿大。

（2）中叶支气管狭窄。

（3）中叶不张伴阻塞性肺炎。

同时具备这些条件的病人并不多。

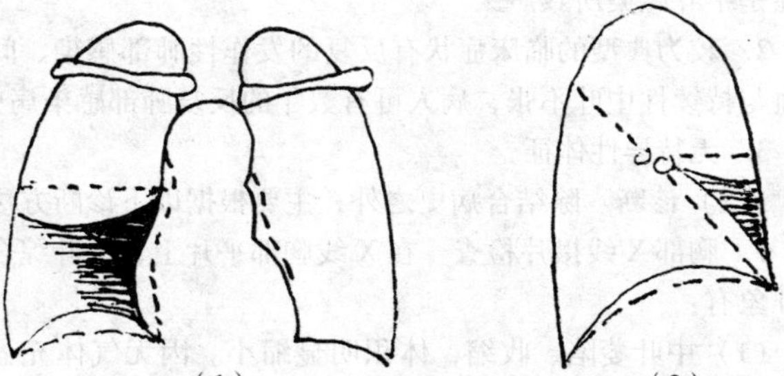

（1） （2）

图 11－2 右肺中叶不张的 X 线胸片所见

（1）正位片见右心缘模糊及三角形阴影，尖端向外

（2）侧位片见右肺水平裂和斜裂相互靠近，不张的中叶呈带状密度增高影

（四）治疗

1. 内科治疗 中叶综合征病人经临床检查证实虽有中叶不张、体积缩小，但中叶支气管腔无阻塞、病人无临床症状时，应首先进行内科治疗并密切观察。

2. 外科手术治疗

（1）中叶综合征病人的手术适应证如下：

1）中叶萎陷不张、中叶支气管狭窄并有反复发作性感染的病例，或有中叶支气管扩张者。

2）经检查，证实中叶不张的病因为中叶支气管肿瘤，或者不能排除中叶肺癌的病人。

3）检查发现中叶支气管周围淋巴结肿大或钙化而侵蚀中叶支气管并导致中叶综合征者。

（2）术式多选择中叶切除术。有的病人要施行双肺叶切除术，如中下肺叶或中上肺叶切除术。

第二节 支气管结石

（一）定义 肺门处的支气管肺淋巴结因炎症、结核或其他原因发生钙化，淋巴结内的钙盐侵蚀毗邻的支气管壁，并有一部分突向支气管腔内的病理改变及引起的临床表现称为支气管结石（broncholithiasis）。其中包括支气管腔内形成的结石。这是一种少见而有致命性并发症的疾病。

（二）病因和发病机制

1. 支气管结石的病因仍不太清楚。一般认为是在炎症过程中肉芽肿愈合的组织反应所致，最常见于肺的荚膜组织胞浆菌感染和肺结核。病变从肺实质累及支气管肺淋巴结中心后，在其后的愈合过程中钙盐沉积在淋巴结并逐渐钙化。由于呼吸运动和心脏搏动，钙化淋巴结可压迫、侵蚀毗邻的支气管壁，淋巴结中的结石可穿透支气管壁或脱落到支气管腔内，形成支气管结石。结石主要化学成分为碳酸钙。

2．支气管结石的其他来源有　支气管内异物、支气管扩张症病人痰液中钙盐含量较高或支气管软骨组织坏死脱落到支气管腔，最后形成支气管结石等。

（三）临床表现

1．病人有刺激性咳嗽、咳痰、咯血、发热或寒战，有时伴有胸痛。

2．若咳嗽时咳出结石，便可确诊。

3．结石侵蚀、穿透支气管及其毗邻的肺动脉时，可导致大咯血而危及生命。

4．有的病人能并发食管支气管瘘。

（四）诊断

1．X线胸片　能显示支气管肺淋巴结钙化阴影，有的可见支气管扭曲征象。结合病史和临床症状，诊断一般多无困难。

2．胸部CT扫描

（1）在CT片上可见支气管肺淋巴结内大小不等的钙化灶，边缘锐利或有棘状突起穿破支气管腔，一部分钙化灶嵌入支气管腔内，局部管腔有狭窄。病变位置与X线胸片所见一致。

（2）结石部位可有阻塞性肺炎或肺不张图像。

（3）右侧支气管结石较左侧多见。

3．气管镜检查

（1）直视下可窥见支气管腔内有结石或结石从管壁突向管腔。

（2）局部支气管有炎症改变与出血，以及支气管扭曲。

（3）有呼吸道食管瘘的病例，有时能看到瘘的大小及位置，吞服亚甲蓝溶液能明确诊断。如有需要，可行食管钡餐（碘油）造影检查。

4．诊断支气管结石的条件

（1）病人有临床症状。

(2) 支气管肺淋巴结钙化后结石侵蚀到支气管腔内并形成支气管结石或肺结石。

(3) 局部相应部位的支气管扭曲或部分梗阻，伴有肺部感染和毁损。

(五) 治疗　单纯的支气管肺淋巴结钙化不需要治疗。

1. 支气管结石需要外科手术治疗的适应证如下：

(1) 支气管结石引起的顽固而难以控制的刺激性咳嗽病例，或反复咯血的病例。

(2) 支气管结石造成支气管狭窄而发生反复呼吸道感染和肺部毁损的病例。

(3) 因支气管结石继发食管支气管瘘者。

2. 外科手术治疗的目的是去除引起症状的支气管结石，切除已形成不可逆损害的支气管和肺。

3. 切除的范围取决于支气管结石（钙化淋巴结）所在部位、肺实质毁损的程度和解剖关系，尽可能保留正常的肺组织。术中，钙化淋巴结往往与肺动脉形成严重炎性粘连，在分离和解剖肺动脉时要采取可靠措施预防其损伤而发生大出血。

4. 可供选择术式有：①支气管结石切除术；②肺段切除术；③肺叶切除术。

用内镜进行支气管结石切除术是另一种可供选择的术式。但适于此种治疗手段的病例很少，而且并发症的发生率高达35%以上，要慎重考虑。

第十二章　肺结核的外科治疗

结核仍然是全球范围内最常见的传染病之一，世界近 1/3 的人口感染过结核杆菌。1993 年，世界卫生组织（WHO）宣布结核为全球性健康紧急问题。

据 2003 年的统计资料，全球每年有 800 万新结核病例，并且每年有 300 万人因结核病而死亡。亚洲、非洲、南美洲和前东欧国家是结核高发区。美国每年约有 15000 例新结核病人。

近年来，结核杆菌对多种抗结核药物产生耐药，是内科治疗结核的一个难题。这类病人大多数需要外科手术治疗，效果满意。

第一节　肺结核的手术适应证和禁忌证

（一）定义　肺结核（pulmonary tuberculosis）是由结核杆菌引起的慢性及缓发性传染病，是临床上最常见的结核病。

（二）肺结核的手术适应证　需要外科手术治疗的肺结核都是继发性结核，基本达成共识的手术适应证有下列几种：

1．空洞性肺结核　下列病人有手术适应证：

（1）采用抗结核初治与复治规则治疗后，肺空洞无明显变化或增大，痰菌阳性者，特别是结核杆菌耐药的病例。结核空洞含菌约 10^9 个。

（2）肺空洞病变虽痰菌阴性，但病人有明显症状或继发感染，经内科治疗无效者。

（3）不能排除肺癌性空洞的病例。

（4）非典型分枝杆菌肺空洞，经抗结核治疗后疗效不佳或高度耐药的病人。

2．肺结核球　以下病例需要手术治疗：

（1）肺结核球经规则抗结核治疗18个月后，痰菌阳性并咯血者。

（2）肺部球形灶不能排除肺癌的病人。

（3）肺结核球直径大于3cm，经规则抗结核治疗后病灶形态无变化的病人，可作为相对手术适应证。

3．结核性毁损肺　经规则抗结核治疗后仍排菌或反复咯血与继发感染的病例。

4．结核性脓胸经内科治疗无效者。

5．结核性支气管狭窄　支气管内膜结核治疗后导致支气管瘢痕性狭窄（闭塞），或伴有远侧肺反复感染、病人有血痰及气促症状者。

6．肺门纵隔淋巴结结核　有下列情况的病人应进行手术治疗：

（1）经规则抗结核治疗后病灶增大者。

（2）病变压迫呼吸道引起严重呼吸困难症状的病人、儿童原发性肺结核导致支气管梗阻。

（3）病变穿破气管或支气管，引起肺不张、干酪性肺炎，内科治疗无效者。

（4）无法排除纵隔肿瘤的病人。

7．大咯血病人急诊手术适应证

（1）24小时咯血量大于600ml，经内科治疗无效的病例。

（2）咯血（出血）部位诊断明确者。

（3）大咯血病人的心肺功能和全身情况能耐受外科手术治疗者。

8．肺结核发生自发性气胸

（1）气胸反复发作（3次以上）的病人。

（2）气胸经胸腔闭式引流2周以上仍有肺漏气者。

(3) 液气胸有早期感染(脓胸)征象者。

(4) 血气胸经胸腔闭式引流后萎陷的肺仍不能复张的病例，或血气胸合并肺大泡的病例。

(5) 病人一侧发生自发性气胸，而且另一侧胸腔有气胸病史者，应及早手术处理。

(三) 术前注意事项

1. 要注意了解肺结核病人最初进行抗结核治疗时肺部病变的严重程度。如果发病时肺组织破坏严重，干酪样坏死广泛，病灶周围有纤维组织包裹者，内科治疗很难治愈。

2. 应了解抗结核治疗是否规则及充分。规则而充分的联合抗结核内科治疗能杀灭结核杆菌，使结核灶吸收愈合，否则很容易出现耐药菌。治疗方案要因人而异，多药长期治疗。

3. 详细了解肺结核病变与结核杆菌在内科治疗过程中的演变情况。肺部病变不吸收，空洞不缩小闭合，痰菌不转阴或发生耐药者，提示内科疗效差，宜进行外科手术治疗。

(四) 手术禁忌证

1. 病人全身情况不佳、心肺功能不全和不能耐受外科手术治疗者，应视为手术禁忌证。

2. 新近发生的肺结核未经规则而严格的内科抗结核治疗者。

3. 肺结核渗出性或干酪性病变表示病灶不稳定，术后结核复发可能很大，不应急于手术切除。

4. 肺功能显著下降、肺活量(VC)和最大通气量(MVV)占预计值的60%以下的重症肺结核病例，手术治疗要慎重考虑，权衡手术利弊和风险。

5. 儿童和70岁以上病人应列为相对手术禁忌。

6. 病人合并重度糖尿病、甲状腺功能亢进或其他疾病而未得到控制、全身情况未得到改善之前，不宜进行外科手术治疗。

第二节　术前准备

肺结核除特殊情况（如大咯血）外，其手术一般属于择期手术。为保证病人生命安全和提高手术疗效，要做好术前准备工作。

1. 加强全身营养支持疗法，改善病人的营养不良状况，保证血浆白蛋白在30g/L以上。

2. 根据病人痰液细菌培养与药物敏感试验结果，术前应进行至少3个月的内科规则的抗结核药物治疗，尽量使痰菌培养转阴。但约50%的肺结核患者为多药耐药，不强求手术时痰菌转阴。

3. 进行心肺功能检查，了解病人的心、肺功能储备情况，有利于肺切除术式的选择。

4. 术前1月内，重复一次胸部X线摄片检查和CT扫描，观察术前治疗的效果及有无其他肺部病变，尤其是健侧肺的状况。

5. 在术前，必要时再重复一次气管镜检查，这对支气管内结核病人更有意义。可验证术前抗结核治疗的效果和结核病变的转变。

6. 病人在术前1个月要戒烟，必要时进行体位引流（排痰），以改善肺部的手术条件。肺结核病人的健康肺组织往往有程度不同的感染，术后容易发生肺不张或其他肺部并发症。

7. 合并心血管疾病、糖尿病、肾功能或肝功能障碍以及其他疾病者，术前要予以控制和纠正。

第三节　术式的选择与术中注意事项

在肺结核的治疗中，外科手术治疗仍具有内科治疗不能替代的地位，发挥着重要作用。手术方法主要有肺切除术和萎陷疗法两种。

（一）肺切除术（pulmonary resection）

1. 肺切除术的目的　对肺结核病人进行肺切除术的目的有两个：

（1）切除对多种抗结核药物产生耐药的结核病灶，能有效解除结核杆菌的致病作用对人体的危害，消灭肺结核空洞，使痰菌培养在短期内转阴，从而减轻结核对肺及有关组织结构的病理损伤与瘢痕形成。

（2）肺组织因结核而发生不可逆转的器质性病变或破坏性并发症者，只有通过手术治疗才能治愈。

2. 肺切除术的原则　尽可能切除结核病灶与不健康的肺组织，尽量保留健康的肺组织、缩小肺切除范围，使病人在术后有较理想的生活质量。肺切除术的具体术式根据病情而定。主要取决于病人全身状况、心肺功能、结核病变的解剖部位与范围（严重程度）、结核杆菌耐药与否以及术中探查的结果。

（1）肺楔形切除术：肺周边部有比较表浅、已经确诊的结核灶（结核球、小的结核性肺空洞或干酪性结核等）可采用这种术式。

（2）肺叶切除术适用于：

1）结核病变局限于一个肺叶内、病灶范围较广（达两个肺段）、病变活动、痰菌阳性和有耐药菌株病例。

2）右肺中叶结核应施行中叶切除术，不宜行肺段切除术。

3）右肺上叶和左肺下叶是结核好发部位，因此，这两个部位的结核多采用肺叶切除术。肺叶切除术的手术并发症少，疗效可靠。

（3）袖式肺叶切除术：适用于支气管内结核导致支气管狭窄或闭合的病例，是一种理想的术式，要在结核得到控制后施行。术中要彻底切除有病变的支气管。在进行右肺上叶袖式切除术时，右主支气管近端切缘应达到隆突水平，远端切缘应达中、下叶支气管分叉水平之上0.5cm。

适于选择袖式肺叶切除术的结核病变范围如图12－1所示。

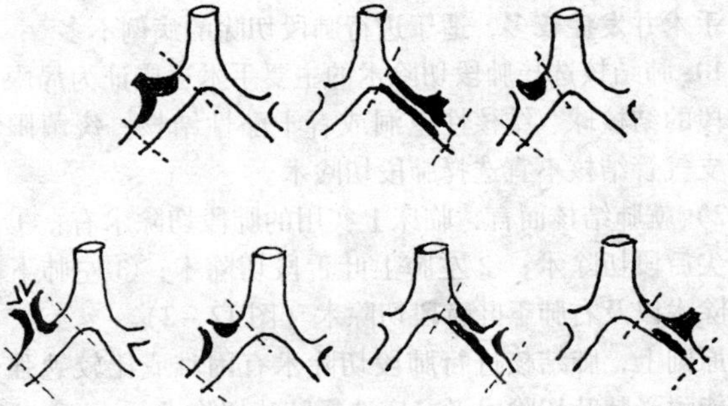

图12－1　适于进行袖式肺叶切除术的病变范围

（4）一侧全肺切除术：主要适应证是一侧结核性毁损肺及慢性多发性肺结核空洞。

1）在结核性毁损肺中，左全肺切除术约占80%，右全肺切除术占20%左右。左肺容易被多耐药菌株毁损或破坏，原因可能与左支气管的解剖特点有关：①左主支气管的口径比右主支气管小10%～15%，发病后引流功能容易遭到损害；②左主支气管通过纵隔时，其周围有主动脉弓，空间较为狭小、紧张；③左支气管无明显的中间段支气管，而且较右侧狭长。这种解剖结构有助于结核杆菌的生长繁殖和肺组织的破坏。

2）对结核性毁损肺施行一侧全肺切除术的目的在于：①消灭毁损肺引起的严重并发症；②切除病肺，去除病因，使痰菌在术后较短时间内转阴，预防术后结核复发；③切除血液循环不良、存在肺－体循环分流的毁损肺，使血流动力学恢复到比较正常的状态，改善病人的心肺功能。

（5）肺段切除术：是有限的肺切除术的典型术式。突出优点是减少肺切除范围，保留更多的健康（正常）肺组织，术后保持较好的肺功能和生活质量；其缺点是手术操作较复杂，手术并发症较多，适于进行肺段切除的病例不多。

1）肺结核选择肺段切除术的主要手术适应证为局限于一个肺段的结核球、结核性空洞或者干酪性结核。痰菌阳性及肺段支气管结核不宜选择肺段切除术。

2）就肺结核而言，临床上实用的肺段切除术有：①左肺上叶尖后段切除术；②左肺上叶舌段切除术；③左肺下叶背段切除术以及右肺下叶背段切除术（图 12－2）。

原则上，肺结核进行肺段切除术有困难或比较勉强，但病人能耐受肺叶切除术者，应选择肺叶切除术。

（二）萎陷疗法（collapse therapy）

1. 机制和原理

（1）结核杆菌属于专性需氧菌。采用萎陷疗法使肺结核空洞塌陷，中断空洞内结核杆菌的氧气供给，使之因缺氧而死亡。这是萎陷疗法的主要治疗机制之一。

（2）萎陷的肺组织的呼吸动力和血循减少，病肺血氧供给也下降，能抑制结核杆菌的生长繁殖，减轻中毒症状。

（3）肺萎陷后，解除了胸内膈肌、纵隔对病肺的牵引作用，促使结核性空洞闭合。

（4）胸廓成形术是最常用的萎陷疗法。其设计原理是切除患侧胸廓的多根肋骨而使胸壁塌陷，减少胸廓容积，塌陷的胸壁胸膜壁层和脏层以及纵隔胸膜对合，胸膜腔消失，病肺萎陷，达到治疗肺结核的目的。

2. 手术适应证

（1）一侧肺上叶尖后段纤维空洞型结核合并小空洞，同

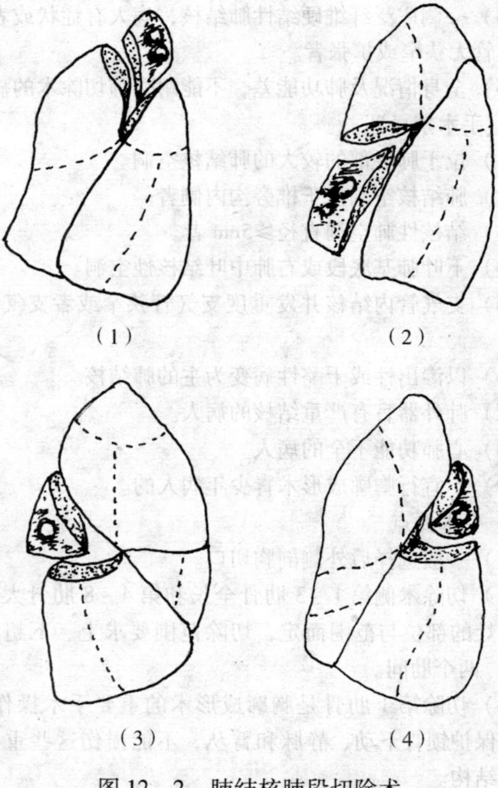

图 12－2　肺结核肺段切除术

（1）左肺上叶尖后段切除术

（2）左肺上叶舌段切除术

（3）右肺下叶背段切除术

（4）左肺下叶背段切除术

侧肺其他部位有局限性结核播散者。

（2）一侧肺下叶背段的纤维空洞型结核。

（3）肺结核合并结核性脓胸的病例。

（4）一侧广泛纤维硬结性肺结核，病人有症状或者排菌，但支气管无狭窄或扩张者。

（5）全身情况及肺功能差，不能耐受肺切除术的病人。

3. 手术禁忌证

（1）位于肺尖部的较大的肺结核空洞。

（2）肺结核空洞位于椎旁沟内侧者。

（3）结核性肺空洞直径≥5cm 者。

（4）下叶肺基底段或右肺中叶结核性空洞。

（5）支气管内结核并发重度支气管狭窄或者支气管扩张的病例。

（6）以渗出性或干酪性病变为主的肺结核。

（7）肺外器官有严重结核的病人。

（8）心肺功能不全的病人。

（9）不宜行胸廓成形术青少年病人的。

4. 手术要点

（1）一般选择后外侧剖胸切口。

（2）切除术侧第 1～3 肋骨全长和第 4～8 肋骨大部，视结核病灶的部位与范围而定，切除范围要求上、下超过病灶（空洞）两个肋间。

（3）切除第 1 肋骨是胸廓成形术的重要手术操作之一，要注意保护锁骨下动、静脉和臂丛，不能损伤这些重要血管和神经结构。

（4）术中尽量不损伤壁层胸膜，注意保护和保留肋间肌及肋间神经血管束。

（5）手术范围要足够，确保胸壁塌陷并压迫病肺，否则将导致术后结核复发。

（6）根据术中具体情况决定是否需要安装胸腔闭式引流管。

（7）缝合胸壁肌肉时要用可吸收缝线，应逐层仔细缝合，不留死腔或残腔。

（8）手术结束时切口部及其周围要加压包扎，保证胸壁萎陷。

Ⅰ期胸廓成形术肋骨切除的范围和胸壁萎陷的程度如图12－3所示（以右侧胸廓成形术为例）。

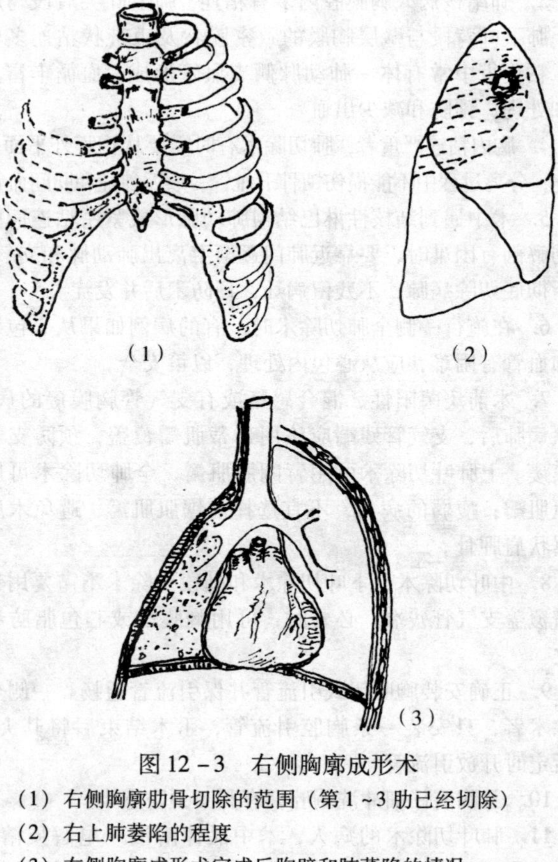

图12－3　右侧胸廓成形术

（1）右侧胸廓肋骨切除的范围（第1～3肋已经切除）

（2）右上肺萎陷的程度

（3）右侧胸廓成形术完成后胸壁和肺萎陷的情况

注：图中虚线表示要切除的肋骨和胸壁、肺萎陷的范围及程度

（三）肺切除术中注意事项

1. 麻醉　要选择气管内双腔支气管导管和全身麻醉，以控制术中肺萎陷，便于手术操作和预防对侧肺污染。

2. 手术切口　须选择后外侧剖胸切口。

3. 肺结核病人胸膜腔内多有粘连。肺上叶尖后段与胸膜顶、肺下叶背段与壁层胸膜的致密膜状及束带状粘连多较严重，粘连带中常有体－肺动脉侧支血管形成，血循丰富，要仔细处理，预防和减少出血。

4. 胸内粘连严重者，肺切除术有时需要从胸膜外平面分离粘连，分离过程中不能损伤锁骨下血管、喉返神经和肋间血管。

5. 术中遇到结核性淋巴结与肺动脉形成紧密粘连而肺动脉的解剖有困难时，要靠近肺门逐渐游离出肺动脉和支气管。最后彻底切除病肺，不残留病灶，预防术后并发症。

6. 在施行一侧全肺切除术时，有的病例如果从心包外处理肺血管有困难，应从心包内处理，以策安全。

7. 术前痰菌阳性、混合感染或有支气管胸膜瘘的病例，切除病肺后，支气管残端应该用带蒂肌瓣覆盖，预防支气管胸膜瘘。上肺叶切除术可用背阔肌肌瓣，全肺切除术可用肋间肌肌瓣；瘦弱的病人，不宜选择前锯肌肌瓣，避免术后形成翼状肩胛骨。

8. 中叶切除术、下叶切除术和肺段切除术不需要用带蒂肌瓣覆盖支气管残端。必要时，可用胸膜瓣或心包脂肪垫覆盖之。

9. 正确安装胸腔闭式引流管并保引流管通畅。一侧全肺切除术者，只安装一条胸腔引流管，手术结束后将其夹闭。术后定时开放引流管。

10. 关胸前仔细冲洗胸腔，有利于预防感染。

11. 肺叶切除术的病人，术中晶体溶液（电解质溶液）的输注量要控制在1200ml以内；一侧全肺切除术要控制在1000ml以内。

第四节　术后并发症

肺结核病人在接受肺切除术后，常见并发症有以下几种，主要为支气管胸膜瘘和脓胸。

（一）支气管胸膜瘘　是严重的术后并发症，多见于右全肺切除术后，左全肺切除术后较少见。原因有：

1. 一侧全肺切除术多用于结核性毁损肺的病人，其术前全身健康状况较差、免疫功能遭到损害。有的合并糖尿病，组织愈合功能差，术后容易发生这种并发症。

2. 手术时痰菌阳性或为多耐药菌株，或者为多种致病菌混合感染，影响支气管残端愈合。

3. 术前合并结核性脓胸或术中污染胸腔。

4. 术前胸壁因其他疾病接受过放疗。

有上述因素的病人，术后支气管胸膜瘘的发生率可大于5%。右肺中叶、左肺上叶舌段和下叶切除术后，支气管胸瘘的发生率小于5%。

（二）术后脓胸　常见原因为术中污染或胸内残腔处理不当所致。术前有结核性脓胸的病人，术中和术后处理不规范，均容易发生术后脓胸。

（三）肺不张和（或）肺炎　肺结核病人的余肺常有其他疾病，在接受肺切除术后有发生这类并发症的倾向。尤其是多耐药菌株病例发生术后肺炎时，治疗棘手。关键在于预防。

（四）其他　有全肺切除术后肺水肿、手术切口积液或结核性感染等。

第十三章 肺真菌病的外科治疗

第一节 肺曲菌病

（一）定义 由曲菌引起的肺部感染叫做肺曲菌病（pulmonary aspergillosis）。是肺部最常见的真菌感染，可为原发性吸入感染。曲菌属中最有致病作用的真菌为烟曲菌（aspergillus fumigatus）。

（二）病理和临床表现 肺曲菌病可分为4种类型。

1. 急性支气管肺炎型

（1）病人吸入大量曲菌孢子后，菌丝在支气管黏膜表面生长并引起急性支气管炎，但炎症反应较轻。

（2）如果炎症播散到肺组织，能导致肺组织化脓坏死及肺炎，形成肺曲菌性肉芽肿、肺血栓形成或出血性肺梗死。

（3）病人的主要临床表现有咳嗽、咳痰、发热和乏力等。

（4）梗死的肺实质溶解后，形成肺空洞。

2. 变态反应性曲菌病 对曲菌过敏的病人吸入大量曲菌孢子后，发生曲菌性气管支气管炎与变态反应。病人有发热、咳嗽、哮喘、乏力和咳出黄绿色脓痰等症状。胸部X线摄片检查显示肺部有短暂性及游走性浸润灶。痰液检查可发现烟曲菌。

3. 腐生性肺曲菌球

（1）最常见于肺结核空洞内，也是肺曲菌病的最常见的表现形式。

（2）曲菌菌丝在肺空洞内生长繁殖，菌丝与空洞内的血液成分及坏死组织碎屑纠缠而形成曲菌球或菌丝体。

(3) 病人最突出的症状为反复咯血，有时发生致命性大咯血。咯血原因为与支气管沟通的肺空洞内的感染侵蚀支气管动脉或 Rasmussen 动脉瘤所致。

(4) 在 X 线胸片和 CT 片上，肺曲菌球表现为肺结核空洞内有结节影，结节与空洞内壁之间可见“半月”形透光区；结节在空洞内的位置可随体位的变动而改变。

4. 继发性肺曲菌病　有肺部慢性疾病的病人，在全身抵抗力降低时，肺部继发曲菌感染。

(三) 诊断　肺曲菌病的诊断方法有：

1. X 线胸片和 CT 扫描　肺曲菌病多见于上肺尖后段和下肺背段，常继发于肺结核或其他慢性肺病，本身无特征性 X 线表现。如在 CT 片上发现肺空洞内有曲菌球和半月征，具有诊断意义。

2. 痰培养　多次痰培养发现曲菌菌丝和孢子，可作为肺曲菌病的诊断依据。肺空洞未与支气管沟通或曲菌球内的曲菌已经死亡，痰培养为阴性。

3. 气管镜检查　有咯血症状的病人，气管镜检查有时能发现出血部位；如果支气管黏膜有充血水肿、坏死、肉芽组织或息肉样组织，咬取活检后病检找到曲菌菌丝或孢子，可明确诊断。

4. 肺穿刺活检　肺空洞性病变位于肺周边部的病例，经皮肺穿刺活检发现曲菌，能诊断为肺曲菌病。

5. 血清学试验　痰培养阴性的病例，如果临床诊断考虑为肺曲菌病，血清学试验具有一定程度的敏感性和特异性。

(四) 治疗　肺曲菌病的治疗应个体化，视具体病例而异。其自然病史变异很大，有些病例可自愈。但大部分病人的肺部病变长期存在，50% ~80% 有咯血。发生大咯血的危险性与病变大小、持续时间、合并症的类型以及既往有无咯血史无关。一旦有咯血，发生致命性大咯血的危险性约增加30%。

1. 内科治疗　一般而言，诊断明确、咯血症状不严重的肺曲菌病病人，应首先进行内科治疗。

（1）半坐位卧床休息。

（2）静脉补液、使用止血剂和抗生素。

（3）面罩吸氧和呼吸道湿化，可用镇咳药以及体位引流等。同时，要严密观察病情，警惕发生大咯血的可能性。对肺曲菌病，全身抗真菌药物治疗多无效。

2. 外科手术治疗　肺曲菌病肺切除术治疗，要正确评估和权衡肺部病变和肺切除之间的危险性。单纯肺曲菌病，咯血及手术风险较小；复合肺曲菌病的咯血和手术风险较高，宜考虑施行肺空洞造口术和转移肌瓣填塞肺空洞，以及肺空洞内使用抗真菌药，有的还应进行支气管动脉栓塞疗法。

（1）肺切除术的适应证

1）反复大咯血的病人或肺空洞合并曲菌球。

2）致命性大咯血的病人。

3）慢性咳嗽伴有全身症状者。

4）原肺部病变周围出现进行性浸润影者。

5）肺部有不明原因的肿块影者。

（2）肺切除术式通常为肺段切除术和肺叶切除术。原则是要切除包括曲菌病病灶在内的全部不健康的肺组织，但极少有需要进行一侧全肺切除术的病例。

（3）复合肺曲菌病在术中可能遇到的手术技术上的困难有以下几种：

1）肺空洞周围有致密纤维性粘连。

2）胸膜腔内有广泛膜状或纤维条索状粘连，胸膜腔消失和肺裂内致密粘连，肺裂不清楚。

3）支气管动脉增粗并扭曲。

4）病变周围肺组织发生炎性纤维化。

5）脏层胸膜增厚；肺切除术后余肺不能充分膨胀，胸膜残腔难以消灭等。若胸膜残腔较大，可以用胸膜帐篷、全胸膜剥脱、带蒂肌瓣填塞或大网膜转移法减少或消灭残腔。在极个别病例，可进行胸廓成形术。

（五）术后并发症和疗效 肺曲菌病肺切除术的并发症发生率与病人的长期生存率，主要与手术病例的选择和术后处理有关。最常见的并发症为术后肺曲菌病广泛播散及继发细菌感染。复合肺曲菌病病人，术后5年生存率约85%。病人常死于原有的肺部疾病。术后肺切除标本切缘有真菌侵袭的病例，要用抗真菌药治疗，预防肺曲菌病播散。

第二节 肺放线菌病

（一）定义 因以色列放线菌侵入肺部而引起的慢性化脓性肉芽肿性疾病称为肺放线菌病（pulmonary actinomycosis）。放线菌菌丛边缘的菌丝呈放线状排列，菌丝末端呈棒状增大，故称为放线菌。

（二）病理

1. 肺放线菌病多见于肺下叶和右肺中叶，在肺实质内形成质地坚硬的黄色肉芽组织结节，内含蜂窝状小脓肿，脓液内可找到放线菌菌丝。

2. 肉芽肿周围常有厚层瘢痕组织包裹。因病变常在肺周边部，易累及胸壁而形成胸壁脓肿和窦道，经久不愈。

3. 如果放线菌侵犯支气管黏膜，可形成支气管黏膜肉芽肿。

（三）临床症状

1. 无特异性。在发病早期，病人有咳嗽、咳痰或痰中带血。其后有发热、全身不适、大量咳痰或咯血。

2. 肺部病变严重者有脓毒血症的表现。

3. 感染累及胸膜及胸壁时，有胸痛、胸腔积液和胸壁脓肿等临床表现；胸壁脓肿破溃后形成瘘管或窦道，长期排脓。

有的病例，胸壁脓肿能导致局部肋骨、胸骨或椎骨感染。

（四）诊断 肺放线菌病的诊断困难。

1. 胸部X线摄片检查

（1）可表现为肺周边部进行性浸润影，或肺野内有散在的不规则阴影，有的病例表现为大片状肺实变阴影，内含小透亮区，有时可见密度较高的肺纤维化阴影。

（2）胸廓骨骼受累时，能显示骨膜炎改变。这些X线征象缺乏特异性。

2. 痰和脓液检查 镜检发现其中有由放线菌菌丝构成的淡黄色小结节（菌丛），即硫磺颗粒（sulphur granules），能明确诊断。

（五）治疗 诊断清楚的肺放线菌病，如果未发生并发症，应用抗生素进行治疗。外科手术治疗的适应证有以下几种：

1. 合并脓胸要进行胸腔闭式引流；形成包裹性脓胸时，宜施行胸膜剥脱术。

2. 肺实质慢性纤维化伴肺实变或支气管扩张的病例，应考虑行肺切除术。

3. 肺放线菌病导致胸壁感染，形成多发性胸壁窦道或瘘管者，须进行手术切除，术中要彻底切除受侵蚀的肋骨、肋软骨和胸骨等。

第三节 肺组织胞浆菌病

（一）定义 因吸入荚膜组织胞浆菌的孢子而引起的肺部真菌感染叫做肺组织胞浆菌病（pulmonary histoplastomosis）。该菌为二态性（菌丝型和酵母型）。

（二）发病机制

1. 组织胞浆菌的孢子与断裂的菌丝吸入到肺内后，被人体中性粒细胞和肺泡巨噬细胞吞噬，在细胞内转化为酵母型组织胞浆菌。

2. 酵母型在巨噬细胞内增殖约 15 小时后，可使巨噬细胞破裂，释放有致病力和生存力的酵母型组织胞浆菌，引起肺局部病变。约 2 周后，在肺内形成炎性纤维性肉芽肿或干酪样坏死、钙盐沉着，表现为肺内多发的小钙化灶。

3. AIDS 病人感染组织胞浆菌后，真菌可通过肺门淋巴结进入血循环，造成全身播散，病死率极高。

（三）临床类型与症状

1. 原发型　约 90% 的病人无临床症状，但胸部 X 线摄片检查可显示肺部有大小不等的浸润灶。

2. 播散型　人体感染组织胞浆菌后，全身多个脏器和组织发生组织胞浆菌病。病人有发热、咳嗽、腹泻、头痛、肝脾和浅表淋巴结肿大、贫血和中枢神经系统受累症状。患此型的婴幼儿和未治疗病例，多数死于 DIC 和败血症。

3. 慢性肺空洞型　约占有症状的组织胞浆菌病例的 10%，而且多数病人有慢阻肺（COPD）等肺部基础疾病。约 90% 的肺空洞位于肺上叶。典型的 X 线表现为：

（1）反复的肺斑片状实变伴有空洞形成、瘢痕化和肺组织溶解。

（2）肺空洞多呈进行性扩大，并有新空洞形成，而且可播散到肺的其他部位或形成支气管胸膜瘘。

临床症状与肺结核相似，病人有发热、咳嗽、夜汗、呼吸困难和体重减轻等，有的出现咯血。

4. 纵隔肉芽肿与纤维化性纵隔炎

（1）表现为干酪性纵隔淋巴结融合并被周围组织包裹，形成单发的肿块，一般较大，为纵隔淋巴结的肉芽肿性炎症反应所致。

（2）纵隔肉芽肿的最常见病因也是组织胞浆菌感染，多位于右侧气管旁和肺门。如其进行性肿大，可压迫上腔静脉、气管支气管、肺动脉以及食管；干酪性淋巴结还可破入食管、呼吸道和纵隔。

（3）纤维化性纵隔炎是组织胞浆菌所致纵隔肉芽肿的晚期表现，是纵隔肉芽肿破溃后干酪性物质播散到纵隔内而引起的剧烈炎性反应的结果，往往累及整个纵隔结构，也是良性上腔静脉梗阻的常见原因。

（四）诊断　临床所见多为慢性期（晚期）病人，诊断困难。下列检查可供参考：

1. 胸部X线摄片和CT扫描　表现为肺部多发结节影伴钙化、肺部肿块影或片状影、肺空洞形成及其周围有纤维组织包裹、肺门及纵隔淋巴结肿大或融合呈肿块影。

2. 肺或纵隔病变穿刺活检及培养　如发现组织胞浆菌，可做出诊断。本病有自限性，阳性率很低，不足10%。主要依靠临床诊断。

（五）治疗

1. 内科治疗　如诊断明确、病人有症状或并发症，应选择两性霉素B（amphotericin B）、伊曲康唑（itraconazole）或酮康唑（ketoconazole）等广谱抗真菌药治疗。

2. 外科治疗　内科治疗无效，病人有肺空洞及咯血、气管支气管狭窄、上腔静脉梗阻、气管支气管或食管呼吸道瘘时，要进行外科手术治疗。手术方案视具体病例而定。因胸内有广泛致密炎性粘连，肺血管与纵隔其他重要结构的解剖分离有很大困难和风险，应予以高度重视。术后，要继续抗真菌、抗生素治疗。抗真菌药要持续8～12个月，并要注意随访。

第四节　肺隐球菌病

（一）定义　由新型隐球菌感染而引起的急性、亚急性和慢性肺真菌病，叫做肺隐球菌病（pulmonary cryptococcosis）。其孢子经呼吸道侵入肺部后，对中枢神经系统有亲嗜性或亲和力，往往经血行播散到脑及脑膜，形成隐球菌性脑膜炎，称为播散性隐球菌病，可播散到其他部位。

（二）病理特点

1. 荚膜产生的毒素对肺组织有毒性作用，而大量繁殖的菌体对周围细胞具有机械压迫作用。

2. 在肺内的病理表现自完全缺乏炎性细胞反应至形成大量肉芽肿病变，这种差异与病人的免疫功能有关。

3. 肺隐球菌性肉芽肿好发于两肺下叶，直径一般为 2～8cm，多发或单发而形态不规则；有的直径可达 10cm，色灰白，质地坚韧。

4. 镜下，在病变组织内能查到隐球菌。

5. 在 AIDS 病例，肺内无肉芽肿，但肺泡内可找到大量该菌孢子。

（三）临床表现 免疫功能正常的病人有低热、咳嗽、胸痛、轻度呼吸困难、血痰或咯血、夜汗、疲乏及体重减轻等症状，无特异性。中枢神经系统受到感染后，肺部症状常被掩盖。

（四）诊断 有中枢神经系统症状的病例，脑脊液检查及培养发现隐球菌，即可确诊。肺隐球菌病的诊断困难，必须明确有无肺外播散。

1. X 线胸片和 CT 扫描

（1）常表现为肺单发、多发结节影或孤立性肿块影，边缘可有分叶，密度均匀或高低不等。

（2）有的病灶内见有钙化或空洞，多误诊为肺癌。

（3）有的肺部病变呈片状浸润影，能累及几个肺段。有的可累及两个肺叶。

（4）个别晚期病例可伴有胸腔积液和（或）肺门淋巴结肿大。这些影像学表现亦无特异性。

2. 痰涂片检查及培养 多次查到隐球菌者有诊断意义。

3. 经环甲膜穿刺吸取痰液进行隐球菌检查，屡获阳性结果者，诊断意义更大。

4．肺穿刺活检 X线检查显示肺部有较大结节影或肿块影的病例，经皮肺穿刺活检标本内发现隐球菌时，一般能诊断为肺隐球菌病。

（五）治疗 包括内科药物治疗和手术治疗。

1．内科治疗 病因学诊断明确，并有肺外播散（尤其是中枢神经系统有感染）的病例，要根据原发灶的部位和病人的免疫功能进行治疗。免疫功能有损害的病例，宜用两性霉素B（amphotericin B）和5－氟胞嘧啶（flucytosine）联合进行抗真菌治疗。5－氟胞嘧啶对骨髓有潜在毒性作用，对侵袭性肺隐球菌病或隐球菌性脑膜炎病例使用该药时，要注意监测其在血浆内的浓度（水平）。

2．外科治疗 肺隐球菌病经内科抗真菌治疗后肺部肿块影不见吸收或消散，肿块较大，或者无法与肺部肿瘤（肺癌）进行鉴别诊断时，应进行外科手术治疗。一般行肺局部切除术或肺叶切除术。术后，继续抗真菌治疗和随访。

第十四章　肺与纵隔棘球蚴病

第一节　肺棘球蚴病

（一）定义　人吞食犬粪便中所含细粒棘球绦虫（犬绦虫）的虫卵可在消化道内发育为蚴虫。蚴虫经血液循环到肺部，逐渐在肺实质内发展为棘球蚴囊肿，称为肺棘球蚴病（hydatid disease of lung）。在我国，本病多见于西部地区的农牧区人群。

（二）病理　肺棘球蚴病可见于肺的任一部位。但以右肺为好发部位，多为单发，也可为多发。其主要结构的病理形态学表现如下所述：

1. 囊壁　分为外囊和内囊两层，两层之间为一潜在腔隙。腔隙内无气体、液体或粘连。

（1）外囊：是肺组织对棘球蚴囊肿的炎性反应所形成的一层纤维包膜，并非棘球蚴囊肿。

（2）内囊：系棘球蚴囊肿的固有囊壁，为白色半透明软膜，呈“粉皮”样，质地脆弱，厚度约1mm。内囊分为内、外两层：

1）内层：是生发层，能分泌无色透明囊液；内层内面产生幼囊（脱落后成为子囊）与头节。子囊结构与母囊相似，又可产生头节。头节从内面脱落到囊液后，形成囊砂，为肉眼可见的细小颗粒。

2）外层：为多层角化层，无细胞结构，是内层的保护性物质。

2. 囊液

（1）呈清亮无色的液体，称棘球液。含有微量蛋白、糖和氯化钠等；囊液内尚含有脱落的子囊及其碎片、头节与小钩等，总称为棘球砂。

（2）囊液量随棘球蚴囊肿的大小而定，自数十毫升至数百毫升不等。

（3）囊肿破裂后囊液吸收入血，可引起变态反应甚至过敏性休克，有时发生肺水肿。

3. 肺的病理改变

（1）由于棘球蚴囊肿对局部肺组织的机械压迫及刺激，使周围肺组织萎陷和纤维化。

（2）囊肿直径大于5cm时，可使患侧位支气管移位、管腔狭窄或导致局部支气管软骨坏死，囊肿从坏死区破入支气管腔内，囊液随咳嗽一并咳出。

（3）位于肺实质表面的囊肿可引起反应性胸膜炎。巨大的肺棘球蚴囊肿使纵隔向健侧移位，而且影响肺功能，体积更大者能损害心肺功能。

（三）临床表现　肺棘球蚴病病人一般无症状，多在胸部X线检查时发现。体积巨大或发生并发症的病例，有临床症状或体征。可见于任何年龄。

1. 压迫症状　巨大肺棘球蚴囊肿压迫肺、支气管及纵隔，可有胸闷、气短、咳嗽或少量咯血；有的病人主诉心悸和气喘。压迫肋骨或刺激胸膜时，出现局部胸痛。胸部叩诊可发现局部叩诊音为实音。颈部触诊可有气管向对侧移位的体征。

2. 肺棘球蚴囊肿并发感染　主要表现为发热、咳嗽、胸痛、咳痰和（或）咯血等全身症状。

3. 囊肿与支气管沟通　痰中有咸味的液体及“粉皮”状物质，具有重要诊断价值。

4. 囊肿破入患侧胸腔　病人出现变态反应；继发感染或发展为支气管胸膜瘘时，病人有脓胸或脓气胸的症状。患侧胸部叩诊有实音，听诊发现患侧肺呼吸音减弱或消失。

（四）诊断　在疫区，肺棘球蚴病诊断较容易。

1. 流行病学　肺棘球蚴病为自然疫源性疾病。我国西部牧区病人有以上临床表现和肺部 X 线检查发现有囊性病变时，要考虑到本病的可能。

2. 胸部 X 线摄片检查　是临床上诊断肺棘球蚴病的主要方法。因本病是棘球蚴在肺内生长发育形成的囊肿（棘球蚴囊肿），因此，其典型 X 线表现为肺野内有单发或多发圆形、椭圆形阴影，密度较高而均匀，边缘清晰；巨大者边缘有分叶，并有纵隔移位。囊肿感染后，其阴影不规则，边缘模糊不清。若囊肿与小支气管沟通，在 X 线胸片上可能显示以下征象（图 14－1）。

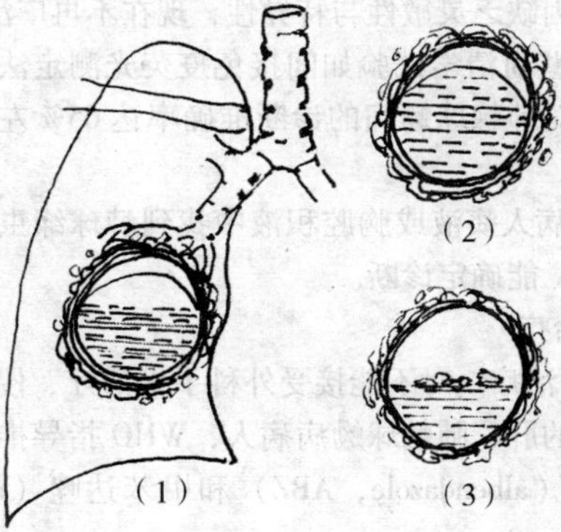

图 14－1　肺棘球蚴囊肿与支气管沟通（破裂）后在 X 线胸片上可能出现的征象（示意图）

（1）“双弓”征
（2）“新月”征
（3）“水上浮萍”征

（1）“新月”征：少量气体进入外囊与内囊之间，在囊肿内上方表现为半月形透明带。

（2）“双弓”征：空气进入内囊，在囊肿气液面上方可见两个弧形阴影，称之为“双弓征”。

（3）“水上浮萍”征：内、外囊与支气管沟通（破裂），塌陷或碎裂的内囊组织漂浮在囊肿内气液平面上，犹如“水上浮萍”。

上述三种X线征象并不多见或者不明显。

3. 胸部CT扫描　有助于发现早期体积小的和多发的肺棘球蚴囊肿以及破裂的囊肿。塌陷和碎裂的内囊在CT片更容易显示。

4. 实验室诊断

（1）Casoni皮内试验和棘球蚴补体结合试验对诊断有一定价值。但因缺乏灵敏性与特异性，现在不再广泛应用。

（2）有些血清学试验如间接免疫荧光测定法、血细胞凝集试验等，对肺棘球蚴病的诊断准确率达65%左右，然而有假阴性结果。

（3）在病人痰液或胸腔积液中找到棘球绦虫的子囊、头节或小钩等，能确定诊断。

（五）治疗

1. 内科治疗　对不能接受外科手术治疗、侵犯两个或两个器官以上的肝、肺棘球蚴病病人，WHO指导推荐的驱虫药有阿苯达唑（albendazole，ABZ）和甲苯达唑（mebendazole，MBZ）。

驱虫药对肺棘球蚴病的疗效尚不能完全确定。影响疗效的因素主要为棘球蚴囊肿的大小、患病时间长短、囊肿壁钙化及外囊纤维化等。驱虫药对病人最常见的副作用为对肝脏酶系统的影响和脱发。

2. 外科治疗　是肺棘球蚴病最常用、最有效的治疗手段。手术要在气管内双腔气管插管、静脉复合麻醉下经剖胸切口进行。常用的术式为内囊摘除术，有的病例可采用肺切除术。

（1）内囊摘除术：分为内囊穿刺摘除术和内囊完整摘除术，根据囊肿的部位、大小而定。

1）内囊穿刺摘除术：①进胸后确定囊肿的位置，用纱垫保护囊肿周围组织并使手术野不受污染；②用Y形穿刺针经囊肿表面肺组织与外囊刺入内囊，吸尽囊液及其他内容物；③用电刀切开外囊，用环形钳轻轻夹住已经塌陷的内囊后将其完整摘除；④外囊内如有小支气管漏气，用可吸收缝线予以缝合；⑤用生理盐水冲洗外囊腔；⑥外囊切口间断疏松缝合对拢。缝合不宜过密，以免术后外囊内渗出液潴留而继发感染（图14－2）。

2）内囊完整摘除术（Barrett手术）：适用于囊肿比较表浅、靠近肺脏层胸膜的肺棘球蚴病：①确认囊肿的部位并用纱垫保护其周围手术野，不需要用针穿刺吸除囊液；②据囊肿的部位在其中央用电刀轻轻纵行或横行切开外囊（不能切开内囊），外囊切口应略大于内囊最大径；③待内囊完全显露清楚，借助肺舒张时的压力，将内囊完整摘除；④用可吸收缝线缝合修补外囊内细小支气管漏气处；⑤用电刀切除多余外囊表浅部分，尽量使残腔缩小；⑥用生理盐水将外囊冲洗干净后，间断缝合关闭外囊切口（图14－3）。

双侧肺棘球蚴病，宜分期行内囊摘除术。

（2）肺切除术：肺棘球蚴病一般不需要肺切除术（位于肺周边部的小囊可行肺楔形切除术）。有下列情况者，可考虑选择肺叶切除术：

1）肺棘球蚴囊肿合并感染或形成慢性肺脓肿。

2）肺棘球蚴囊肿合并支气管胸膜瘘。

3）肺棘球蚴囊肿合并支气管扩张。

4）巨大肺棘球蚴囊肿占据一叶肺的大部，余肺纤维化或有炎症（感染）者。

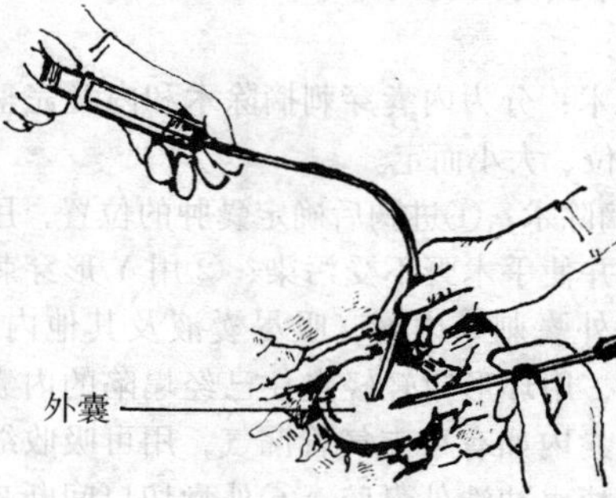

（1）

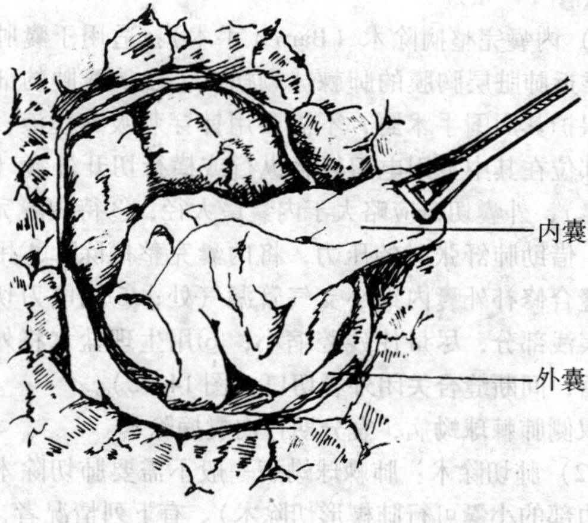

（2）

图 14－2　内囊穿刺摘除术

（1）用 Y 形穿刺针经外囊刺入内囊，吸尽囊液及其他内容物

（2）用环形钳夹住内囊，将其从外囊内完整摘除

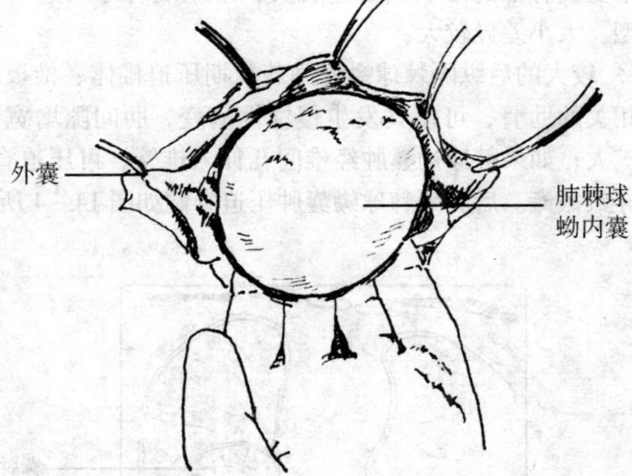

图 14－3　内囊完整摘除术
（切开外囊后，用血管钳夹住外囊四周，使内囊随肺舒张的压力完全显露后，将其完整摘除）

5）囊肿破入支气管后其内囊已经咳出，但外囊不能闭合或合并支气管胸膜瘘的病人。

肺棘球蚴病需要施行一侧全肺切除术的病例不多，要慎重考虑其利弊，不能贸然施行这种术式。

第二节　纵隔棘球蚴病

（一）定义　棘球蚴幼虫经血行到达纵隔并在纵隔内生长发育为棘球蚴囊肿者，称为纵隔棘球蚴病（mediastinal echinococcosis）。纵隔胸膜下间隙是其好发部位，多数位于后纵隔，约 1/3 位于前纵隔。

（二）病理特点

1. 位于后纵隔的棘球蚴囊肿为单囊型，可能与子囊生长过程中受到脊椎的限制或压迫有关；中纵隔棘球蚴病一般为多囊型。大小差异较大。

2. 较大的后纵隔棘球蚴囊肿若长期压迫椎体、椎板、椎弓及相关的肋骨，可使其发生侵蚀性病变，肋间隙增宽、椎间孔扩大；如果棘球蚴囊肿经椎间孔伸入椎管，可压迫脊髓，甚至导致截瘫。后纵隔棘球蚴囊肿压迫脊髓如图 14－4 所示。

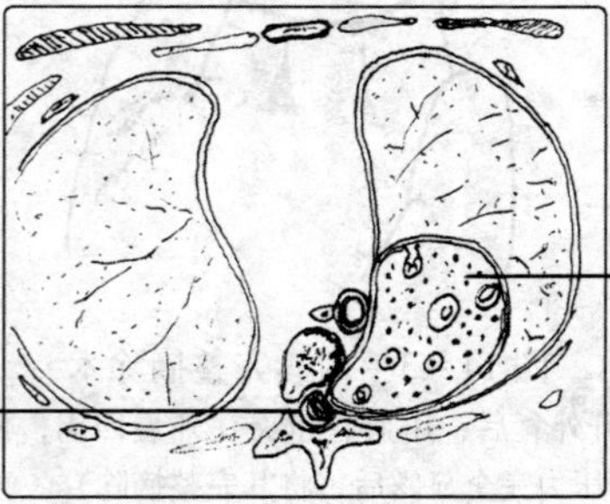

图 14－4 后纵隔棘球蚴囊肿压迫脊髓

3. 后纵隔棘球蚴病囊肿若向后、外方生长而且体积较大者，可压迫毗邻的神经与血管，引起 Pancoast 综合征、Horner 综合征、上腔静脉综合征，尺神经麻痹或压迫锁骨下动脉。

4. 个别后纵隔棘球蚴囊肿占据左右两侧椎旁沟并在椎前交通，称为“夹鼻眼镜”型棘球蚴囊肿（图 14－5）。

5. 中纵隔棘球蚴囊肿多位于主动脉弓下缘和心底之间，有的位于膈肌与心包之间，压迫心脏和大血管而引起有关症状和体征。

6. 前上纵隔棘球蚴囊肿可压迫 $C_7 \sim T_1$ 椎旁的交感神经链而出现 Horner 综合征；若压迫上腔静脉，出现上腔静脉综合征。胸骨后棘球蚴囊肿向上生长时，可以突入到颈部。

（三）临床表现 本病在临床上不多见。发病年龄自 8～

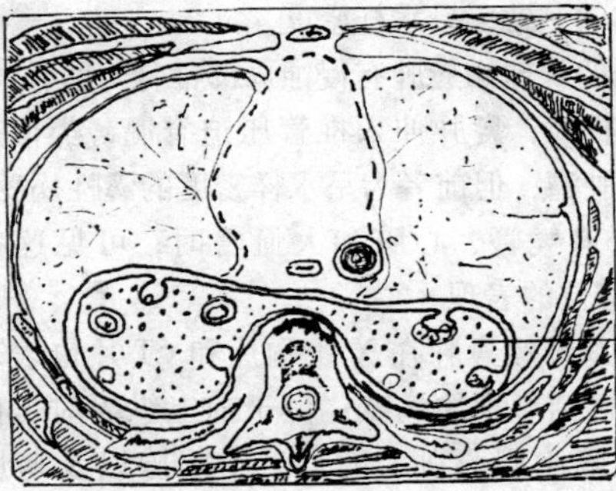

图 14－5　后纵隔“夹鼻眼镜”型棘球蚴囊肿

57 岁不等，男性多见，男女之比约为 6∶4。临床表现与棘球蚴囊肿在纵隔内的大小位置有关。

1．病人无症状或者症状不显著。

2．囊肿位于后纵隔的病人，约 30% 出现脊髓受累症状及体征，有的出现下肢截瘫或偏瘫；有的病人有 Pancoast 或 Horner 综合征；囊肿压迫上腔静脉后表现为上腔静脉综合征。

3．前纵隔棘球蚴囊肿也能引起以上综合征；颈部触诊偶尔可触及囊肿。

4．如果囊肿压迫气管、心脏和肺，可出现呼吸困难、心前区疼痛或阵发性眩晕，严重者发生窒息。

（四）诊断

1．在棘球蚴病流行区，临床检查发现纵隔囊肿时，要考虑到纵隔棘球蚴病的可能性，并进行鉴别诊断，包括与纵隔支气管囊肿、肠源性囊肿、皮样囊肿以及主动脉夹层的鉴别诊断。

2．胸部 X 线摄片检查和 CT 扫描　主要表现：

（1）纵隔内有圆形、椭圆形或“沙漏”形囊性阴影，囊壁有时可见钙化。

（2）密度均匀一致，呈水样密度。

（3）后纵隔的棘球蚴囊肿有侵蚀局部椎骨与肋骨的征象，有的显示椎间孔扩大，囊肿伸入椎管压迫脊髓，类似后纵隔神经源性哑铃形肿瘤，但前者为呈水样密度的囊性病变。

（4）囊肿压迫气管、心脏和大血管时，可见这些器官（结构）有受压移位的表现。

（5）前纵隔棘球蚴囊肿在X线胸片和CT片也表现为水样密度的圆形、椭圆形囊性病变；位于前上纵隔时可向颈前突入，应与前纵隔胸腺囊肿、胸骨后甲状腺以及畸胎囊肿鉴别。

3. 胸部MRI检查　可在横轴与纵轴上显示纵隔病变的图像，对棘球蚴囊肿与纵隔神经源性哑铃形肿瘤压迫脊髓者的鉴别诊断极有价值。

4. Casoni皮内试验和Weinberg补体结合试验　试验阳性者可作为诊断时的参考，然而无特异性。

5. 血清学试验　间接免疫荧光测定法和血细胞凝集试验特异性较高，但有假阳性结果。

纵隔棘球蚴病的术前诊断很困难，在非流行区极其罕见，因此详细询问流行区病人的犬、羊和牛等动物的接触史显得非常重要，尤其是与犬的密切接触史。

（五）治疗　纵隔棘球蚴病病人，若无手术禁忌都需要手术治疗。手术切口根据囊肿的具体位置而定，行内囊摘除术。后纵隔棘球蚴囊肿伸入椎管压迫脊髓的病例，在显示囊肿后首先吸除囊液，之后切除椎板，完整摘除内囊；椎管内的外囊，尽量切除干净。

第十五章　肺大泡与肺小泡

第一节　概　述

（一）定义

1. 肺大泡　因肺泡组织退行变、I 级及 I 级以上肺小叶完全毁损而在肺实质内形成的含气腔隙叫做肺大泡（pulmonary bullae）或大泡性肺病（bullous lung disease）。其直径一般大于2.5cm，属于肺气肿性含气腔隙。有时，称为大泡性肺气肿。

2. 肺小泡　肺脏层胸膜下肺泡破裂后，空气在局部脏层胸膜下聚集而形成的含气囊泡或气腔，称为肺小泡（pulmonary blebs），直径在 1～2.5cm。可能因跨肺压增大，使肺泡膨胀破裂所致。

（二）病因

1. 肺大泡　主要病因为肺炎、慢性支气管炎、一般性肺气肿、慢性阻塞性肺气肿（COPD）以及 α_1 - 抗胰蛋白酶缺乏症等所致，为获得性疾病。

2. 肺小泡　多为肺泡的弹力纤维因过度牵拉而断裂所致。常见于有吸烟嗜好的病人。

（三）病理和病理生理

1. 肺大泡

（1）病理

1）肺大泡多位于两肺上叶，体积较大，常为多发；体积占据一侧胸腔的1/4～1/2 者，称为巨大肺大泡。

2）肺大泡壁由受损的肺泡及纤维组织构成，含有肺泡隔残余组织形成的小梁，比较薄。

3）大泡内面无鳞状上皮覆盖，其基底部的肺实质参与大泡壁的构成，并呈退行性变。

4）大泡周围的肺组织、肺血管及小支气管因受大泡内气体的压迫，向其周边部聚拢、移位。

5）随着病程的进展，肺大泡逐渐增大，并与毗邻的细小或终末支气管沟通，但因脏层胸膜的限制，这种气囊样病变常局限于肺周边部，局限于一个肺段或一个肺叶，呈圆形或椭圆形，表面透亮、光滑，多呈灰白色或瓷白色。

（2）病理生理

1）肺大泡与细支气管之间存在球－活瓣机制，使其进行性增大。

2）大泡腔内气体压力升高时，与其毗邻的肺组织因无支持结构而受压萎陷，与之有关的小支气管的炎症及部分阻塞性肺大泡的组织损害进一步加重，使大泡体积更为增大、小呼吸道阻力随之增加，形成恶性循环。

3）巨大肺大泡无通气功能并缺乏血流灌注，而且具有占位性病变的机械压迫作用，压迫患侧有功能的肺并使膈肌和胸壁的运动功能下降、纵隔向对侧移位，压迫心脏和对侧肺。

4）张力性肺大泡可疝入对侧胸腔，有的影响肺功能。

5）肺大泡破裂后，形成继发性自发性气胸。

2. 肺小泡

（1）病理

1）泡壁由脏层胸膜构成，呈圆形或者椭圆形，直径一般在1cm左右，表面透明，可弥漫性分布于肺表面脏层胸膜下，肺裂边缘为其好发部位。

2）小泡壁厚度超过3mm者，其含气腔隙叫做囊腔。

3）偶尔，多个肺小泡可相互沟通、融合而形成较大的气腔，甚至可形成巨大肺大泡。

（2）病理生理　肺小泡破裂可引起自发性气胸。在临床上，85%的自发性气胸为肺小泡破裂所致，其病理生理学改变与闭合性气胸相似。

（四）肺大泡的分型　根据肺大泡的数目及所患基础肺病，将肺大泡分为4型（表15-1）。

表15-1　肺大泡的分型（类型）

类型	肺大泡数目	基础肺病（原发病）
Ⅰ型	单发，体积较大	肺正常
Ⅱ型	多发	肺正常
Ⅲ型	多发	有弥漫性肺气肿
Ⅳ型	多发	有其他肺病

第二节　肺大泡的临床表现与诊断

肺大泡病人常有以下临床症状和（或）体征。

（一）症状　主要临床症状与基础肺病（原发病）及大泡的体积大小有关。

1. 肺大泡所在部位的肺组织正常者，尽管肺大泡很大，病人可以无任何症状。

2. 如果肺大泡底部及其周边部的肺组织有气肿或其他肺病，肺代偿功能差者，其最突出的症状为呼吸困难。

3. 大泡感染后，常有发热、咳嗽和胸痛，呼吸困难加重。呼吸困难的程度可用改良的Hugh-Jones标准判断（表15-2）。

表 15－2 改良的 Hugh－Jones 呼吸困难标准

呼吸困难程度	定 义
0 度	病人在运动时无呼吸困难
Ⅰ度	病人在跑步或爬两层楼台阶时有呼吸困难
Ⅱ度	病人在步行或逆风骑自行车时有呼吸困难
Ⅲ度	病人不能步行或骑自行车不能超过 1000m
Ⅳ度	病人步行不能超过 100m
Ⅴ度	病人在室内走动、穿衣或盥洗时有呼吸困难

（二）体征　巨大肺大泡有呼吸困难症状。肺大（小）泡破裂形成自发性气胸的病人，查体常有以下体征：

1. 望诊　呼吸浅快、口唇发绀；患侧胸廓膨隆或为桶状胸，胸壁运动减弱；有的病人取半卧位或端坐呼吸。

2. 触诊　患侧肋间隙增宽、语颤增强和气管向对侧移位。

3. 叩诊　患侧胸部叩诊音为鼓音或过清音。

4. 听诊　患侧胸部呼吸音明显减弱或消失。

（三）诊断　肺大泡的临床诊断主要依靠胸部 X 线摄片检查和 CT 扫描。必要时，可进行肺血管造影和肺放射性核素扫描。

1. 胸部 X 线摄片检查

（1）肺大泡在 X 线胸片上的典型征象为：

1）病变区肺透光度显著增高，可见体积较大的圆形或椭圆形含气囊腔，其内肺纹理消失。

2）囊腔周围和边缘可有纤细的条索状阴影，由大泡周围的结缔组织或脏层胸膜所构成；有时，在囊腔内能看到条索状阴影，如图 15－1（1）。

3）巨大的张力性肺大泡可占据一个肺叶或一侧胸腔的大部，压迫肺和纵隔并使纵隔向对侧移位，如图 15－1（2），患侧膈肌向下移位。这种 X 线表现与临床症状的轻重不呈平行关系。

4）肺大泡破裂后形成自发性气胸，其 X 线征象为气胸表现，如图 15－1（3）。

5）肺大泡继发感染后，囊腔出现气液面。

（2）在胸部 X 线透视下观察，可发现：

1）原发病为弥漫性肺气肿的病例，病人在呼气时患侧胸腔容积无明显缩小征象；而局限性肺大泡病人在用力呼气时，患侧胸腔容积显著缩小。

2）巨大肺大泡有纵隔移位者，透视下无纵隔摆动征象，可用以与气胸进行鉴别诊断。

2. 胸部 CT 扫描　与 X 线胸片相比，胸部 CT 扫描图像更为清晰，能够显示 X 线胸片难以显示的肺某些部位的肺大泡和大泡周围肺实质受压、肺血管聚拢、肺气肿、大泡数目以及纵隔移位的病理生理改变。其诊断肺大泡的敏感性和特异性高于 X 线胸片，是诊断大泡性肺病的重要手段，对肺大泡与气胸的鉴别诊断更有意义。

3. 肺大泡压迫指数　根据病人吸气相和呼气相条件下拍摄的正、侧位 X 线胸片以及肺 CT 扫描片，将肺大泡对周围组织结构的压迫程度分为 6 个等级，称为压迫指数。分组标准如下：

Ⅰ级　肺大泡附近肺实质内肺血管受压聚拢。

Ⅱ级　肺大泡周围肺血管受压、移位而呈弓形。

Ⅲ级　在 X 线胸片和肺 CT 片上患侧肺门阴影向健侧移位。

Ⅳ级　吸气相和（或）呼气相 X 线胸片上，纵隔向健侧移位。

Ⅴ级　患侧肺或肺大泡经前纵隔间隙疝入对侧胸腔并压

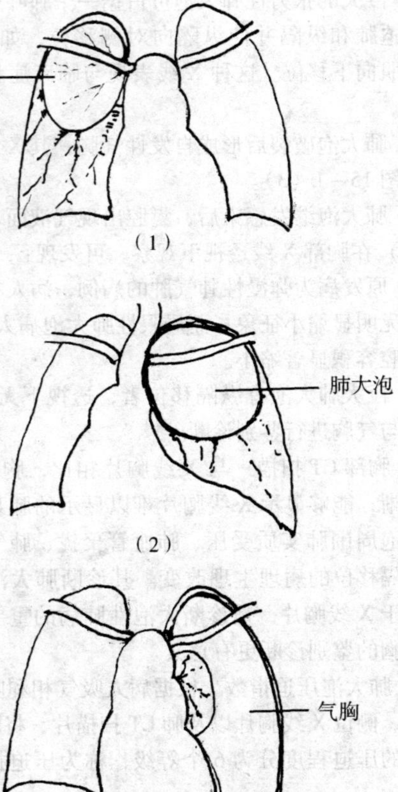

图 15－1　X 线胸片上肺大泡的表现

（1）右上肺大泡内可见条索状影

（2）左上肺巨大肺大泡压迫肺及纵隔，纵隔向右移位

（3）左侧肺大泡破裂后形成左侧自发性气胸

迫对侧肺。

Ⅵ级　患侧肺斜裂和（或）水平裂有移位。

压迫指数大于3/6的病人，适于肺大泡切除术，手术疗效较满意；压迫指数小于3/6者，患侧肺因肺大泡广泛失损失去正常结构与功能，肺大泡切除术要慎重。

第三节　肺大泡的治疗

肺大泡导致呼吸困难的病例，是进行外科手术治疗的最佳手术适应证。切除肺大泡，解除肺大泡对肺泡、支气管和血管的压迫，使受压的肺组织膨胀、肺血管阻力下降并开放，改善肺功能和临床症状。肺动脉高压并非手术禁忌证。

（一）肺大泡的手术适应证

1. 肺大泡病人有中度～重度呼吸困难症状者，以及肺大泡性肺气肿的病例。

2. 肺大泡占据一侧胸腔的容积在30%以上的病例。这种病例即使无症状，也应考虑手术治疗，以预防其并发症。

3. 肺大泡体积进行性增大、大泡周围有功能的肺组织明显受压的病例。

4. 肺大泡发生继发性自发性气胸者。

5. 肺大泡伴有胸痛的病人如果在加压通气时胸痛显著缓解者，应考虑进行手术治疗。

6. 肺大泡继发感染或有咯血症状，内科治疗无效者，需要外科手术治疗。

7. 肺大泡并发支气管胸膜瘘的病人。

（二）肺大泡的术式　主要有肺大泡切除术、肺大泡外引流术和电视胸腔镜手术（VATS）治疗胸大泡。手术切除肺大泡，可以解除其对周围肺组织的机械压迫、改善通气和血流灌注、重建肺的辐射状牵引力之外，还能减少通气死腔和胸内残腔。

治疗原则是尽最大努力保留有功能的肺组织并避免施行大的肺切除手术，如肺叶切除术。对不能耐受剖胸手术的高危肺大泡病例，可采用肺大泡外引流术（肺大泡腔内引流术），使其萎陷，减轻对肺的压迫并改善肺功能。

1. 肺大泡切除术　经剖胸切口显露肺大泡后将其切除、结（缝）扎其基底部，并进行胸膜摩擦（切除）术或涂撒滑石粉予以化学胸膜固定术。Ⅲ型肺大泡病人，应用直线形切缝器切除肺大泡，以预防肺订合缘长时间漏气。I 型肺大泡可用 VATS 治疗。肺大泡切除术如图 15 - 2 所示。

2. 肺大泡外引流术　手术在局麻下进行。

（1）确定肺大泡外引流的部位后，沿肋骨走行方向逐层切开胸壁软组织直达肋骨表面，切口长约 5cm。

（2）在骨膜下切除一段长约 3cm 的肋骨。

（3）经肋床、壁层胸膜及大泡外壁贯穿做一荷包缝线，在缝线中心将三层组织一并切开进入大泡腔。

（4）经该大泡壁口将一 32 号 Foley 管插入大泡腔内，收紧荷包缝线后打结并固定 Foley 管球囊管下缘，球囊内注入空气约 30ml。

（5）缝合胸壁切口，Foley 管接胸腔闭式引流瓶和负压吸引。

这一术式可与大泡内化学固定术结合应用。只要手术适应证选择正确，肺大泡外引流术是一种简单有效的治疗方法，能降低与剖胸手术有关的手术并发症和死亡率，不影响以后进行肺大泡切除术。Foley 管可在术后 7 天至 3 周后拔除，视大泡闭合、漏气和病人临床症状改善的程度而定。其潜在的并发症为张力性气胸、持续漏气及感染等，要严密观察、处理。

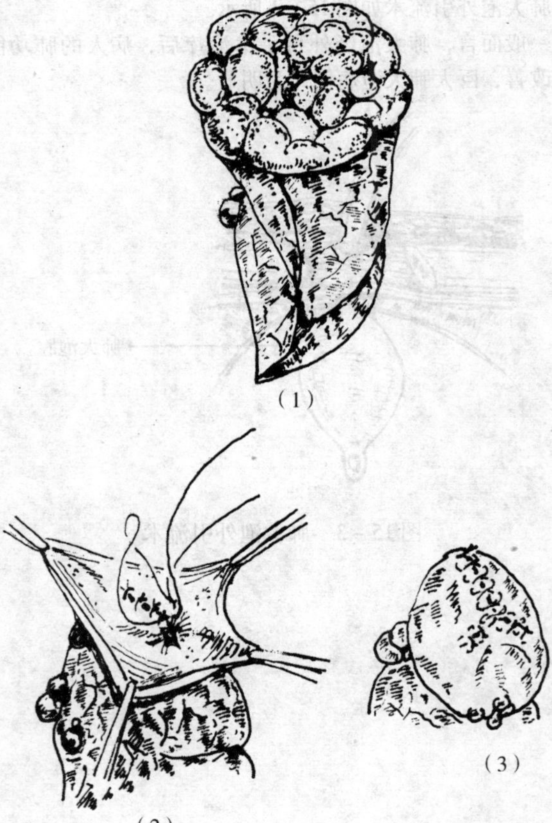

(1)

(2)

(3)

图 15－2　肺大泡切除术主要步骤

（1）肺大泡外观

（2）缝合关闭肺大泡基底部漏气处，切除其大部外壁

（3）缝合肺大泡切缘

肺大泡外引流术如图 15－3 所示。

一般而言，肺大泡经外科手术治疗后，病人的肺功能会明显改善，巨大肺大泡病例尤为明显。

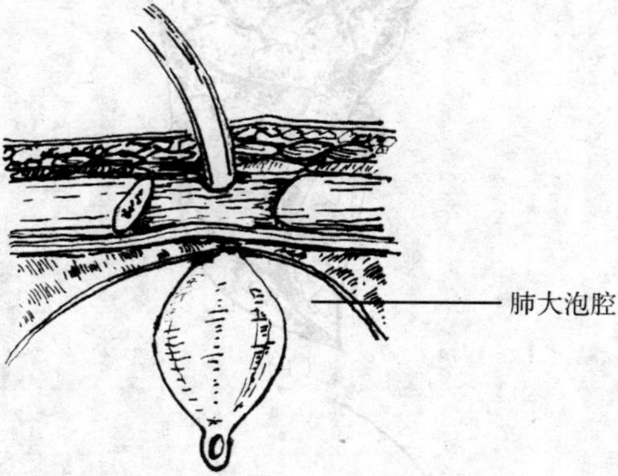

图 15－3　肺大泡外引流术

第十六章　肺气肿和肺减容术

第一节　肺气肿的基本概念

（一）定义　肺气肿（emphysema）指肺气腔远端和终末支气管（呼吸性支气管、肺泡管、肺泡囊及肺泡等）由于病理生理的原因，导致其发生异常的、持续性扩大与气腔壁破坏，但无明显的肺纤维化。肺气肿主要表现为肺过度膨胀、容积（量）增大和弹性回缩减退。

肺气肿和慢性支气管炎虽然都有肺气流阻塞，但肺气肿是肺气腔的隐匿性、进行性及毁损性病理过程，肺功能性气腔的破坏属永久性破坏，最终导致病人活动量减少、呼吸功能衰竭和死亡。死亡原因一般为肺源性心力衰竭。

（二）病因和发病机制

1. 病因　肺气肿一般是与慢性阻塞性肺气肿有关的疾病共同作用于肺而引起。常见的病因有慢性支气管炎、哮喘、慢性纤维空洞型肺结核、广泛的支气管扩张、尘肺以及慢性肺实质营养不良（慢性肺实质性肺气肿）等。

2. 发病机制　肺气肿的主要发病机制如下：

（1）在外部刺激或遗传因素的作用下，肺的蛋白酶－抗蛋白酶系统的平衡发生紊乱。

1）肺蛋白水解酶活性增加或者抗蛋白酶活性降低，使肺弹力蛋白与胶原蛋白基质降解或退化，肺组织受到破坏，肺弹性回缩力显著下降。

2）终末支气管内的气流排出受阻。

3）肺的气体交换和血流动力学随之发生相应的异常病理

改变。

（2）肺气肿所致肺损伤可能与肺的金属结合酶、肿瘤坏死因子、中性粒细胞、CD4 细胞、CD8 细胞以及肺泡巨噬细胞的相互作用有关。

（3）肺气肿终末支气管的反复损害与修复属于不可逆的呼吸道阻塞。这种阻塞可因呼吸道感染诱发并加重，相应的免疫反应为其媒介。

（4）在正常生理状态下，肺膨胀时产生的弹性牵引力经肺实质传递到柔韧的支气管壁周围，支气管在此种力的作用下舒张并保持通畅。肺气肿时，肺的弹性与维持支气管开放、通畅的牵引力显著下降，导致呼吸道内的气流进出受阻，肺气肿逐渐加重（图 16－1）。

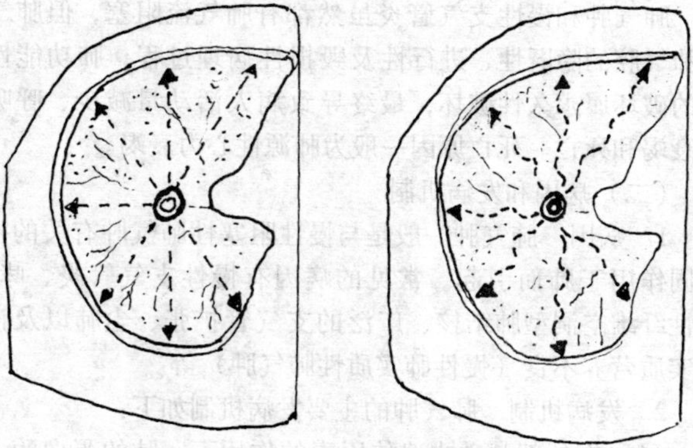

图 16－1　肺气肿的发病机制

（1）因胸腔负压和肺弹力纤维对支气管周围的牵引力的作用，支气管保持开放及通畅

（2）肺气肿时，因胸腔负压减少和保持支气管开放的弹力纤维受损，支气管不能正常开放

（三）病理生理

1. 肺气肿是肺组织弹性回缩力受损的直接结果，属于代偿机制。通过这种代偿机制，肺的静态容积增大而终末支气管的气流量减少，呼出的气流量亦减少。

2. 肺泡内毛细血管表面积大为缩减、肺泡周围微循环障碍及气体交换功能降低，呼吸困难症状加重。病人在进行轻度活动甚至休息时感到呼吸困难，终末期病例出现低氧血症。

3. 胸廓容积逐渐增大，胸壁呼吸肌和膈肌功能受损，膈肌位置下移、穹隆部变平及肌纤维萎缩，使病人的呼吸功增加而胸腔负压减低。

4. 呼吸道通气死腔增大，使肺的通气－血流灌注比（V/Q）发生异常改变：

1）1s 用力呼气容积（FEV_1）与用力肺活量（FVC）的百分比（$FEV_1\%$）降低。

2）FEV_1 绝对值下降。

3）在 FEV_1 降至 0.75～0.8L 或低于预计值的 30% 时，病死率显著升高。

5. 肺气肿所致血流动力学方面的改变主要有：

（1）肺动脉高压：静息状态下肺动脉阻力与肺动脉收缩压及肺毛细血管楔压一般增大。肺动脉高压多为肺动脉狭窄、肺毛细血管床减少和肺动脉壁增厚所致。

（2）肺过度膨胀使心脏的血液充盈受限、心排血量减少，运动时周围血管的输氧量随之减少。

（四）病理与分类

1. 病理

（1）大体所见：①表现为肺过度膨胀和容积明显增加，表面苍白，边缘变为钝圆，质地异常柔软并缺乏弹性；②开胸后，病肺很难萎陷，用手指压迫肺时其表面可出现指压痕迹；肺表面和肺实质内有大小不等的空泡结构。

（2）镜下：①肺泡显著膨大而肺泡壁极菲薄；②肺弹力

纤维变细、断裂；肺泡隔消失；③肺泡壁毛细血管闭塞、断离并显著减少；④终末支气管常合并有慢性炎症改变。肺气肿在两肺上叶最为典型。

2. 分类　气肿肺泡膨胀破裂而形成气腔。肺气肿按其气腔的分布范围与部位分为4型（图16-2）。

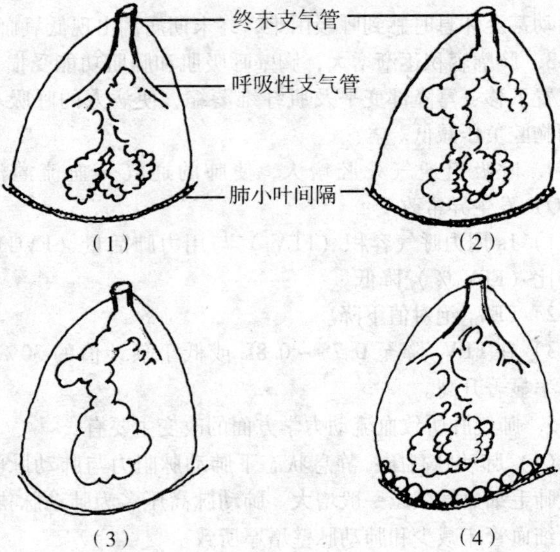

图16-2　肺气肿的分类

（1）正常2级肺小叶：有5~15个小囊泡，终末支气管止于纤细的呼吸道。1~3支肺泡状呼吸性支气管与肺泡管和肺泡囊沟通，肺小叶间隔未完全包绕1~2级肺小叶

（2）小叶中心性肺气肿：过度膨胀和破坏的气腔集中于1~2级呼吸性支气管

（3）弥漫性肺气肿：过度膨胀和破坏的气腔较为均匀地分布于整个肺实质

（4）肺泡隔旁肺气肿：过度膨胀和破坏的气腔发生在2级肺小叶的周边部，并沿肺小叶间隔分布

（1）小叶中心性肺气肿：①气腔局部限于小叶中心的Ⅱ级呼吸性支气管；②病变程度及气腔大小不一，伴有Ⅱ级呼吸性支气管的破坏，但其远侧的肺泡管、肺泡囊和肺泡仍完整。此型在两肺上肺野最为常见。病人多为大量吸烟者。

（2）弥漫性肺气肿：①发生肺气肿的所有气腔的形态相似，肺组织的毁损均匀一致，气腔弥漫于肺的各小叶；②随着肺组织的依次损失，气腔进行性膨胀，最后残留的肺组织常为肺血管、肺泡隔和支气管的支持结构；③在典型病例，肺的气体弥散功能降低，活动时 SaO_2 下降。肺 CT 片上可见肺周围血管影呈枯树枝状。

（3）肺泡隔旁性肺气肿：①此型是肺脏层胸膜下肺泡破裂后形成肺小泡所致，并可发展为肺大泡；②病变沿肺叶的边缘及上缘分布，破裂后形成自发性气胸。

（4）瘢痕性肺气肿：①表现为肺气腔膨胀、坏死伴肺纤维化，常见于肺结核瘢痕形成或肺的弥漫性及慢性炎性疾病，如肺结节病、肺肉芽肿病以及尘肺（蜂窝状肺）等；②瘢痕性肺气肿的最典型的大体病理表现为两肺可见多发性肺大泡。

第二节　肺减容术概述

（一）定义　采用外科手术适当切除肺气肿病人的无呼吸功能、严重影响肺功能的肺周边部组织，以减小肺容积、恢复肺对支气管的牵引力并改善肺功能的手术方法叫做肺减容术（lung volume reduction sugery，LVRS）。

（二）手术病例的选择与手术适应证及禁忌证　进行肺减容术病例的初步筛选主要包括：询问病史、查体、心肺功能检查、拍摄 X 线胸片和胸部 CT 扫描，了解肺气肿的类型、肺功能损害的程度及工作（劳动）能力丧失的情况等。

1. 手术病例的选择要点

（1）要仔细询问病史，注意症状发展的快慢、住院治疗次数、24小时痰量及其性质等。查体要注意观察静息和活动状态下的呼吸类型、呼吸肌的活动度及肺气肿所致体格方面的失代偿表现等。肺气肿病人多有反应性呼吸道疾病（如激素依赖、呼吸时有喘鸣及慢性支气管炎）。

（2）注意肺气肿与反应性呼吸道疾病的鉴别诊断，是确定肺减容术对肺气肿有无治疗价值的重要标准。适于接受肺减容术的病例为单纯性肺气肿，即典型的“粉红色肺气肿”，其手术疗效满意。有反应性呼吸道疾病、X线检查无明显肺气肿者对支气管扩张剂的反应较好者，不适于进行肺减容术。

（3）非均质肺气肿，尤其是明显的上叶非均质肺气肿是肺减容术的理想病例。胸部CT和放射性核素肺灌注扫描是诊断非均质肺气肿的重要方法，对确定肺减容术的潜在靶区很有价值。检查显示无肺过度膨胀的病例，提示有反应性呼吸道疾病。

（4）肺气肿病人发生肺癌时，应根据肺癌的部位和病理分类以及肺气肿的类型制定手术方案。能接受肺切除术的肺癌病例，肺减容术又具有改善肺功能的作用，不应单纯依据肺功能检查结果放弃手术治疗。

（5）肺气肿合并冠心病的病人常见，但不能耐受肺减容术的病例很少。必要时，应进行心脏超声、多巴酚丁胺（dobutamine）超声心动图负荷试验以及测量肺动脉压，评估心脏的储备功能和冠状动脉的供血状况。有严重冠心病或明显的肺动脉高压病人禁忌肺减容术。

（6）注意抑郁症和骨质疏松症的处理。肺气肿合并抑郁症病例，如对抑郁症在术前未进行治疗者，肺减容术后将影响肺康复和生活质量的提高。术前有骨质疏松症而未予治疗者，术后可发生疼痛性骨折、慢性疼痛综合征并影响肺功能的改善。

（7）肺气肿是一种慢性疾病，肺减容术也是一种姑息性手术。因此，手术病例及手术时机的选择要根据具体病例的病情而定，尽量提高手术疗效，降低手术并发症和手术死亡率。

2. 肺减容术的主要手术适应证

（1）严重的慢性阻塞性肺病。

（2）终末期肺气肿严重影响病人的生活质量，内科治疗无效者。

（3）胸部X线检查显示肺过度膨胀、膈肌穹隆下降变平或膈面形态呈相反状态者。

（4）胸部CT扫描显示肺气肿质地重度不均匀（非均质肺气肿），但无直径大于5cm的孤立性肺大泡。

肺减容术的相对手术指征如表16-1所示。

表16-1 肺减容术的相对手术指征

病史和查体所见符合肺气肿的诊断
FEV_1 ≥15%或FEV_1预计值≥40%
TLC预计值≥100%
RV预计值≥150%
室内空气状态下PaO_2≥45mmHg
室内空气状态下$PaCO_2$≤55mmHg
戒烟6个月以上
胸部CT扫描显示有严重肺气肿
病人的心肺功能或心脏危险因素能耐受肺减容术
病人能遵守或配合术后肺康复治疗方案

注：FEV_1（1s用力呼气容积）
TLC（肺总量）
RV（肺残气容积）

3. 肺减容术的禁忌证

（1）肺动脉高压（肺动脉收缩压>60mmHg）。

(2) 病人在术前3个月之内未戒烟，或者一直在吸烟者。
(3) 病人合并不稳定型冠心病。
(4) 病人年龄在75岁以上。
(5) 病人在术前5年之内有恶性肿瘤病史。
(6) 病人卧床不起并有呼吸机依赖。
(7) 既往接受过胸心外科手术的病例。
(8) 肺气肿合并病态肥胖者。
(9) 血气分析显示病人有 CO_2 蓄积（$PaCO_2 > 7.3kPa$）。
(10) 大剂量肾上腺皮质激素或类固醇依赖者。

肺减容术的相对手术禁忌指征见表16-2。

表16-2 肺减容术的相对禁忌指征

肺气肿合并明显的支气管扩张症
$PaCO_2$ ≥60mmHg
肺动脉收缩压≥45mmHg，平均肺动脉压≥35mmHg
拟行肺减容术的同侧肺既往接受过肺叶切除术
有其他重要全身性疾病或癌肿，估计影响生存率者
病人有较重的胸膜疾病或间质性肺病
病人有慢性支气管炎或哮喘
有心脏病而影响进行胸部大手术者
每日服用强的松（prednisone）量≥20mg并耐药
休息时需要吸氧6L/min以上才能维持 SaO_2 ≥90%
经术前肺康复治疗后，病人6分钟步行距离≤140m
病人的社会心理状态不稳定
病人已发生呼吸机依赖
病人主动滥用烟碱
体重指数：男性≥31.1，女性≥32.3

（三）影响肺减容术疗效的生理因素

1. 呼吸道气流阻力　正常人呼吸道内气流与肺泡内压力之间呈线性关系。这种关系因呼气开始时小呼吸道保持开放、口径大小保持常态而很稳定。在呼气末或用力呼气时，因周围肺组织对小呼吸道的动态（弹性）压缩，其内气流与阻力不增加。肺减容术的理论基础之一，便是切除靶区肺组织，增加余肺的弹性回缩力及对终末支气管周围的放射状牵引力，使其在呼吸周期保持开放而改善通气，缓解呼吸困难。

2. 呼吸肌　膈肌、肋间肌和斜角肌等的辅助呼吸功能与主动呼吸时肌纤维长度及其缩短指数成比例。

在肺气肿时，为维持呼吸功能，肺的解剖学改变与有呼吸肌附着的胸廓的改变（桶状胸）有关：膈肌下降可限制其收缩；呼气末因肺泡内压力升高，使呼吸肌的做功负荷增加。肺减容术能恢复膈肌的穹隆状形态并提高其收缩力，纠正低氧血症。

3. 肺通气－灌注比例失调　肺气肿因气腔分布不均，肺的某些区域的弹性回缩力大为降低，而且其通气－血流灌注比例失调，这些区域即为肺减容术的靶区。与靶区相邻的肺实质因受气腔压迫，虽血流灌注较好，但通气不良，形成生理性短路和低氧血症。

4. 心血管血流动力学　肺气肿时肺循环低压区域往往是呼气动力降低区域。呼吸肌过度收缩可提高胸腔负压，有利于体循环静脉回流，并能加强心脏的收缩。肺气肿晚期常有肺动脉高压，主要原因为肺血管阻力增大所致，也可继发于低氧血症。肺减容术一般不能改善肺动脉高压。

5. 肺气肿类型的影响　中心小叶性肺气肿和弥漫性肺气肿都是肺减容术的手术适应证。前者多见于上叶肺，常伴有与慢性炎症有关的自身小呼吸道疾病；后者因病变弥漫、小呼吸道较正常，因此，在接受肺减容术后肺功能完全恢复到正常水平的几率较小，而且术后有可能加重原有的肺过度膨胀。原因是这种手术会增加肺的膨胀压。

（四）术前准备　肺气肿病人常有营养不良和肌肉萎缩。术前准备包括增强营养、体质及肺康复，提高病人的活动耐受量和减轻呼吸困难症状。

1．一般经过 6～10 周的肺康复训练及优化药物治疗后，肺功能都有不同程度的改善。

2．绝大多数接受了支气管扩张药与类固醇治疗的病例，可停用和（或）减少类固醇剂量，最好采用最小剂量。

3．用药后症状无改善的病人，要高度怀疑患有反应性呼吸道疾病。

4．术前评估要参考表 16－3。

表 16－3　肺减容术的术前评估

要有详细、完整的病史记录（含体检结果）
测定血清 cotinine 水平
测定血清 α_1－抗胰蛋白酶水平
胸部 CT 扫描
放射性核素肺灌注试验
超声心动图检查并测量肺动脉压
多巴酚丁胺（dobutamine）放射性核素试验
肺功能检查
支气管扩张药试验
心肺运动试验
6 分钟步行试验

5．肺气肿病人的肺功能损害程度一般用呼吸困难指数进行评估　将呼吸困难程度分为 0～4 度，度数越小，提示肺功

能损害越严重。

4度　无肺功能损害。病人能参加日常工作及活动而无气短。

3度　轻度肺功能损害。病人参加一项活动时便有气短症状。但完全休息时症状缓解。

2度　中度肺功能损害。病人因气短而必须变动工作和（或）至少放弃一项日常活动。

1度　严重肺功能损害。病人因气短而不能工作，要停止大部分或全部日常活动（工作）。

0度　极严重肺功能损害。病人因气短而无法工作，而且要停止全部日常活动。

第三节　肺减容术的手术操作

（一）经胸骨正中切口双侧肺减容术　大多数肺气肿病人都能耐受这种手术，是临床工作中常用的术式。肋胸膜后部有重度粘连或者左下肺合并其他疾病时，不宜选择这一手术方式。手术时，左右两肺同期分别减容。

1. 肺减容靶区的选择　靶区的选择与切除是肺减容术的重要手术操作，关系到手术的成败，要高度重视。靶区切除不当，将影响手术疗效，而且容易发生并发症。

（1）根据术前呼气相、吸气相的胸部CT扫描片和肺灌注扫描片的形态学表现选择靶区。

（2）根据术中观察选择靶区

1）进胸后待术侧肺萎陷时，通过望诊确定靶区：术侧肺最先出现吸收性肺不张的区域，是无严重肺气肿的区域。

2）几分钟后，可见肺血流灌注最佳区域肺的去饱和状态也很快出现。

3）轻轻做鼓肺试验，能发现肺顺应性最大的肺实质区。

上述这些肺区均非靶区，不能减容切除。结合术前肺的影像学检查，可以确定靶区并进行肺减容。

2. 游离肺　充分游离术侧肺，有利于肺减容术正确进行、减容后肺的复位和余肺与胸膜腔容积的相互匹配。

(1) 切断下肺韧带；注意保护膈神经，不能将其过度牵拉；避免用力压迫、牵扯或钳夹非靶区的肺实质。肺气肿组织质地脆弱，容易受暴力损伤。

(2) 分离胸膜腔内肺与壁层胸膜的粘连。粘连严重者，可从胸膜外进行分离。膈神经与肺粘连而不易分离时，应将粘连的肺组织保留在膈神经表面，预防其损伤。

(3) 将湿纱垫填塞在胸腔内肺后方，能改善肺的显露和游离。

3. 切除靶区（肺减容术）　再次核对、确定要进行肺减容的靶区后，用垫有牛心包片的 Endo - GIA 直线切缝器从靶区前外侧缘自下向肺尖部依次纵行切缝靶区肺组织。每一切缘上部的缝合钉要适当相互重叠，预防切缘漏订。但不能误伤深部肺实质和肺门结构。

肺减容量尚无统一标准。一般认为切除术侧肺的 20% ~ 30%，余肺膨胀复位后能从膈面充满术侧胸腔，膈肌回升到正常解剖位置，便能达到肺减容治疗目的。在有的病例，需要切除肺气肿最为严重的上叶肺。

4. 术侧胸腔内灌适量温生理盐水后进行鼓肺试验（呼吸道气压宜小，以使余肺膨胀为度）。术者用手将肺切缘按压至生理盐水内观察有无漏气；显著漏气处应补充订合（缝合）或喷撒生物蛋白粘合剂封闭。

5. 切除靶区后若发现胸膜顶残腔较大，应做胸膜帐篷，尽量减小残腔与防止术后代偿性肺气肿。

6. 冲洗胸腔；安装胸腔闭式引流管两根，分别引流胸膜顶部和膈肋窦，保证引流通畅；不必常规做胸膜固定术。

7. 另侧肺同法行肺减容术。

8. 逐层关胸，手术结束。

（二）VATS 肺减容术　采用这种术式时，靶区的确定与肺减容量的判断较为困难，要正确选择其适应证。如果行双侧肺 VATS 同期肺减容术，按肺侧别先后进行。

1. 体位　病人取仰卧位，两上肢抬高，肘关节屈曲约 90°，双手靠拢并将前臂固定于麻醉架上。

2. 手术切口　①术侧胸部腋前线第 6 肋间做观察孔（置胸腔镜）；②锁骨中线第 4 肋间做操作孔；③腋中线第 3 肋间再做一操作孔。

3. 游离肺　经操作孔用电刀切断下肺韧带；肺与壁层胸膜有粘连时予以分离。严重粘连部位应从胸膜外分离（注意不要损伤膈神经和肺），使肺充分游离。

4. 确定肺减容术的靶区。

5. 经一操作孔用肺钳向前夹住靶区内肺组织，再经另一操作孔向胸内置入 Endo－GIA 切缝器，从肺靶区内侧缘自下而上依次用切缝器切除靶区肺气肿组织，要注意围绕肺尖后方靶区的切除；操作中，切缝器不能靠近肺门及切除范围不能超过靶区。

6. 向胸内注入适量温生理盐水并进行鼓肺试验，检查肺切缘有无漏气和肺膨胀情况。

7. 胸膜顶及膈肋窦各安装一根胸腔闭式引流管并接引流袋（瓶）。

8. 缝合手术切口。

另一侧肺的 VATS 肺减容术同法施行。

（三）单侧 VATS 肺减容术　有的肺气肿病人需要进行单侧 VATS 肺减容术，其主要手术适应证如下：

1. 诊断不明的同侧肺部结节。

2. 需要进行肺楔形切除术的肺恶性肿瘤。

3. 另一侧胸腔有严重良性胸膜病变的病例。

4. 另一侧胸腔既往接受过肺叶切除术的病例。

5. 同侧肺有原发性肺部病变并需要进行 VATS 肺切除

术者。

对具有上述手术适应证的病例，肺减容术的手术途径（操作）视具体病人及其病情而定。绝大部分病人可考虑采用VATS肺减容术。但有时仍须选择有限的单侧剖胸途径及肺减容术。

第十七章　肺　　癌

第一节　肺癌的病理特点及组织学分类

（一）定义　在病理学上，将发生于支气管黏膜及其腺体上皮的恶性肿瘤称为支气管肺癌，简称为肺癌（carcinoma of lung）。

（二）大体病理特点与分型　肺癌根据肿瘤的原发解剖部位与X线片上的定位，分为中心型肺癌和周围型肺癌，均由支气管动脉供血。

1．中心型　指起源于主支气管、叶支气管、肺段支气管以及第4～5级亚段支气管的肺癌。占肺癌总数的20%～40%。此型的大体病理特点有以下几点：

（1）肿瘤大小不等，外形不规则，质地较硬。

（2）原发于支气管腔内的肿瘤，可部分或完全堵塞支气管腔。

（3）肿瘤可向局部支气管腔外播散并累及邻近肺实质。

（4）肿瘤实质一般比较均匀，剖面呈灰白色。

（5）位于支气管腔内的肿瘤，其表面可见溃疡形成，并可导致肺不张或继发性炎症改变，如继发性支气管扩张、肺炎或肿瘤远端继发性肺脓肿。

2．周围型　指原发于第5级亚段支气管以下的支气管、细支气管和肺泡的肺癌。周围型肺癌的大体病理解剖特点如下：

（1）肿瘤位于肺的周边部，质地硬而不规则，肿瘤与周围肺组织有界限或者无明显界限。

（2）肿瘤剖面的质地较为均匀，多为体积较小的实质性病变；瘤体较大者，其中心可发生坏死和形成空洞（癌性空洞）。

（3）肿瘤表面的脏层胸膜常有脐样凹陷或者皱缩。

周围型肺癌占肺癌总数的60% ~80%。

据统计，右侧肺癌比左肺常见，其比例约为6∶1，上叶肺癌较下叶肺癌多见，而且上叶肺癌好发于上叶前段；在全部肺癌病例中，中叶肺癌最少见。肺癌占原发性肺恶性肿瘤的98%。

（三）组织学分类　肺癌的组织学分类方法较多。经Moori（1996年）改进的分类方法如表17-1。

表17-1　肺癌的组织学分类（Moori，1996年）

鳞状细胞癌（简称鳞癌）	
小细胞癌	
	单纯性小细胞癌
	小细胞-大细胞癌
	混合性小细胞癌（肿瘤内混有鳞状或腺样分化区）
腺癌	
	变异：细支气管肺泡癌
大细胞癌	
腺鳞癌	

注：1. 小细胞肺癌占全部肺癌病例的13% ~20%，为高度恶性肿瘤，在做出诊断时因有广泛转移，一般采用化疗。病人的5年生存率约为10%

2. 非小细胞肺癌（鳞癌、腺癌、大细胞癌和腺鳞癌等）占全部肺癌病例的80% ~87%。接受外科手术治疗的绝大多数病例为这一组织类型在临床上，一般将肺癌分为两种（型），即小细胞肺癌（SCLC）和非小细胞肺癌（NSCLC）。前者属于肺的神经内分泌肿瘤，并分三级：

Ⅰ级 分化好的神经内分泌肿瘤（类癌）。

Ⅱ级 中等分化的神经内分泌肿瘤（非典型类癌）。

Ⅲ级 分化差的神经内分泌肿瘤：①大细胞型；②小细胞型。

近年来，大部分作者和WHO将肺癌按其组织学特点分为4种主要的类型：鳞癌（上皮样癌）、腺癌、大细胞癌和小细胞癌。其中鳞癌的发病率有所下降。但腺癌的发病率明显升高，占原发性肺癌的30%～50%，成为肺癌中最常见的组织学类型，可能与细支气管肺泡癌的发病率增加有关。80%以上为非小细胞肺癌。

1. 鳞癌 起源于支气管上皮。发病前数年先有支气管黏膜的进行性病理改变，包括鳞状化生、发育不良和原位癌。2/3为中心型。

（1）大体

1）在早期，肿瘤较小而呈红色肉芽样小斑块或如局灶性黏膜白斑。

2）随着肿瘤的生长，可表现为体积较大的支气管腔内肿块，外观呈灰白色或黄色。

3）位于肺远侧的阻塞性肿块可形成空洞，并可引起阻塞性肺炎和肺实变。

（2）镜下：可见细胞间桥连接瘤细胞，并有大量角蛋白形成，瘤细胞呈多角形或梭形。角蛋白减少或缺乏，多提示肿瘤分化不良。

2. 腺癌 典型的肺腺癌常位于肺周边部，起源于周围支气管和肺泡，亦可起源于近端支气管上皮或黏膜下腺体，易发生血行转移。

（1）大体：周围型肺腺癌界限多比较清楚，外观呈灰色或黄褐色肿块，空洞罕见。

（2）镜下：瘤细胞呈柱状或长圆形，并呈排列成单层或复层的腺泡或者腺样结构，可以分泌黏蛋白。在细支气管肺泡癌中，40%～50%分泌黏蛋白，其圆柱状瘤细胞沿肺泡壁生长。

3．小细胞癌　好发于主支气管或叶支气管的黏膜下，占全部肺癌病例的13%～20%，是恶性程度最高的组织类型，多数病例在40岁以下。

（1）大体

1）近4/5的肺小细胞癌为中心型，其余为周围型。肿瘤表面的支气管黏膜受累的现象不多，但黏膜皱襞可消失。

2）肿块呈灰白色，常为巨块型，质较软。若腔外型肿瘤包裹支气管，能导致其狭窄。肿瘤中心坏死及空洞形成少见。

3）其生长迅速，在早期即发生肺门、纵隔淋巴结转移及血行播散。

（2）镜下：瘤细胞呈梭形、圆形或多角形，大小约为淋巴细胞的2倍，形态常不规则或带芒角犹如燕麦；细胞核不显著，胞质不多。成堆小细胞集聚在一起，瘤细胞排列成小管状、花朵状、条索状或呈腺样结构是小细胞肺癌的光镜下的形态学特点。

小细胞肺癌的3种亚型的自然病史及其对治疗的反应等方面的差异，尚不清楚。

4．大细胞癌　占肺癌的10%～15%，分化差。

（1）大体：与腺癌一样，大细胞癌多位于肺周边部，瘤体可能很大而不易形成空洞。

（2）镜下

1）瘤细胞细胞核大而核仁清楚，胞质丰富，并有明显的胞质膜。

2）大细胞癌缺乏向鳞癌或腺癌分化的迹象，多数代表腺癌或者鳞癌的未分化型，并有在早期便向胃肠道转移的倾向。

5. 腺鳞癌 肺癌组织中鳞癌与腺癌成分混合者称为腺鳞癌。其发病率占肺癌总数的0.4%～4%。

（1）大体：腺鳞癌多数位于肺周边部。约3/4的瘤体大于3cm，一般在1.5～6cm之间。

（2）镜下：瘤细胞可能分化较好、分化中等或分化差。在多数病例中，肿瘤成分以鳞癌为主。瘤细胞往往侵犯肺血管，50%以上病例有引流区淋巴结转移。

（四）肺癌的转移 肺癌通过直接蔓延、淋巴道转移和血行转移等3种方式进行播散。

1. 直接蔓延 肺癌可直接蔓延到毗邻的肺实质、肺裂或自支气管的肿瘤原发部位蔓延，也可侵犯胸内的邻近结构。中心型肺癌通常沿支气管直接播散。

肺癌直接侵犯胸内邻近结构有重要临床意义。受累的主要部位有胸膜、肺血管、胸壁、上沟区及其毗邻的神经与骨结构、膈肌、心包、心脏及大血管。此外，还可侵犯上腔静脉、喉返神经和膈神经乃至食管。

2. 淋巴转移 肺癌的淋巴转移常见。非小细胞肺癌病人在出现临床症状之前，近50%已有纵隔淋巴结转移。在很多病例，肺癌首先转移到同侧肺的肺叶或者肺门淋巴结，也可以早期便有纵隔淋巴结转移。

（1）最常见的转移部位为引流区淋巴结：①上叶肺癌主要累及前上纵隔淋巴结；②下叶肺癌以下纵隔淋巴结转移占绝大多数；亦能转移到非引流区的纵隔淋巴结。此外，右上肺癌转移到下纵隔非引流区淋巴结的几率比左上肺癌高。

（2）直径小于3cm的周围型原发性非小细胞肺癌病例中，每一肺叶的癌肿最易侵犯的纵隔淋巴结站（哨兵淋巴结）相对稳定（表17－2）。

表 17-2　小的周围型非小细胞肺癌最常侵犯的纵隔哨兵淋巴结站（组）的位置

原发瘤部位	纵隔哨兵淋巴结站（组）
右肺上叶	第4，第3
右肺中叶	第3，第7
右肺下叶	第7
左肺上叶	第5，第6
左肺下叶	第7

（3）肺癌发生“跳跃式”淋巴结转移，即瘤细胞从原发灶经淋巴道直接转移到纵隔淋巴结，而其引流区的肺内和肺门淋巴结并无转移。

（4）有时小细胞肺癌的癌细胞能大量进入肺淋巴管而形成广泛淋巴管癌栓，在胸膜表面产生多发的灰白色网状病变，即癌性淋巴管炎。

（5）肺癌的胸外淋巴结转移属于远处转移。

（6）肺癌淋巴转移的常见部位如下：

1）胸内：支气管旁、肺门和纵隔淋巴结。

2）胸外：锁骨上（斜角肌）、腋窝和膈下腹主动脉旁区淋巴结。

3）胸膜淋巴管。

3. 血行转移　肺癌血行转移常见。

（1）肿瘤直接侵犯较小的支气管静脉后，瘤细胞经血液循环播散到身体其他组织结构或器官并在局部滞留，有可能形成转移瘤。

（2）有时，肺癌能累及大的肺静脉并造成受累静脉的堵塞，甚至肿瘤延伸到左心房，发生肿瘤的血行转移。

（3）此外，肿瘤也能侵犯肺动脉而引起肺癌血行转移。

肺癌血行转移或播散的最常见的器官和结构有：脑、骨骼系统、肝脏、肾上腺、肾、肺、脾脏和胰腺。有的可播散到皮肤和皮下组织、心肌、甲状腺、小肠以及卵巢等处。

肺癌骨转移呈溶骨性转移灶，多见于肋骨、股骨、肱骨和骨盆。

肺癌血行播散与肿瘤大小及其组织类型有一定关系。一般而言，瘤体较大者发生远处转移的几率较大；肿瘤直径小于1cm的非小细胞癌经血行播散的病例罕见。

第二节 肺癌的临床表现和分期

（一）临床表现 肺癌病人的临床表现较多，差异很大，而且缺乏特异性。常见的临床表现有：①无症状；②肺癌局部症状；③远处转移所致症状（体征）；④副癌综合征。

肺癌的组织学类型（非小细胞癌和小细胞癌），大体病理分型（中心型和周围型），肿瘤的遗传生物学活性等与临床表现有一定关系。

1. 局部症状和体征

（1）早期肺癌病人中，只有25%～40%有手术切除的可能性，而且其中约20%在进行胸部X线检查时偶然发现，其余表现为肿瘤局部（肺）生长的症状和体征，包括咳嗽、呼吸困难、气喘或咯血。

（2）部分病人因阻塞性肺炎引起发热、寒战及咳脓痰等症状。

（3）肺局部生长（转移）所致严重临床表现主要为上腔静脉综合征，Horner综合征，吞咽困难和疼痛，声音嘶哑，患侧膈肌升高，胸痛，胸腔积液，呼吸困难以及心包受累所致血流动力学方面的异常改变。这些表现均属肺癌晚期症状或体征。

2. 肺癌远处转移的临床表现

(1) 全身症状：主要为全身不适或者疲乏无力，食欲不振，有的病人有体重减轻。

(2) 远处转移所致临床表现：取决于转移瘤（灶）的部位和大小。最常见的胸外转移部位有锁骨上和颈部淋巴结，脑，骨，肝脏和肾上腺等。肺癌可以转移到任何器官系统。其远处转移发生率高低与肺癌的组织类型有关，依次为小细胞癌，大细胞癌，腺癌和鳞癌。

3. 副癌综合征　肺癌病人出现副癌综合征的症状和体征并不多见，约为2%。一般分为以下5种，可能是肿瘤产生生物活性物质所致。

(1) 内分泌-代谢综合征：如高血钙症、Cushing 综合征、抗利尿激素分泌异常及类癌综合征等。

(2) 神经肌肉综合征：最常见的神经方面的副癌综合征为脑脊髓炎和感觉神经病，肌肉方面表现为多发性肌炎或肌无力综合征。

(3) 血液-血管方面的异常表现：病人有贫血，白血病样反应，血小板增多或血小板减少等。

(4) 皮肤的异常表现：主要有皮肌炎，环形红斑及获得性多毛症等。这些皮肤表现最常见于原发性肺腺癌病人。

(5) 骨关节病变：4%～12%的肺癌病人有肥大性肺性骨关节病和杵状指（趾），主要见于肺鳞癌。有的病例尚有对称性关节炎。小细胞肺癌出现骨关节病变的病例罕见。肿瘤经手术切除后，骨关节病变很快消失或显著减轻。

（二）分期　肺癌的临床 TNM 分期需要利用现有的各种诊断方法以证实肺部病变是肺癌，明确其组织类型，同时尽可能用无创诊断手段确定肺癌的范围。分期的目的和意义在于选择并制定合理的治疗方案，提高疗效和判断预后，也有利于肺癌的科研与学术交流。

1997 年经 AJCC 修订后的国际非小细胞肺癌的 TNM 定义和分期编组见表 17-3 与表 17-4。

表 17－3　非小细胞肺癌的 TNM 定义

解剖分期系统	定义
T（原发瘤）	
Tx：隐性癌	
T_0：无原发瘤的证据	
Tis：原位癌	
T_1：肿瘤最大径≤3cm，被肺或脏层胸膜包围，气管镜检查发现叶支气管近端未受累（即主支气管无肿瘤）	
T_2：肿瘤最大径＞3cm；或任何大小的肿瘤侵犯脏层胸膜，或合并肺不张，或有范围达肺门区的阻塞性肺炎；气管镜检查证实肿瘤必须在叶支气管近端范围之内，或肿瘤距隆突远端至少2cm；任何合并肺不张或阻塞性肺炎者，其范围必须不能超过一侧全肺	
T_3：任何大小的肿瘤直接侵犯胸壁（含肺尖部癌）、膈肌或纵隔胸膜或心包，但未侵犯心脏、大血管、气管、食管或椎体；或主支气管内的癌肿距隆突2cm而且未累及隆突	
T_4：任何大小的肺癌已侵犯纵隔或累及心脏、大血管、气管、食管、椎体，或累及隆突；或有恶性胸腔积液，或同一肺叶有卫星结节	
N（受累淋巴结）	
Nx：隐性癌	
N_0：无引流区淋巴结转移	
N_1：支气管旁淋巴结和（或）同侧肺门区淋巴结有转移（含肺癌直接蔓延）	
N_2：同侧纵隔淋巴结和（或）隆突下淋巴结有转移	
N_3：对侧纵隔或肺门淋巴结有转移；或同侧或对侧斜角肌淋巴结有转移；或锁骨上淋巴结有转移	
M（远处转移）	
M_0：无远处肿瘤转移	
M_1：有远处转移；同侧非原发瘤肺叶有瘤结节	

表 17－4　非小细胞肺癌的分期编组

分期	TNM 组合
0 期	原位癌
ⅠA 期	$T_1N_0M_0$
ⅠB 期	$T_2N_0M_0$
ⅡA 期	$T_1N_1M_0$
ⅡB 期	$T_2N_1M_0$
	$T_3N_0M_0$
ⅢA 期	$T_3N_1M_0$
	$T_1N_2M_0$
	$T_2N_2M_0$
	$T_3N_2M_0$
ⅢB 期	$T_4N_0M_0$
	$T_4N_1M_0$
	$T_4N_2M_0$
	$T_1N_3M_0$
	$T_2N_3M_0$
	$T_3N_3M_0$
	$T_4N_3M_0$
Ⅳ期	任何 T，任何 N，M_1

注：1. T(肿瘤)

N（淋巴结）

M（转移，指远处转移）

2. 本分期编组是 1997 年制定的，其中的修改有：

（1）非侵袭性癌（Tis）属于 0 期

（2）T_3 指肿瘤侵犯邻近结构，但肿瘤能够切除

（3）T_4 包括原发瘤及同一肺叶内的卫星病变

（4）位于同侧肺但在不同肺叶的卫星结节属于 M_1

（5）Ⅰ期和Ⅱ期又分为ⅠA 期、ⅠB 期和ⅡA 期、ⅡB 期

（6）$T_3N_0M_0$ 被编到ⅡB 期

第三节 肺癌的诊断方法

肺癌的临床诊断主要围绕原发瘤（T）的性质、淋巴结（N）有无转移以及有无远处转移（M）进行。诊断方法包括无创诊断（即影像学诊断方法和痰细胞学检查）和有创诊断（即气管镜检查和外科诊断方法）。目的在于了解TNM的状态（情况）并进行临床分期，选择正确的治疗方案。

肺癌的诊断除了询问病史和查体之外，主要依靠以下诊断方法：

（一）胸部X线摄片检查　是最常用的无创诊断方法，能提供有关肿瘤部位、大小和肿瘤与胸部结构相互关系的信息，对制定治疗方案具有重要价值。有临床症状和（或）体征的肺癌病人，95%以上在胸部正、侧位X线平片上有异常X线表现，并与肺癌的大体及组织学类型有关系。

1. 肿瘤本身形成的X线征象　一般为大小、形态、密度和部位不一的肺部肿块影；边界不清，可有分叶和毛刺等征象，有的肿块内有空洞形成。肿块多数为单发，亦有多发者。

2. 肿瘤阻塞支气管远端所致继发性肺部病变　包括阻塞性肺炎（感染）、肺不张、肺实变或支气管扩张等。有的表现为反复肺部感染。

3. 肿瘤在胸内转移的表现　①纵隔肿块影或增宽（局限性或弥漫性增宽）；②正常胸壁或脊柱结构（轮廓）有浸润或中断征象；③胸腔积液；④患侧膈肌升高（麻痹）。

（二）胸部CT扫描　对肺癌的诊断和鉴别诊断具有重要价值。其优点如下所述：

1. CT扫描片上无解剖结构的前后重叠，因此，可以显示普通X线胸片不易显示的部位及其病变，如心脏后缘或后纵隔、纵隔旁或胸膜下的病变。并能发现前者未能发现的胸腔积液。

2. 增强 CT 扫描能显示肺内肿痛与肺血管及胸内其他大血管之间的关系，有助于肺癌的临床诊断与分期，判断肿瘤手术切除的可能性。

3. 高分辨率 CT 扫描可进一步显示肿瘤的内部结构及其边缘的特征、肿瘤与肺门及胸膜的关系。

4. CT 对椎体已经受累，但尚未侵犯肋骨及邻近结构的病例，具有很好的诊断意义。

5. 显示纵隔内有无肿大（转移）淋巴结，这是胸部 CT 扫描重要目的之一。一般而言，肺癌病人的胸部 CT 片上发现纵隔内有直径大于 1cm 的淋巴结，应视为 N_2，其特异性为 65%，敏感性为 65% ~80%。标准的纵隔镜检查术不易达到的主肺动脉窗、前纵隔、食管旁以及下肺韧带等处的淋巴结，CT 扫描的意义更大。但肿大淋巴结未必为 N_2，假阳性率可达 36%。

6. CT 扫描发现肺原发瘤与胸壁接触部位的胸壁软组织内有肿块影或邻近肋骨有破坏，提示肿瘤直接侵犯胸壁（T_3）。

（三）胸部 MRI 检查　此项检查对肺癌的诊断价值有限。但其冠状面成像对显示主肺动脉窗、隆突下及锁骨上淋巴结肿大（转移）较为清晰，并能显示较小的肺尖部癌。MRI 在显示肺癌与胸内大血管的关系及胸内大血管受累的范围和程度等方面优于 CT，对肺癌的分期和估计肿瘤切除的可能性有参考意义，尤其是 T_3 和 T_4 病变。

（四）PET 显像　FDG－PET 是近年来在肺癌的临床诊断和分期方面取得了重大进步。大量研究表明，绝大多数肿瘤都具有显著的葡萄糖摄取值增高，这也是 PET 诊断肿瘤的基础。PET 显像提供的是病变（肿瘤）的功能活动信息，而非严格意义上的解剖学方面的信息，是无创影像技术。FDG－PET 对肺癌临床诊断与分期的价值可分为 3 种：

1. 孤立性肺部结节和肿瘤 PET 显像　一般用于 CT 诊断

困难和组织活检失败病例的定性诊断。恶性病变表现为放射性异常浓聚灶（浓影），呈球形或类似球形，边缘较光滑，SUV（标准化摄取比）大于2.5；有的浓影中可见空洞。其敏感性和准确性可达95%和94%。

肺内病变放射性浓聚程度低、边界模糊不清或无放射浓聚灶者，是典型的良性肺部病变的PET显像表现。但良性病变的假阳性为60%~100%。

2. 肺门和纵隔淋巴结的分期 PET显像在诊断肺门、纵隔淋巴结的转移方面，其灵敏性和特异性均高于CT。PET的诊断标准采用视觉分析。肺癌病人PET显像发现肺门和（或）纵隔内有结节状或小块状FDG高摄取灶，浓聚程度明显高于纵隔血池，或纵隔内有孤立性结节状或者块状浓聚灶、SUV大于2.5时，应考虑为转移性淋巴结，位于肺癌同侧者为N_2，对侧者为N_3。

PET显像诊断纵隔淋巴结转移的灵敏性为96%，特异性为93%，准确性为94%；假阳性为15%~20%。

3. 寻找肺癌远处转移 PET对寻找肺内、锁骨上淋巴结、肝脏、肾上腺等处的远处转移（M_1）的灵敏性和准确性可高达90%。PET不能准确显示肺癌脑转移（瘤），原因是脑组织对葡萄糖的摄取能力非常高，可掩盖或模糊脑转移灶。

肺癌病人FDG-PET的主要适应证为：

（1）肺癌的诊断和鉴别诊断。

（2）肺癌的治疗前临床分期。

（3）制定（修改）肺癌的治疗方案及评估疗效。

（五）痰细胞学检 痰脱落细胞学检查的目的是为了查寻瘤细胞，一般检查4~6次痰标本。中心型肺癌病人痰查瘤细胞的阳性率可达45%以上，周围型肺癌痰查瘤细胞的阳性率有时高于中心型肺癌。

（六）气管镜检查 是肺癌的重要诊断手段。可判断腔内型肺癌的具体部位、大小、范围以及通过活检明确肿瘤的组织学类型，并对治疗方案或术式的选择具有重要意义。对周围型肺癌病例亦应进行气管镜检查，以便排除其他同时性肺癌（发现率约为1%）。气管镜检查结合经支气管针吸活检（TBNA）与支气管刷片、支气管灌洗检查，可提高诊断阳性率。

（七）CT指引下经胸细针穿刺活检　这种诊断方法对周围型肺癌的阳性率可达90%。主要适用于治疗前需要明确组织学诊断或无手术适应证的病例。其阴性结果并不能排除恶性肿瘤。

（八）纵隔镜检查　能获得气管前、隆突下和气管的区域淋巴结标本进行病理检查，是对纵隔淋巴结转移的最为准确的诊断方法。此检查虽为有创手段，但很安全，并发症的发生率小于1%。

（九）其他有创诊断方法　包括电视胸腔镜（VATS）、纵隔探查术及剖胸探查。目的均为明确肺癌的组织学类型。

临床诊断考虑为肺癌的病例，查体发现锁骨上或颈部淋巴结肿大，均应进行穿刺或切开活检，明确诊断。

第四节　肺癌的外科治疗

非小细胞肺癌（NSCLC）的治疗主要依靠外科手术治疗。结合术后肺癌分期（pTNM）进行放疗和（或）化疗及其他内科治疗。

（一）手术适应证　Ⅰ期、Ⅱ期和经过严格选择的部分Ⅲ期非小细胞肺癌病人，只要无手术禁忌，都应进行手术治疗。

Ⅰ期　占全部非小细胞肺癌的20%左右，主要指：

(1) 肿瘤最大径等于或者小于3cm，肿瘤被周围肺组织或脏层胸膜所包裹，叶支气管近端无癌浸润的T_1。

(2) 肿瘤最大径大于3cm，或任何大小的肿瘤侵犯脏层胸膜，或合并延伸到肺门的肺不张，肿瘤距隆突远端的距离大于 2cm 的 T_2。

(3) 无淋巴结及远处转移的 $T_2N_0M_0$ 病例。

Ⅰ期病例选择肺叶切除术。

Ⅱ期　包括ⅡA 型和ⅡB 期。占全部非小细胞肺癌的 10% 左右。Ⅱ期亦适于行肺叶切除术。

Ⅲ期　指ⅢA 期和ⅢB 期中的 $T_4N_0M_0$、$T_4N_1M_0$ 及 $T_4N_2M_0$。ⅢB 期病例要慎重选择外科手术治疗。

(二) 手术禁忌证

1. 锁骨上、腋窝或颈部淋巴结有转移者。

2. 对侧肺内、肺门或纵隔淋巴结有转移 (N_3)，或对侧胸膜有转移的病人。

3. 广泛纵隔淋巴结转移 (N_2) 或者胸内脏器 (心脏、食管或大血管等) 广泛受累者。

4. 有远处转移 (M_1) 的病人。但肺癌脑转移瘤或肾上腺转移不应视为绝对手术禁忌证。

5. 肺癌病人出现上腔静脉综合征、Horner 综合征与臂丛综合征者。

6. 有严重心、肺功能损害，心律失常和心梗发生后 3 个月以内的病例。

7. 病人有严重全身性疾病 (如严重肝肾疾病、糖尿病和出血性疾病等) 而不能耐受外科手术治疗的病例。

(三) 术前评估与准备

1. 诊断为非小细胞肺癌的病例，术前要明确肿瘤侵犯的范围及分期，制订合理的手术治疗方案。

2. 详细询问病史及查体，及时发现潜在或不明显的临床症状和体征，以及合并症。

3. 肺功能检查和动脉血气分析　是判断病人能否耐受肺切除术的重要标准之一。

(1) MVV (最大通气量) $<33\%$ 预计值时，病人在术后清除呼吸道分泌物的能力显著降低，容易发生呼吸道并发症。

（2）$FEV_1\%$（用力呼气量百分比）$<50\%$者，肺切除术后发生肺部并发症的危险性增加。$FEV_1\%$是预测术后发生呼吸功能衰竭几率的重要指标。

（3）动脉血气分析显示 $PaCO_2 < 50mmHg$ 者，应列为肺切除术的相对手术禁忌证。

4. $FEV_1 < 50\%$的病人，应进行肺通气－灌注扫描，用以判断拟行手术切除肺区所占整个肺的比例。

5. 评估心脏功能或心脏病　是降低肺癌病人术后并发症发生率的重要手段。有长期大量吸烟嗜好者，属于冠心病的高危人群，要结合病史与查体进行心电图检查。有时要做超声心动图或冠脉造影检查。

6. 术前运动试验。

7. 术前2周必须戒烟，促进支气管纤毛上皮功能的恢复并净化呼吸道，改善呼吸道的卫生条件。

8. 予以适当的内科对症治疗。

（四）手术治疗原则　是尽可能彻底切除肿瘤和尽可能最大限度地保留健康的肺组织。关键问题是掌握肺切除术的范围。术中应掌握的原则是：

1. 操作要轻巧，避免或减少对肿瘤的挤压，预防瘤细胞在呼吸道内直接播散的几率。

2. 处理肺血管时，应遵循先结（缝）扎肺静脉、后结（缝）肺动脉的手术操作程序，减少肿瘤血行播散。肺静脉的处理宜使用机械订合（缝合）器。

3. 清扫肿瘤的引流区淋巴结。

4. 术中仔细检查胸膜、膈肌表面和心包有无肿瘤直接浸润或转移（播散），并要注意主动脉、上腔静脉或食管有无受累现象。

5. 肺癌侵犯肺门及其周围结构，不能从心包外解剖、游离肺血管时，应切开心包进行探查，确定有无从心包内处理肺动、静脉和切除肺癌的可能性。

6. 在临床上，有 15% ~20% 肺癌术中探查证实无法切除。主要原因为胸膜有广泛转移性癌结节和（或）恶性胸腔积液、肿瘤累及纵隔重要器官或结构，以及肿瘤侵犯的实际范围超过术前检查和估计的范围或程度，病人的心肺功能与全身情况又不能承受较大范围的肺切除术。遇到这种病例，要中止手术。

（五）手术方法　肺癌的首选术式为肺叶切除术和袖式肺叶切除术，有的病例需要施行一侧全部切除术。肿瘤局限、瘤体较小的周围型肺癌，如果病人的全身条件和心肺功能不允许进行肺叶切除术，可采用楔形或肺段切除术，以保证病人的生命安全和术后生活质量，减少术后并发症。

1. 肺叶切除术　标准的肺叶切除术除切除原发瘤所在肺叶外，要清扫引流区淋巴结，并尽量降低支气管切缘瘤细胞残留的阳性率。

2. 袖式肺叶切除术　是改良的肺叶切除术，常用于肿瘤原发于左肺或右肺上叶支气管开口处的病例，要求肿瘤距隆突在 1cm 以上。对拟行袖式肺叶切除术的病人，要做好一侧全肺切除术的准备工作。如有条件，对有的病例可进行袖式肺叶切除术联合肺动脉成形术。

临床工作中常用的几种袖式肺叶切除术的术式如图 17 -1 所示。

3. 双肺叶切除术　右肺上叶前段癌肿经水平裂侵犯中叶，或中叶肺癌累及上叶或下叶时，需要进行右肺中上叶或中下叶（两个肺叶）切除术，即双肺叶切除术，多用于Ⅱ期肺癌病人。

4. 全肺切除术　肺癌病人的一侧全肺切除术应严格掌握手术适应证，尤其是右侧全肺切除术。全肺切除术应选择心肺功能良好、年龄在 65 岁以下、全身情况能耐受这种手术的病例（ⅡB 期或ⅢA 期）。具体手术适应证有：

（1）影像学检查和气管镜检发现一侧主支气管内有肿瘤

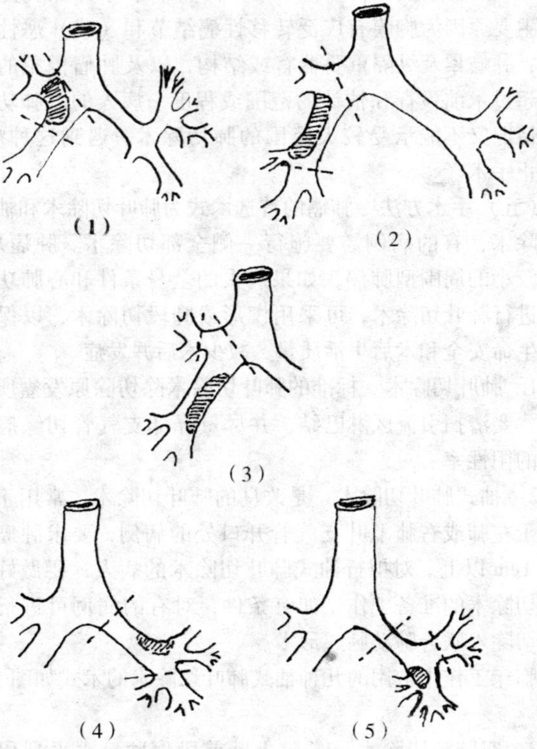

图 17－1　常用的几种袖式肺叶切除术

（切除范围）

（1）右肺上叶袖式切除术

（2）右肺中上叶袖式切除术

（3）右肺中下叶袖式切除术

（4）左肺上叶袖式切除术

（5）左肺下叶袖式切除术

及其浸润，但又不能施行袖式肺叶切除术的病例。

（2）临床检查和剖胸探查证实一侧肺动脉或第一分支已受癌肿浸润，而且范围较广，无法做肺动脉管壁部分切除或肺动脉袖式切除术者。

（3）中心型肺癌跨过肺裂侵犯一个肺叶以上者（如左侧侵犯左肺上、下叶及右侧累及上、中、下三个肺叶）。

（4）中心型肺癌虽局限于一个肺叶，但瘤体较大或突向肺门，无法处理肺叶血管并施行肺叶切除术者，需要进行一侧全肺切除术。

5. 扩大的全肺切除术　即一侧全肺切除术加纵隔淋巴结清扫，或从心包内处理肺血管进行全肺切除术。主要适用于部分ⅢA期（$T_2N_2M_0$）和一些ⅢB期（$T_4N_0M_0$，$T_4N_1M_0$，$T_4N_2M_0$）病人。

6. 肺段切除术或肺楔形切除术

（1）肺段切除术：适用于肺功能差、肿瘤直径≤3cm的周围型肺癌（Ⅰ期，$T_1N_0M_0$）。

（2）肺楔形切除术：适用于肺功能严重障碍、肿瘤直径<2cm的周围型肺癌（Ⅰ期，$T_1N_0M_0$）。

临床上常用的肺段切除术有6种（图17-2）。

（六）预后　影响肺癌手术治疗的因素很多，而且之间关系复杂。其中肺癌的分期和组织类型是最为重要的两种因素。

ⅠA期病人术后5年生存率为67%～80%，ⅠB期（$T_3N_0M_0$或$T_2N_1M_0$）为50%～60%。

ⅡA期和ⅡB期的术后5年生存率可望达到33%～39%。

Ⅲ期肺癌术后5年生存率为5%～35%。

Ⅳ期病人的术后1年生存率10%～20%，5年生存率小于5%。

一般而言，肺鳞癌切除术后5年生存率为40%，腺癌为30%，大细胞癌为30%，小细胞癌为20%。

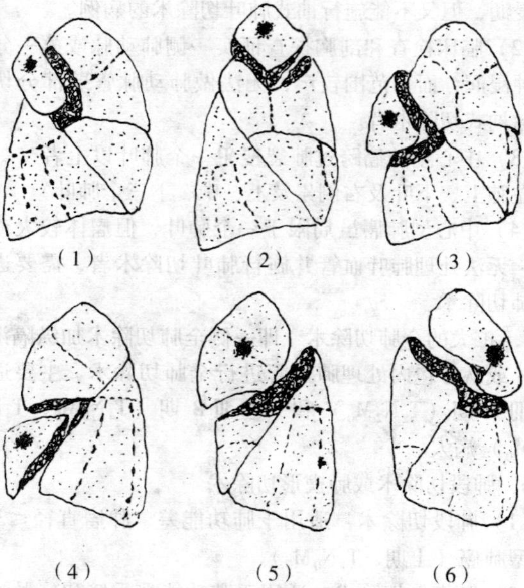

图 17－2　常用的肺段切除术

（1）右肺上叶后段切除术
（2）右肺上叶尖段切除术
（3）右肺下叶背段切除术
（4）左肺上叶舌段切除术
（5）左肺上叶尖段切除术
（6）左肺上叶尖后段及左肺下叶背段联合切除术

第十八章 肺尖部癌

第一节 肺尖部癌的定义与病理分期

（一）定义 在临床上，将原发于肺尖部的支气管肺癌称为肺尖部癌（apical lung cancer），又称为肺上沟癌（carcinoma in the superior pulmonary sulcus）。

肺上沟被认为是锁骨下动脉在胸膜顶和肺上叶尖部所形成的沟。但在大体解剖学上并无这一标志（肺上沟）。

（二）病理学类型与分期

1. 组织学类型 肺尖部癌病例中，50% ~60% 为鳞癌，其余为腺癌和大细胞癌，小细胞癌罕见。肺尖部癌的特点为生长比较缓慢和相对较为局限。右肺尖癌比左肺多见。

肺尖部癌的发病率为全部肺癌的5%以下。按肺癌的大体病理类型分类，属于周围型肺癌。

2. 分期 按肺尖部癌的定义，其原发瘤至少为 T_3。一旦肿瘤侵犯纵隔或脊柱，即为 T_4。

根据 Mountain 在 1997 年发表的国际肺癌分期标准，$T_3N_0M_0$ 为ⅡB 期；$T_3N_1M_0$ 或 $T_3N_2M_0$ 为ⅣA 期。ⅡB 期和ⅢA期肺癌可进行肿瘤局部切除术。原发癌为 T_4 的病人，无论淋巴结转移的部位如何，属于ⅢB 期，一般认为肿瘤无法切除。但对肺尖部癌病人辅以术前放（化）疗后，肿瘤仍能进行外科手术切除治疗。

3. 部位分型 据肺尖部癌侵犯患侧第 1 肋骨的部位或者水平，可分为 3 种类型。

（1）前位型：肺尖部癌侵犯第 1 肋前部、锁骨下血管、前斜角肌与患侧膈神经，病人可出现膈神经麻痹、肩部疼痛、患侧上肢静脉怒张等症状和体征。

（2）中间型：肿瘤侵犯第1肋中部，并向上蔓延到中斜角肌。

（3）后位型：肿瘤紧贴椎体并累及臂丛下干。

肺尖部癌与周围结构的关系如图18－1所示。

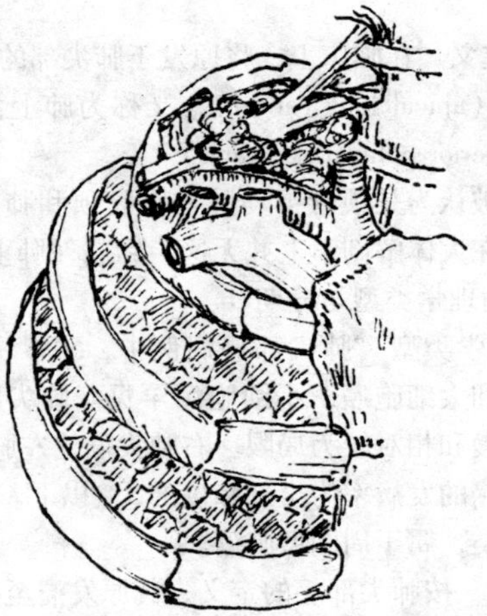

图18－1 肺尖部癌与周围结构的关系

第二节 肺尖部癌的临床表现和诊断

肺尖部癌好发于40～70岁之间的男性病人，男、女之比约为6∶1。典型临床症状为Pancoast综合征，即剧烈疼痛和Horner综合征。

（一）疼痛 是最常见而突出的临床症状，具有特征性。

1. 初期，疼痛局限于患侧肩部与肩胛骨内侧缘。

2. 之后逐渐放散到上臂和肘部尺神经分布区域（T_1 神经根受累）。

3. 最后，疼痛放射到前臂尺侧、小指和环指（C_8 分布的皮肤区域）。

4. 疼痛性质为剧烈持续性刺痛，难以忍受。癌肿侵犯毗邻肋骨和脊椎后，疼痛明显加重。

5. 如果肿瘤侵犯胸顶部 Sibson 筋膜、第 1～3 肋骨及肋间肌、椎体、臂丛下干、上胸部交感神经链和锁骨下血管时，疼痛更具特征性：

（1）患侧肩部与上胸部疼痛显著加剧，伴局部肌紧张。提示肿瘤已侵犯毗邻肋骨及椎体。

（2）疼痛沿受累肋间神经分布的范围放散（T_2 的分支受累）。

（3）患侧下肩部和上肢内侧的疼痛沿尺神经分布范围（C_8 与 T_1）放散，是肺尖部癌侵犯臂丛下干的症状，出现于病程晚期。

肺尖部癌所致疼痛分布范围如图 18－2 所示。

（二）Horner 综合征　肺尖部癌侵犯患侧交感神经链及星状神经节时，病人出现患侧上睑下垂、瞳孔缩小、面部与上肢无汗症，称为 Horner 综合征。

（三）其他临床表现

1. 肿瘤侵犯臂丛时，患侧手部无力和肌肉萎缩，肱三头肌腱反射减弱或消失，提示臂丛 $C_{6\sim7}$ 节段反射弧中断或抑制。

2. 肿瘤侵犯第 1、2 肋骨或椎体时，疼痛加重，可能出现脊髓受压的症状和体征，重症病人可发生高位截瘫。

3. 少数病人有咳嗽或痰中带血。

4. 晚期病例有声音嘶哑、颈部肿块、患侧上肢水肿或者上腔静脉综合征。

（四）诊断方法

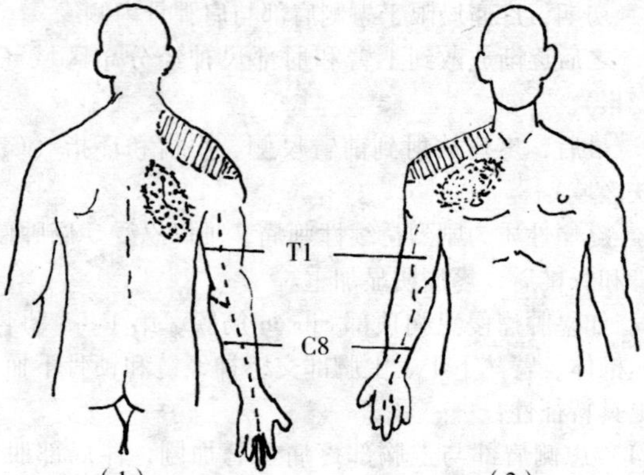

图 18－2　肺尖部癌所致疼痛的分布范围

（1）背面

（2）前面

1. 胸部 X 线摄片检查

（1）约 90% 的肺尖部癌病人，在胸部 X 线正位片和前弓位片上可见肺尖部有一半月形阴影，密度较为均匀，其下缘呈不规则锯齿状突向肺野。

（2）如肿瘤侵袭第 1 或者第 2～3 肋骨后端和相应的椎体与横突，可见骨质破坏征象。

2. CT 扫描　是诊断肺尖部癌的重要方法，能显示肺尖部肿瘤及其周围结构（肋骨、血管、椎体、气管和食管等）受累情况。增强 CT 扫描可显示锁骨下血管及邻近组织结构受累的范围和程度，有助于评估肿瘤的分期和手术切除的可能性。胸部 CT 扫描也有利于显示纵隔肿大或转移性淋巴结（N_2），以及脊髓有无受累征象。

3. MRI 检查　其冠状位和矢状位图像，更能清楚的显示肿瘤大小、形态、上下缘、周围骨结构和锁骨下血管与肿瘤的关系及受累与否，并能显示椎管和脊髓受累（移位）征象。有时，可看到硬脊膜病变。

如果 MRI 检查无法显示锁骨下血管受累，应进行锁骨下血管造影检查。

4. CT 脊髓造影　能清楚显示肿瘤侵犯椎体、椎管及脊髓受累情况。一般用于不适于做 MRI 检查的病例（如安装有心脏起搏器者）。

5. PET　用以了解纵隔淋巴结受累及远处转移灶。

6. 痰查瘤细胞　约 16% 的肺尖部癌病人的痰液中，可找到肿瘤细胞。

7. 组织学检查

（1）肺尖部病变较大者，可经肺尖前或后部进行针吸活检；瘤体较小，尤其位于椎体和（或）锁骨下血管等处者，应在 CT 指引下进行经皮针刺活检，诊断准确率可达 95%。肺尖部癌病例应尽可能明确组织学诊断。

（2）斜角肌淋巴结活检、纵隔镜检查和胸骨旁纵隔切开术：用于胸部 CT 扫描发现纵隔淋巴结肿大或颈部能触及肿大淋巴结的病例，能明确组织学诊断和肿瘤的分期。

（五）鉴别诊断　发生于肺尖部的急性真菌感染，如肺放线菌病、曲菌病和隐球菌病有时类似肺尖部癌并出现 Pancoast 综合征，应注意鉴别。

肺尖部癌的发生部位如图 18－3 所示。

第三节　肺尖部癌的治疗

目前，肺尖部癌的基本治疗方案为术前放疗结合扩大的肿瘤切除术。

（一）术前放疗

1. 进行术前放疗的目的是为了缩小肿瘤范围，并消灭与原发瘤有关的胸壁水平的周围瘤组织，有可能降低肿瘤局部

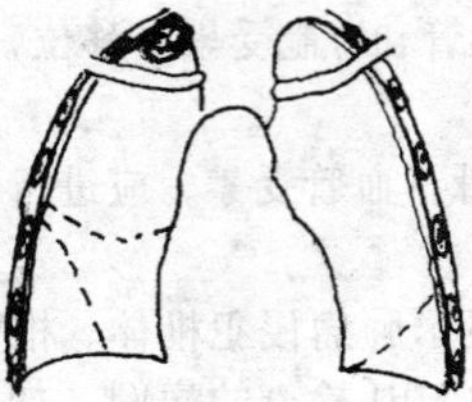

右肺尖部癌

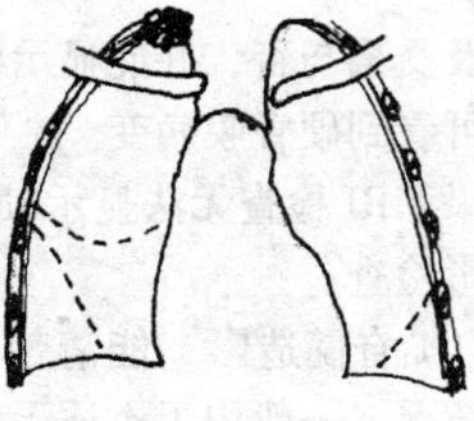

右肺尖部癌

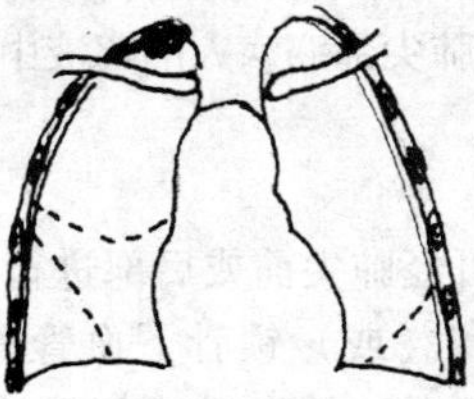

右肺尖部癌

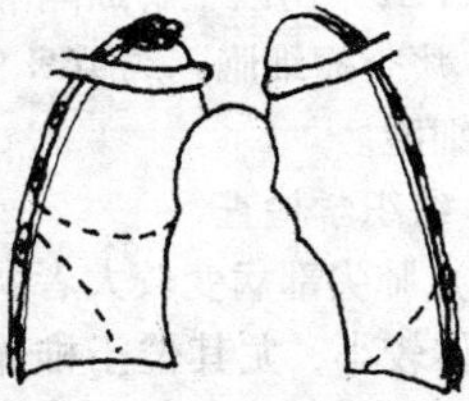

右肺尖部癌

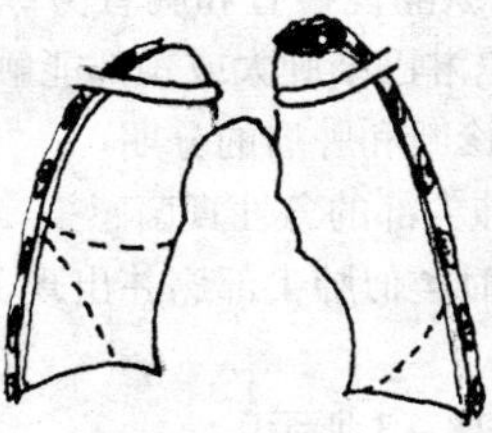

左肺尖部癌

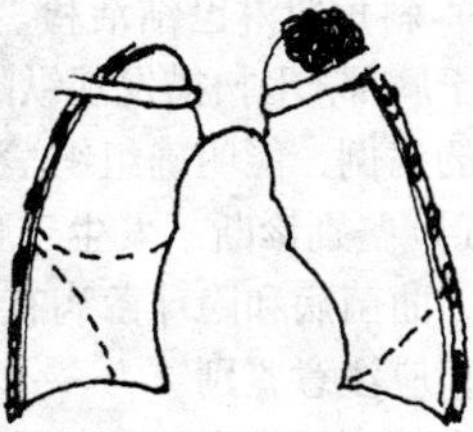

左肺尖部癌

图 18－3 肺尖部癌的发生部位

复发率。

2. 术前放疗可能会减少术中瘤细胞播散（种植）危险，破坏瘤床血管及降低局部氧分压，提高瘤细胞对放射线的敏感性。经术前放疗后，瘤细胞可被杀死、破坏及退变，肿瘤可局限化，有利于较为完整地切除肿瘤。

3. 术前放疗靶区剂量为40~45Gy/2~3w。

（二）扩大的肿瘤切除术 术前放疗结束后2~3周，可进行肺尖部癌与胸壁整块切除术，即扩大的肿瘤切除术。

1. 切除范围要包括：

（1）患侧第1~2肋或第1~3肋大部（第1肋全部）、肋间肌与肋间神经血管束。

（2）受累胸椎的后部与横突。

（3）臂丛下干、部分星状神经节和交感神经链后部。

（4）肺门和纵隔转移性淋巴结。

2. 原发瘤根据具体病例施行上叶肺楔形切除术、肺段切除术或上叶肺切除术。现在提倡进行标准的肺叶切除术，视病人的实际病情而定。

（三）手术禁忌证

1. 肺尖部癌广泛侵犯臂丛、椎旁区及椎间孔以及椎板。

2. 肿瘤累及颈背部软组织。

3. 纵隔淋巴结有广泛转移的病人。

4. 肺尖部癌侵犯锁骨下血管的病人。

5. 肿瘤直接累及上腔静脉并有上腔静脉综合征者。

6. 肺尖部癌发生远处转移。

7. 肺尖部小细胞癌。

（四）预后 肺尖部癌的手术死亡率在3%以下。肿瘤引流区有无转移性淋巴结、肿瘤的局部范围，以及受累胸壁对放疗的病理效应，是影响病人预后的重要因素。

1. 术前放疗结合扩大的肺尖部癌切除术后，病人的5年生存率为35%~44%。

2. 接受了术前化疗、放疗和扩大的肿瘤切除术的病人，术后2年生存率为55%。

3. 肿瘤能完整切除者，术后2年生存率可达70%。

第十九章　多原发性肺癌

第一节　多原发性肺癌的诊断标准

（一）定义　一侧或两侧肺的不同解剖部位发生两个或两个以上的原发性肺癌者，称为多原发性肺癌（multiple primary lung cancer），又称为原发性肺重复癌（dual primary bronchogenic carcinoma）。其发病率为 0.5% ~1.2%。按原发癌发现的时间，分为两种。

1. 同时性（同期组）　两个或两个以上的多原发性肺癌在同一时期内发生并发现。

2. 异时性（后期组）　经外科手术切除第一个原发性肺癌后，病人又发生第二个原发性肺癌，即为异时性多原发性肺癌。

（二）诊断标准　多原发性肺癌的组织学类型可以相同或者不同，各原发癌之间无从属关系。一个原发性肺癌后，病人又发生第二个原发性肺癌，即为异时性多原发性肺癌。

Martini 等（1975 年）制定的同时性多原发性肺癌的诊断标准沿用至今。其诊断标准如下：

1. 肿瘤的大体病理学检查见两个或两个以上的肿瘤，肿瘤之间有显著差异，各肿瘤相互分开。

2. 肿瘤的病理组织学特点

（1）肿瘤的组织学类型不同。

（2）肿瘤的组织学类型相同。但各肿瘤位于不同的肺段、肺叶或者肺侧别（左、右肺），并要符合下列条件：

1）肿瘤起源于原位癌。

2）两个肿瘤共有的淋巴管内无癌细胞。

3）病人在接受诊断时无肺外转移瘤。

多原发性肺癌的肿瘤数目常为两个。个别病人可以有 3～5 个原发癌。

一般而言，肺内两个原发癌的组织类型不同，肿瘤分布于不同的肺侧别、肺叶或肺段，其共同淋巴引流区淋巴管内无癌灶，就可以诊断为多原发性肺癌。第一个原发性肺癌治疗后，无癌间隔时间为 3 年或 3 年以上的第二个多原发性肺癌，病人有治愈希望。

第二节　多原发性肺癌的病理与诊断

（一）病理　多原发性肺癌的病理学具有以下特点：

1. 同时性多原发性肺癌病人中，约 90% 的原发癌发生于同侧肺的不同肺叶或肺段；约 10% 的病例，多原发性肺癌发生于两侧肺内。

2. 异时性病例在手术切除第一个原发癌之后，约 60% 的第二个原发癌见于对侧肺内；同侧肺发生第二个原发癌的病例占 40% 左右。

3. 多原发性肺癌常见于右肺，左肺较少见。

4. 据多原发性肺癌的肿瘤个数可将其分为 3 种：

（1）双原发癌：占多原发性肺癌总数的 90% 以上。

（2）三原发癌：占总数的 2%～3%。

（3）三个以上的多原发性肺癌：占总数的 2% 左右。

5. 多原发性肺癌按其组织学类型与时间组合，可分为两种：

（1）肿瘤同时出现－组织学类型相同。

（2）肿瘤异时出现－组织学类型不同。

6. 多原发性肺癌按其组织学类型的组合方式，被分为 4 种：

（1）鳞癌－鳞癌组合（约占43%）。

（2）鳞癌－小细胞癌组合（约占17.5%）。

（3）鳞癌－腺癌组合（约占12.2%）。

（4）其他组合。

（二）诊断　多原发性肺癌的诊断比较困难，容易误诊为肺转移瘤。但二者的鉴别诊断和治疗对预后有重要意义。

1．胸部X线摄片检查　其X线表现与单原发性肺癌相同。肺部可见孤立或两个（以上）椭圆形结节状影或者肿块影，边缘可见分叶或毛刺；有的病变可见支气管狭窄、肺叶（段）不张征象。

原发性肺癌经手术切除后第3年复查时，病人的X线胸片上发现术侧或另侧肺内有肿块影，要考虑到异时性多原发性肺癌的可能。

2．CT扫描　肺和纵隔的CT扫描对多原发性肺癌的诊断、分期有重要意义。能显示肿块的部位、位置、大小、形态特点、肿块与周围器官或结构的关系及胸内有无肿大淋巴结等改变，是进行影像学诊断、分期的依据，有助于制定合理的治疗方案。

3．痰细胞学检查　是多原发性肺癌病人的常规检查，痰查瘤细胞的阳性率达60%～80%。

4．气管镜检查　是对多原发性肺癌做出组织学诊断的重要手段。肺恶性肿瘤病人只要无禁忌，都应该做气管镜检查。

5．经皮肺针吸活检。

第三节　多原发性肺癌的治疗原则和方法

（一）治疗原则　诊断明确的多原发性肺癌人，如无手术禁忌证，均应进行外科手术治疗，切除肿瘤并清扫区域淋巴结。术后，根据肿瘤的组织类型和病理分期，予以放疗、化疗和生物学疗法等综合治疗，力图提高病人的长期生存率。

（二）手术方法　要根据病人的全身情况，心肺功能，肿瘤的组织类型，肿瘤的具体部位与分期，以及发病形式而定。要遵循的手术原则是：①先切除中心型肺癌，后切除周围型肺癌；②先切除瘤体大的肿瘤，后切除瘤体小的肿瘤。

1．同时性多原发性肺癌

（1）同时性一侧肺多原发性肺癌：应同期一次切除肿瘤。肺切除范围要结合病人的具体情况而确定。

（2）同时性两肺多原发性肺癌：①宜选择分期、分侧别剖胸术切除肿瘤；②两次手术的间隔时间为 1 个月左右；③分期手术的先后时间与胸部侧别的选择，要根据肿瘤的部位、大体病理类型、组织学类型及分期做合理安排。

2．异时性多原发性肺癌　如果第二个原发癌发生于第一个原发癌切除术后的余肺或者对侧肺，其手术治疗要根据初原发癌的肺切除术式、第二个原发癌的分期及病人的全身条件选择肺切除术式或范围，可行肺楔形切除术、肺段切除术及余全肺切除术；既要彻底切除肿瘤，又要尽可能多的保留健康肺组织，保证病人在肺切除术后有较高的生活质量。

第二十章 肺部其他原发性恶性肿瘤

肺部其他原发性恶性肿瘤占全部肺原发性恶性肿瘤的0.2% ~2%。50%以上病例的肿瘤发生于肺周边部，早期无症状。术前诊断困难，很难与肺癌相鉴别。病人的预后差。

第一节 肺软组织肉瘤

（一）定义 原发于肺的中胚层组织的不成熟肿瘤，并有恶性临床经过者，称为肺软组织肉瘤（soft－tissue sarcoma of lung）。其一般大体病理形态呈鱼肉状及结节或分叶状，质软，灰红色。

（二）分类 肺软组织肉瘤可分为3类：

1. 肺实质及支气管肉瘤（支气管内肉瘤）。
2. 肺大血管源性肉瘤。
3. 肺小血管源性肉瘤。

（三）肺实质与支气管肉瘤 包括：①纤维肉瘤；②平滑肌肉瘤；③横纹肌肉瘤；④神经源性肉瘤；⑤软骨肉瘤；⑥骨肉瘤；⑦滑膜肉瘤；⑧恶性间质瘤；⑨脂肪肉瘤；⑩恶性纤维组织细胞瘤等。这些肿瘤发生于支气管或肺实质内。但位于肺实质内者罕见。

1. 肺纤维肉瘤（fibrosarcoma） ①发生于肺实质、支气管壁和血管的纤维组织或结缔组织。其结构与恶性程度介于梭形细胞肉瘤和良性纤维瘤之间，恶性程度略低，生长速度也较慢；②原发性肺纤维肉瘤可位于支气管内或肺实质内；③发病年龄在23~69岁之间，平均47岁。儿童病例罕见。

(1) 支气管内纤维肉瘤：肿瘤呈息肉样，多数有长短、粗细不等的瘤蒂。病人常有胸痛、咳嗽、咯血、气短或发热等临床表现。术前诊断主要依靠气管镜检查。

(2) 肺实质内纤维肉瘤：胸部 X 线摄片检查和 CT 扫描显示肿瘤呈圆形或椭圆形阴影，边缘光滑锐利，密度均匀；肿瘤直径多在 5～6cm 之间。巨大肺纤维肉瘤可占据一侧胸腔，有时合并胸腔积液。

肺纤维肉瘤的治疗方法有手术切除（肺叶切除术、肺叶袖式切除术等）、放疗和化疗等。

一般应首选手术治疗。支气管内纤维肉瘤的手术疗效优于肺实质内纤维肉瘤。前者术后生存率长达 7～18 年，但亦有在术后 3 个月内死亡的病例。放疗和化疗对肺纤维肉瘤的作用尚不明确。

2. 肺平滑肌肉瘤（leiomyosarcoma）

(1) 起源于支气管或肺血管的平滑肌组织。约 50% 的肺平滑肌肉瘤发生于支气管固有膜的平滑肌，而且多见于较大的支气管。此外，这种肿瘤可见于两肺的任一肺叶。

1) 肺实质平滑肌肉瘤（肺内型）：肿瘤起源于较小的支气管或肺血管壁的平滑肌，可经血行发生骨、肝脏或脑转移。

2) 支气管内平滑肌肉瘤（腔内型）：肿瘤发生于管腔较大的支气管内，呈息肉样肿物，很少累及肺实质。瘤细胞经淋巴管转移的几率比较低。此型容易导致肺不张。

3) 肺脏层胸膜下平滑肉瘤：少见。

(2) 肺平滑肌肉瘤的发病年龄为新生儿至 91 岁，平均年龄 51 岁；男女性别比为 2.4∶1。

(3) 在临床工作中，将肺平滑肌肉瘤按其起源和部位分为两型：

1) 中心型：肿瘤位于肺门，常因堵塞支气管而引起阻塞性肺炎或肺不张，病人可有胸痛、呼吸困难和咯血等症状。气管镜检查多能确诊。镜下，其瘤细胞以多形性、排列不规则及浸润性生长为特征，类似多形细胞肉瘤。

2）周围型：胸部X线摄片检查与CT扫描可见肺内有圆形或椭圆形肿块影，大小不等，边缘清晰而无毛刺，密度均匀，可有分叶、钙化或骨化征象；肿瘤位于肺周边部，偶尔有空洞形成、出血或者坏死。

（4）据原发性肺平滑肌肉瘤的临床病理和免疫组化特点，将其分为低度恶性、中度恶性和高度恶性3种。这些分化程度是决定病人预后的重要因素之一。瘤细胞可发生肺和肾上腺转移。

（5）肺平滑肌肉瘤应进行手术切除治疗。但预后不良，多数病人死于肿瘤复发或远处转移。个别病人术后可长期生存15~20年。

3. 肺横纹肌肉瘤（rhabdomyosarcoma） 肺无横纹肌。肺横纹肌的组织来源可能是原始间叶细胞的肌源性化生或结缔组织中细胞成分的化生。

肺横纹肌肉瘤可发生于任一年龄阶段（自1.5~78岁），无性别差异。儿童肺横纹肌肉瘤可起源于肺囊性腺瘤样畸形。

（1）临床特点

1）病理：①肿瘤多为实体瘤，儿童病例则以囊性肿瘤多见；瘤体最大径在2~25cm之间，表面光滑，硬度不等，可位于肺实质或支气管腔内；②肿瘤位于一个肺叶或一个肺叶以上者，容易侵犯邻近组织，肺静脉与支气管更容易受累；肿瘤位于支气管腔内者，多不侵袭周围组织，不易发生转移，经气管镜检查可做出诊断，预后较满意；③据肺横纹肌肉瘤的镜下表现，可分为胚胎型、黏液胚胎型、腺胞型和多形型等4种类型。

2）症状：取决于肿瘤位置，即肿瘤位于肺实质内抑或在支气管腔内。

3）影像学检查：①在X线胸片上，肺内可见体积较大的孤立性圆形或椭圆形肿块影，其内可含有囊腔影。如果肿瘤位于支气管腔内，有的可显示阻塞性肺炎或肺不张征象；②CT 扫描片上，肿瘤表现为软组织肿块影或囊性软组织阴影，边界清楚，直径为 3～15cm。

（2）诊断与治疗：肺横纹肌肉瘤的最后诊断依靠术后病理学检查。治疗原则为外科手术切除肿瘤后辅以化疗和放疗。术式可选择标准的肺叶切除术甚至一侧全肺切除术。

肺横纹肌肉瘤可转移到脑、心脏、对侧肺、肾上腺或甲状腺等处。

4. 肺恶性纤维组织细胞瘤（malignant fibrous histiocytoma） 在临床上比较少见。病人可有以下特点：

（1）发病年龄为 18～80 岁，平均 55 岁；男性比女性略多见，男女之比为 30∶23。

（2）常见症状有咳嗽、胸痛、体重减轻及咯血，少数病人有低血糖与肥大性肺性骨关节病的表现。极个别病人伴有自发性低血糖，血浆内胰岛素样生长因子－2（IGF－2）水平显著升高，胰岛素和 C－肽分泌受到抑制，同时合并有生长激素与胰岛素样生长因子－1（IGF－1）水平降低。手术切除肿瘤后，血浆胰岛素和 C－肽水平恢复到正常，IGF－1/IGF－2 比值增加到正常参考值范围之内。

（3）胸部 X 线摄片检查：肺恶性纤维组织细胞瘤在胸部 X 线平片上常表现为体积较大的实质性肿块影，无空洞形成，肿块内钙化罕见。肿块可见于左或右肺，肺门、纵隔淋巴结多无肿大。

（4）病理：这种肿瘤可能起源于肺的组织细胞或原始间质细胞，是恶性程度很高的肉瘤。在镜下，多数肿瘤呈多形性（型），少数呈黏液型或者炎症型。其病理表现与生物学行为不一致，能侵犯周围组织结构，并可发生转移。

（5）治疗：主要治疗手段为根治性切除肿瘤。如有必要，术后可进行化疗和（或）放疗。化疗可用顺铂（cisplatin）加长春碱酰胺（vindesine）。

(6) 病人预后不良。判断预后不良的指征有：①晚期病例；②肿瘤侵犯胸壁或纵隔；③肿瘤无法彻底手术切除；④肿瘤发生肺外转移等。有些病人经外科手术切除治疗后，5年生存率达到15%。术后局部复发率约为45%。

(四) 肺小血管源性肉瘤　发生于肺小血管的肉瘤有肺血管肉瘤、上皮样血管内皮细胞瘤及血管内皮细胞瘤，均为恶性血管肿瘤。

1. 肺上皮样血管内皮细胞瘤　是低度恶性硬化性血管肉瘤。发病年龄为4~70岁，1/3的病例在30岁以下；女性病人多见，女性为男性的4倍。大部分病人无症状。

胸部X线摄片检查和CT扫描显示一侧肺或者两肺内有多发的高密度结节影，其直径一般小于1cm。

显微镜下可见肿瘤细胞胞质丰富，核呈卵圆形并被透明基质包裹；肿瘤往往呈息肉样，并且瘤细胞多充满肺泡。在电镜检查时，有时肿瘤内可见Weibel-Palade体。

原发性肺上皮样血管内皮细胞瘤应进行外科手术切除治疗。但病人预后较差，平均生存率为4.6年。个别病例经多次手术切除肿瘤之后，生存期长达24年。病人多死于肺功能不全。

2. 肺血管外皮细胞瘤　为罕见的肺部肿瘤。

(1) 发病情况：发病平均年龄为46.1岁，无性别差异。通常见于中年人。

(2) 病理特点

1) 其起源于肺毛细血管外皮细胞，为血管源性间质细胞肿瘤，周围有大量毛细血管包绕。

2) 肿瘤位于肺实质内，大小不等，呈球形或结节状，多为中心型，可侵犯脏层胸膜。

3) 肿瘤可有薄壁包膜或纤维组织假性包膜；瘤细胞能透过包膜侵犯邻近结构。

4) 滋养血管来自体循环，因此瘤体外观呈红色鱼肉状，质软，血管丰富，不易发生缺血性坏死；偶尔有钙化点。

5）在镜下，肿瘤以具有正常内皮细胞的大量毛细血管增生和瘤样外皮细胞增生为特点。瘤细胞多围绕毛细血管排列，呈圆形、椭圆形或梭形；核为圆形或纺锤形；染色质丰富而均匀；可见核分裂象。

（3）临床表现

1）症状：约1/3的病人无症状。症状包括胸痛、咯血、呼吸困难及咳嗽。

2）胸部X线摄片检查：可见肺内有分叶状软组织肿块影，边缘清晰，密度均匀一致。

3）CT扫描有时可见肿块周围有多发的卫星灶。

4）胸部MRI检查：能较为清楚的显示肿瘤的解剖范围，大小及肿瘤与周围结构（器官）的关系，有助于判断手术切除的可能性。

（4）治疗及预后：无手术禁忌证的病例应选择外科手术切除肿瘤。术式与切除范围按病人的具体病情而定。放疗和化疗的疗效不明显。

肺血管外皮细胞瘤经手术切除治疗后，病人无瘤生存时间一般为2年余。提示预后不良的因素有：①病人有胸痛症状；②肿瘤最大径大于8cm者；③肿瘤侵犯胸膜与支气管壁。

第二节 肺癌肉瘤

（一）定义 原发于肺，而且兼有癌和肉瘤成分的复合性恶性肿瘤称为原发性肺癌肉瘤（primary pulmonary carcinosarcoma）。其上皮成分和间质成分均为恶性，有时称为肉瘤样癌（sarcomatoid carcinoma）。

肺癌肉瘤约占肺恶性肿瘤的0.3%。

（二）病理 肺癌肉瘤可以是任何类型的癌与肉瘤按任一比例组合而构成。均为实质性肿瘤。

1. 癌成分　鳞癌最多见（占86%），腺癌次之（占12%），未分化癌和细支气管肺泡细胞癌少见。

2. 肉瘤成分　组织类型较多，肿瘤分化程度不等；有单一组织，也可以是几种组织并存。最常见的肉瘤成分为纤维肉瘤与梭形细胞肉瘤。也有骨肉瘤和平滑肌肉瘤成分。

3. 组合　最常见的组合形式是鳞癌与纤维肉瘤组合而构成的肺癌肉瘤，占26%；其次为鳞癌与梭形细胞肉瘤的组合，占24%。

4. 肺癌肉瘤生长缓慢，多数位于支气管腔内，偶尔浸润至支气管壁，但可以广泛累及周围肺组织。肿瘤发生远处转移的几率比较小。

5. 转移　肺癌肉瘤能转移到区域淋巴结和远处器官。脑转移常见，属血行转移。

（三）临床分型及其特征

1. 中心型（支气管内型）　肿瘤位于支气管腔内近端。瘤体小，生长缓慢，呈息肉状突入支气管内并可阻塞支气管。如能早期发现、早期诊治，病人预后较好。此型约占62%。

2. 周围型（浸润型）　肿瘤位于肺实质内。生长较快，瘤体较大或很大，最大径可达15cm，质比较硬。此型有侵犯胸膜、邻近纵隔内结构或肺血管倾向；其癌成分多转移到区域淋巴结。

（四）临床表现与诊断

1. 临床表现　肺癌肉瘤病人一般年龄较大，约87%的病人在50岁以上，平均年龄为65岁；男女性别比为（5～7.25）：1。

2. 症状和体征　常见症状有咳嗽和咯血。有的病人有胸痛、发热及全身不适。周围型肺癌肉瘤（约占38%）病人多数无症状。有的病例伴有肺性骨关节病表现。

3. 胸部X线摄片检查和CT扫描　肿瘤好发于肺上叶，常表现为体积较大的孤立性肿块影，边缘清楚，密度均匀。

但缺乏特异性。

4. 气管镜检查　中心型肺癌肉瘤病人在进行气管镜检查时常能发现肿瘤，咬取活检有可能查到癌和（或）肉瘤成分。

5. 其他检查　对某些病例，必要时应进行肺穿刺活检甚至剖胸活检。

（五）治疗　应首选外科手术治疗。标准术式为肺叶切除术及区域淋巴结清扫术。有的病人应施行一侧全肺切除术。有肺门和（或）纵隔淋巴结转移的病人，术后应予以放疗。

肺癌肉瘤的手术疗效较为满意，术后 5 年生存率达 21.3%。肿瘤最大径大于 6cm 者，术后长期生存率不高。病人多死于肿瘤复发和转移。

第三节　肺母细胞瘤

（一）定义　在发育成熟的肺组织中，可以残留原始多潜能母细胞，这种细胞可发育成上皮和间质。在某些条件下，肺母细胞因增生而形成的恶性肿瘤称为肺母细胞瘤（pulmonary blastoma）。

（二）病理　肺母细胞瘤有别于肺癌肉瘤。其瘤组织内，胞质透明的上皮细胞排列成腺样结构，并镶嵌在原始基质中。与肾母细胞瘤相似。

多数肺母细胞瘤的恶性程度很高。有些病人的肿瘤发展比较缓慢，好发于肺实质中心。肿瘤由腺癌或鳞癌及间质肉瘤构成，被称为分化好的胎儿型腺癌（well - differentiated fetal adenocarcinoma，WDFA）。

（三）临床特点和治疗

1. 肺母细胞瘤可见于任何年龄阶段。其发病年龄呈两极性分布：第一个发病高峰期在 10 岁左右，第二个发病高峰期在 70 岁左右；发病年龄范围自新生儿至 80 岁，平均年龄为 40 岁；男女性别比为 2∶1。可发生淋巴结转移或脑转移。

2. 约41%左右的病人无症状，肿瘤是在常规胸部X线检查时被发现。大多数病人的主诉为咳嗽、咯血和呼吸困难等。瘤体一般都较大。

3. 诊断

（1）胸部X线摄片检查显示一侧肺内有肿块影，位于肺周边部或肺门；有的肿块影位于肺周边部与肺门交界处。X线征象无特异性。

（2）气管镜检查和肺针吸活检对肺母细胞瘤的诊断有时具有诊断意义。组织学活检显示肿瘤的上皮成分和间质成分有突变，表明这两种成分来源于单一细胞系列。

（3）确诊在于术后病检。

（4）治疗　肺母细胞瘤需要进行外科手术切除肿瘤。术后，大部分病人在1年内死亡，约16%的病人生存5年或5年以上，个别生存10～20年。手术结合化疗和放疗，有望提高生存期。

第四节　原发性肺淋巴瘤

（一）定义　起源于支气管黏膜下淋巴组织和动脉、静脉周围淋巴组织的淋巴瘤叫做原发性肺淋巴瘤（primary pulmonary lymphoma）。分为霍奇金病（HD）和非霍奇金淋巴瘤（NHL）两种。

原发性肺淋巴瘤罕见，约占全部肺肿瘤的0.5%，术前诊断困难，多被误诊为其他疾病。

（二）临床病理特点

1. 瘤细胞沿淋巴管呈浸润性生长及蔓延。绝大多数原发性肺淋巴瘤属于大细胞－组织细胞型淋巴瘤。肿瘤可侵犯邻近结构或器官，能转移到肺门和（或）纵隔淋巴结，也可通过血行播散到肝、胸膜、肋骨、胃、肾、肠及皮肤。

2. 原发性肺淋巴瘤好发于中年人，男性略多于女性；右肺多见，右肺的发病率为左肺的 2 倍。大细胞 - 组织细胞型原发性肺淋巴瘤多见于 50 ~ 60 岁的女性，男性少见；肿瘤常发生于肺的上叶，容易转移到肺门淋巴结，可侵犯胸壁和胸膜。其病理组织学表现与其他淋巴瘤相同。

3. 在病程早期，病人临床症状不多。一般为非特异性呼吸道症状。

4. 原发性肺霍奇金病（HD）病人的平均年龄为 42.5 岁，年龄范围为 12 ~ 82 岁。其发病年龄有两个峰值：第 1 个峰值在 20 ~ 30 岁之间，第 2 个峰值 60 ~ 80 岁之间；女性稍多见，男女之比为 1∶1.4。本病属于结外型淋巴瘤。

5. 在 X 线胸片上，原发性肺淋巴瘤常表现为巨大团块影或多发结节影，有的呈边缘模糊不清的云雾状阴影；块影密度均匀，可跨过肺裂侵及其他肺叶；一些病例有胸腔积液表现。

6. 原发性肺淋巴瘤沿支气管黏膜下呈浸润性生长，气管镜检查往往看不到肿瘤；痰查瘤细胞多为阴性。肺针吸活检因所得标本大小受限，难以确诊。

（三）治疗　外科手术切除原发性肺淋巴瘤是有效的治疗手段，并能明确病理诊断。肺门和（或）纵隔淋巴结有转移或手术切除不彻底的病例，术后应辅以化疗、放疗。病人预后比较好，术后 5 年生存率达 40% ~ 50%。

有广泛转移的原发性肺淋巴瘤，应选择化疗。但疗效差，病人预后亦差，常死于全身播散。

第五节　原发性肺内胸腺瘤

（一）定义　起源于肺的多潜能细胞或肺内异位胸腺组织的胸腺瘤，称为原发性肺内胸腺瘤（primary intrapulmonary thymoma）。

（二）临床病理表现

1. 原发性肺内胸腺瘤病人的发病年龄为19~79岁，平均55岁；女性较多见。

2. 临床表现 病人的肺内肿瘤往往是由于其他原因进行胸部X线检查时偶然发现，此前多无症状。少数病人有症状，如胸痛、咳嗽、全身乏力或咯血。个别病人合并重症肌无力。

原发性肺内胸腺瘤生长缓慢。肿瘤发展到一定大小并累及胸膜或阻塞支气管后，病人出现呼吸道阻塞与肺部感染症状，有的出现胸腔积液。

3. 病理学表现

（1）大体：原发性肺内胸腺瘤常位于肺实质深部，有的位于肺周边部脏层胸膜下。肿瘤直径为1.7~12cm不等；瘤体为实质性，边缘较清楚，有完整或者比较完整的包膜，呈孤立性肿块。

（2）镜下：组织学表现与纵隔胸腺瘤相同，分为淋巴细胞为主型、上皮细胞为主型和混合型等3种类型。但其组织起源与原发性纵隔胸腺瘤无关。

4. 影像学检查 胸部X线摄片检查和CT扫描等仅能显示肺内肿块影及胸腔积液，无特异性表现供影像学诊断参考。

5. 诊断和治疗 原发性肺内胸腺瘤的术前诊断困难。确诊依靠手术切除标本的病理检查。一线治疗为外科手术治疗。可施行标准的肺叶切除术或者有限的肺切除术（肺楔形切除术、肺段切除术）。外科手术治疗结合术后放疗的远期疗效优于单纯手术治疗或单纯放疗。大部分病人能达到根治目的。

第六节 原发性肺恶性畸胎瘤

（一）定义 胸内畸胎瘤绝大多数位于纵隔，可能起源于胚胎的多潜能生殖细胞。而发生于肺实质内的恶性畸胎瘤叫做原发性肺内恶性畸胎瘤，一般称为原发性肺恶性畸胎瘤（primary pulmonary malignant toratoma）。是罕见的肺部肿瘤。

原发性肺良性畸胎瘤更为罕见。

（二）临床病理特点

1. 按肿瘤在肺内的解剖部位，原发性肺恶性畸胎瘤可分为肺实质内和支气管内两种，前者多见。组织学检查显示肿瘤内有从内胚层、外胚层和中胚层分化而来的组织成分；肿瘤呈囊性，偶见实性；与周围组织无明显界限，恶性成分为腺癌或未分化大细胞癌，并有胰腺或胸腺组织。

2. 任何年龄阶段的病人都可罹患原发性恶性肺畸胎瘤。发病年龄范围自出后 10 个月至 68 岁不等，平均 39 岁；病人多数为男性。

3. 原发性恶性肺畸胎瘤的好发部位为左肺上叶。瘤体一般都很大，最大径可达 25cm。

4. 在胸部 X 线平片上，常表现为肺内巨大肿块影，周围器官或结构有受压、移位或变形征象。CT 扫描有助于肿瘤的定位诊断，显示肿瘤与其周围器官（结构）的关系及有无胸内转移，对判断肿瘤切除的可能性及切除范围有参考价值。

5. 有的原发性恶性肺畸胎瘤能分泌甲胎蛋白（AFP）。术前测定病人血清中的 AFP 具有一定诊断意义。

（三）治疗　恶性肺畸胎瘤需要外科手术切除。可施行肺叶切除术、肺段切除术或一侧全肺切除术。术后如不发生肿瘤复发或转移，病人有望长期生存；术后发生血行转移者，病人多在术后生存 1 年左右时间。

第七节　原发性肺绒毛膜癌

（一）定义　原发于肺的恶性生殖细胞绒毛上皮肿瘤称为原发性肺绒毛膜癌（primary pulmonary choriocarcinoma），是原发性恶性肺生殖细胞的另一种类型，由绒毛上皮细胞构成。

（二）临床病理特点

1. 原发性肺绒毛膜癌在临床上极罕见，恶性程度很高。

病人几乎均为男性，个别为女性。发病年龄为 7 个月至 67 岁，平均 37 岁。

2. 在 X 线胸片上，肿瘤表现为肺周围型结节影。绝大多数病人就诊时肿瘤呈局部晚期表现，并有远处转移。男性病人在查体时经常可见男子女性型乳房。主要临床症状为咯血，占 67%。

3. 实验室检查　在多数病例，血清人绒毛膜促性腺激素（HCG）水平高于正常值；尿妊娠试验（UPT）多呈阳性反应。这两项检查具有诊断意义。UPT 可作为快速诊断方法。

4. 原发性肺绒毛癌的术前诊断困难。有咯血症状的病例，如果肺影像学检查发现有肿块，要考虑到本病的可能。在做气管镜检查及咬取活检组织时，要警惕发生呼吸道大出血导致病人窒息的危险。

5. 因原发性肺绒毛膜癌的恶性程度高或极高，容易发生血管远处转移，病人的预后差。

（三）诊断和治疗　术前诊断困难。外科手术切除肿瘤结合化疗有可能提高疗效。原发性肺绒毛膜癌对化疗较为敏感。

第八节　原发性恶性肺（支气管）黑色素瘤

（一）定义　原发于肺间质（局限于支气管上皮）的恶性黑色素瘤称为原发性恶性肺（支气管）黑色素瘤（primary malignant melanoma of the lung, primary malignant melanoma of bronchcus）。其发病率约占全部肺癌的 0.03%。绝大多数病例经术后病理检查得以确诊。

（二）临床病理特点

1. 病人年龄为 29 ~ 80 岁，平均 60 岁；发病无性别差异。

2. 约25%的病例无临床症状。其余有咳嗽、咯血、呼吸困难或肺部感染等症状。

3. 原发性恶性肺（支气管）黑色素瘤在肺内无好发部位。发生于支气管内的肿瘤可造成支气管阻塞、肺不张或阻塞性肺炎。

4. 在X线胸片上，表现为肺部肿块影，最大直径达10cm，平均4cm；肿块密度较高而均匀，边缘清晰，略呈分叶状，类似肺癌的表现。肿瘤位于支气管腔内时，可有阻塞性肺炎或肺不张的征象。

5. 原发性肺恶性黑色瘤的组织起源不明。可能是胚胎期迁移到支气管树的原始前肠细胞衍生并发展所致。其术前诊断极为困难。

（三）诊断标准　对诊断为原发性恶性肺（支气管）黑色素瘤的病人，为排除其为转移性黑色素瘤，目前采用的诊断标准为Jenning等1990年所提出。

（1）病人无既往切除皮肤病变，特别是皮肤有色素沉着病变的病史。

（2）无眼球肿瘤手术切除史和眼球摘除病史。

（3）肺（支气管）肿瘤为孤立性肿瘤。

（4）肺（支气管）恶性黑色素瘤的病理学形态符合原发性肿瘤的表现。

（5）在为病人施行肺（支气管）恶性黑色素瘤手术切除治疗时，证实其他器官无黑色素瘤。

（6）尸检证实身体其他部位，特别是皮肤和眼球无原发性黑色素瘤。

所有原发性恶性肺（支气管）黑色素瘤病例，必须要与含有色素的类癌进行鉴别诊断。病理标本的免疫组化与超微结构检查有助于二者的鉴别诊断。

（四）治疗　应选择积极的外科手术治疗。有的病人在术后无瘤生存期为12～19个月，个别病人术后可长期生存

12 年。一般来说，病人的预后较差，多死于术后肿瘤广泛转移。

第九节 肺瘢痕癌

（一）定义 发生于肺结核、肺外伤、肺梗死、肺尘埃沉着病、肺慢性炎症或其他肺部病变的瘢痕基础上的癌肿，叫做肺瘢痕癌（lung scar cancer）。

（二）临床病理特点

1. 肺瘢痕癌好发于 50～60 岁的男性，女性少见。癌肿可能起源于肺结核、慢性炎症及外伤等。有的病人有咳嗽、痰血和胸痛。有的无症状。

2. 影像学表现

（1）在 X 线胸片和胸部 CT 片上，肺瘢痕癌常表现为肺周边部团块状或结节状肿块影，直径一般在 3cm 以下。有时，表现为模糊的片状影，或在条索影附近出现低密度片状模糊影。这种影像学特点可能代表肺瘢痕癌的不同发展阶段，容易误诊为肺结核复发。

（2）肺瘢痕癌表现为肺部小结节时，X 线胸片和 CT 图像表现与周围型肺癌相似，但在结节影附近可见陈旧性条索影或钙化灶，容易误诊为结核球。鉴别要点是癌性结节影的密度较低而不均匀，边缘模糊，有的可见毛刺或“免耳”征。

3. 病理特点

（1）肺瘢痕癌好发于左肺或右肺上叶周围肺实质内，表面脏层胸膜肥厚或增厚、皱缩并呈 V 形凹陷。

（2）镜下

1）肺瘢痕癌中心为瘢痕组织，由透明变性的纤维组织与弹力纤维组成，可见显著炭末色素沉着，有的可见胆固醇结晶；少数病例的瘢痕内可见钙化或骨化灶。

2）瘢痕组织周围的癌细胞呈扇形或放射状排列并蔓延到

肺实质，多数为腺癌或细支气管肺泡细胞癌。

3）有时，病变中可看到结核肉芽组织、凝固性坏死、血管壁增厚及血栓形成。

（三）治疗　肺瘢痕癌术前诊断困难。治疗原则是外科手术切除治疗。术后，根据病理诊断再考虑其他综合治疗。

第十节　原发性低度恶性支气管肿瘤（支气管腺瘤）

（一）定义　在临床上，将支气管类癌、腺样囊性癌和黏液表皮样癌称为原发性低度恶性支气管肿瘤（primary bronchial low－grade malignant tumor）。有时将三者统称为支气管腺瘤（bronchial adenoma），属于肺肿瘤范畴，起源于支气管黏液腺。但其侵袭性低，预后较好。

（二）支气管类癌（bronchial carcinoid tumor）　其原意为类似肺癌或类似癌的肿瘤之意，占全部肺恶性肿瘤的1%～2%及全部支气管腺瘤的85%。发病年龄在45～55岁之间居多，无性别差异。

1. 临床病理特点　与胃肠道的类癌相似。

（1）病理

1）支气管类癌属于APUD系肿瘤，起源于Kulchitsky神经嵴细胞（K细胞）。K细胞分布于整个消化道，但支气管类癌起源于支气管黏膜及支气管腺的K细胞。

2）瘤细胞的特点为胞质内含有神经内分泌颗粒。可用嗜银染色法或电镜观察加以证实。

3）瘤细胞具有制造和储存大量活性多肽激素（5－羟色胺、缓激肽、白细胞内啡肽、促胃酸激素、促皮质素、胰高血糖素、肾上腺素及去甲肾上腺素等）的功能。

4）与小细胞肺癌一样，支气管类癌对神经特异性烯醇酶发生免疫反应。

5）肿瘤外观常呈息肉状。

（2）分型

1）非典型类癌：超微结构和免疫与小细胞神经内分泌肺癌很相似，临床过程具有侵袭性，淋巴结转移的发生率较高。

2）典型类癌：由在纤维血管基质中的成束或成组的单一多面体细胞构成，恶性程度低，肿瘤生长缓慢。因此，将肺神经内分泌恶性肿瘤又分为以下3种类型，好发于近肺门的大支气管内，75%位于叶支气管，15%位于肺周边部。

Kulchitsky Ⅰ型：典型支气管类癌。

Kulchitsky Ⅱ型：非典型支气管类癌。

Kulchitsky Ⅲ型：小细胞肺癌。

（3）临床表现

1）支气管类癌可发生于支气管（气管）的任一部位。但支气管K细胞多分布于支气管近端，右肺下叶支气管最为多见，因而近60%的肿瘤为中心型。病人常有咳嗽、咯血、喘息或喘鸣等症状，有的病人感到胸痛。周围型类癌病人一般无症状。

2）类癌综合征：近10%的病例有面部潮红、面部皮肤色素沉着、腹痛、腹泻及出汗等表现。系肿瘤分泌的活性多肽激素所致，提示有肝转移。

2. 诊断

（1）X线胸片：支气管类癌病人的X线胸片上，90%以上可见异常改变，如肺部肿块影、阻塞性肺炎或肺不张等。

（2）CT片：能更加清楚地显示肿块的形态表现。

1）CT片上，中心型类癌的边界清楚，可见肿块所在支气管管腔狭窄、变形或邻近呼吸道的阻塞性改变；约在30%的病变中，有弥漫性或点状钙化。这些影像学特点具有一定诊断意义。

2）在有些病例，CT扫描可显示肿瘤所在部位支气管管壁不规则、管壁增厚与支气管周围有肿瘤浸润的征象，并可能显示肺门和支气管周围肿大淋巴结，还可以显示相关的肺不张或支气管扩张。

3）周围型类癌常位于毗邻呼吸道的肺实质，主要表现为大小不等的肿块影。增强 CT 扫描有助于鉴别典型与非典型类癌。

（3）气管镜检查：约 75% 的支气管类癌病人在做气管镜检查时，可以看到息肉状肿瘤，尤其是肿瘤位于支气管近端或肺段支气管开口处的病例。经气管镜活检可能明确诊断。因支气管类癌富有毛细管，咬取活检组织时有时会导致大出血，要高度警惕。

3．治疗原则

（1）支气管类癌只要无远处转移，都应该争取进行外科手术治疗，尽可能完整切除原发瘤并尽可能保留正常肺组织。

（2）支气管类癌大多数为局部肿瘤浸润，在肿瘤能彻底切除的前提下，只要条件允许并有可能，尽量考虑采用较保守的手术切除方法。

（3）手术要遵循肿瘤的淋巴结分期原则。对所有区域淋巴结有转移或非典型类癌病人，术中都应该进行淋巴结清扫，力求达到肿瘤根治性切除目的。

（4）支气管类癌在临床上常用的治疗术式有：①经气管镜 Nd：YAG 激光加光动力疗法或机械方法切除肿瘤；②肺叶切除术或袖式肺叶切除术；③肺楔形切除术或肺段切除术；④一侧全肺切除术；⑤支气管切开肿瘤切除术。

4．辅助疗法

（1）放疗：支气管类癌对放疗不敏感。但对非典型类癌和手术切除不彻底或纵隔淋巴结有转移的病例，可考虑进行术后放疗。

（2）化疗：方案与小细胞肺癌相似。

5．预后

（1）典型类癌：无论有无区域淋巴结转移，只要术式选择正确，病人术后5年生存率可以达到90%以上。有的N_1或N_2病人，术后5年无瘤生存率达到100%。

（2）非典型类癌：病人就诊时常有淋巴结转移及远处转移，术后5年生存率为25%～69%。

（三）支气管腺样囊性癌（adenoid cystic carcinoma of bronchus）　起源于支气管和气管的腺上皮，较少见，约占支气管腺瘤的10%，又称为圆柱瘤。

1. 病理特点　在组织学上类似恶性肿瘤。

（1）肿瘤常见于气管或支气管腔内（中心型），呈息肉状、结节状或弥漫性，生长缓慢。但有向黏膜下、神经周围浸润倾向，侵袭性比类癌大。

（2）在镜下，肿瘤分筛状型、管型和实体型3种类型。前两型易侵及神经周围淋巴管和黏膜下组织，而实体型易向腔外生长并能累及邻近结构（食管或甲状腺），易发生远处转移。

（3）瘤体内可见囊腔，被覆有腺上皮，故称之为腺样囊性癌。绝大多数原发于涎腺。

2. 临床表现　病人的症状与肿瘤的位置、大小有关。

（1）主要有咳嗽、呼吸困难、咯血、喘鸣或反复发生肺炎。

（2）有的肿瘤堵塞气管或主支气管后可导致病人窒息而危及生命。

（3）偶尔，肿瘤向腔外生长压迫食管或直接浸润食管，可出现吞咽困难症状。

（4）典型的支气管腺样囊性癌常见于40～50岁的病人，发病无性别差异。

3. 诊断方法

（1）胸部X线摄片检查：有时可见肺部中心型块影、肺不张、肺门或纵隔肿块影，与肺癌无法鉴别。个别病人的X线胸片上，支气管或胸段气管内可见肿块轮廓。

（2）CT 扫描和 MRI 检查

1）胸部 CT 扫描能显示肿瘤在支气管腔内的部位、大小及向腔外生长（浸润）以及管腔受阻的情况，并能显示肿瘤与周围结构的关系及纵隔内淋巴结有无受累或转移。

2）MRI 检查有助于判断肿瘤侵犯支气管或气管的长度。

3）在 CT 片上，若发现肿瘤累及支气管周围结构而无明显的区域淋巴结转移征象，多提示为腺样囊性癌。

（3）食管钡餐造影检查：有吞咽困难的病人，食管钡餐造影可显示食管受压情况、肿瘤浸润的部位和程度。

（4）气管镜检查：可以明确诊断。在做气管镜检查时，支气管腺样囊性癌的典型表现为基底部较宽的息肉样肿物，部分或完全堵塞管腔。在有的病例，肿瘤呈弥漫性黏膜下浸润性生长，引起管腔扭曲和梗阻。腺样囊性癌的表面覆盖正常支气管上皮，但经黏膜咬取活检时有可能明确组织学诊断。

4. 治疗　手术切除肿瘤是根治性疗法。

（1）外科手术治疗：病变局限的支气管腺样囊性癌，应进行标准的肺叶切除术或袖式肺叶切除术。术中要进行冷冻切片检查，减少或避免支气管切缘癌细胞残留的阳性率，预防复发。

术前检查发现肿瘤呈浸润性生长，而且范围较广时，应进行术前放疗，之后再进行外科手术治疗，可降低支气管切缘肿瘤残留。

（2）放疗：支气管腺样囊性癌对放疗敏感，因此，对无手术适应证或手术风险很大、手术治疗不能彻底切除肿瘤的病例，要选择放疗。

（3）经内镜激光疗法：对不能进行外科手术切除治疗或术后肿瘤复发的病例，采用经内镜 Nd：YAG 激光烧灼疗法，可以收到较为满意的姑息性治疗效果。

5. 预后　支气管腺样囊性癌生长缓慢，术后复发多为局部复发。因此，预后一般都很满意。中心型病变经外科手术切除后结合放疗，病人的 5 年生存率达 66%，15 年生存率 16%。

（四）支气管黏液表皮样癌（mucoepidermoid carcinoma of bronchus） 占支气管腺瘤的 1% ~5%，占全部肺部肿瘤的 0.1% ~0.2%。涎腺为其好发部位。

1. 病理特点

（1）黏液表皮样癌绝大多数位于主支气管内，个别发生于肺叶或肺段支气管，发生于气管内的病例少见。

（2）肿瘤大体外观为支气管腔内的息肉样肿物，向腔外生长的现象不多。

（3）据其组织学表现，分为高度恶性和低度恶性两种类型。前者呈浸润性生长，能穿透局部支气管壁。在镜下，肿瘤由透明的无黏液分泌的柱状细胞与黏液丰富的杯状细胞以及基底样细胞、过渡性细胞和表皮样细胞按不同比例混合构成，大致由鳞状成分和中间体成分构成。

2. 临床表现

（1）支气管黏液表皮样癌一般见 35 ~53 岁的病例。50% 低度恶性者常见于 30 岁以下病人，而大多数高度恶性肿瘤见于 30 岁以上病人；男性为女性的 2 ~3 倍。

（2）最常见的症状包括咳嗽、呼吸困难、咯血和气喘等。平均症状持续时间为 8 ~18 个月，有的症状可长达数年。

（3）个别病人无任何临床症状和体征。

（4）病程发展较为缓慢。

3. 诊断方法

（1）X 线胸片：可见肺叶、肺段或一侧全肺的阻塞性 X 线征象，有的病人的 X 线胸片则无异常征象。X 线表现、CT 图像与腺样囊性癌相似。

（2）CT 片

1）显示支气管（气管）腔内有边界清晰肿块影发自局部管壁，管腔外结构多正常。

2）在有的病例，CT 片上除显示支气管腔内有肿块影之外，还能显示相关肺叶有破坏及体积缩小。

3）高度恶性支气管黏液表皮样癌，CT 扫描能发现纵隔或肺门淋巴结肿大（转移）。

（3）气管镜检查：在内镜下，肿瘤呈边界清楚的息肉样肿物，基底部一般较小，可堵塞部分或大部分支气管腔，质地较软；咬取组织活检能明确病理诊断。活检时应注意瘤体出血。

4. 治疗　理想的治疗方法是选择不同的支气管成形手术完整切除肿瘤，同时要清扫肺门和纵隔淋巴结。有的高度恶性支气管黏液表皮样癌因广泛局部浸润、淋巴结转移或远处转移而无法手术切除治疗。

术前或术后放疗和化疗的价值不肯定。一般认为放疗和化疗对支气管黏液表皮样癌无治疗价值。

5. 预后　低度恶性肿瘤病人的手术效果和长期生存率令人满意。但高度恶性者的术后 5 年生存率约为 31%。部分病人术后 2 ~ 9 年复发。

第二十一章 肺转移瘤

第一节 肺转移瘤的发病机制

（一）定义 人体任何部位的原发性恶性肿瘤经血行、淋巴或其他途径转移到肺，并形成与原发瘤相同的继发瘤时，称为肺转移瘤或肺转移（pulmonary metastases）。

（二）发病机制 在各种器官中，肺是原发性恶性肿瘤发生转移的第二个最常见的器官，也是恶性肿瘤全身转移的一种特殊表现形式，表明原发癌未能控制。

恶性肿瘤可通过血行、淋巴管、直接浸润和呼吸道内播散等途径转移到肺。原发瘤的生物学性质和宿主的抵抗力、肿瘤转移机制、转移部位及转移瘤生长的范围关系密切。发病机制如下：

1. 血行转移 是胸部以外原发性恶性肿瘤转移到肺的最重要的途径。瘤细胞群经血流转移到肺实质的毛细血管床的内皮细胞表面，其中大部分瘤栓死亡，只有某些瘤栓滞留或附着在内皮细胞上并发展为肺转移瘤。

2. 淋巴道转移 瘤细胞通过淋巴管途径进入肺实质的某一部位后不断生长，形成肺转移瘤。有时，进入肺淋巴管的瘤细胞群在肺淋巴管内播散，导致一侧或双侧肺的弥漫性淋巴转移，称为肺癌性淋巴管炎。此外，瘤细胞可经淋巴管引流到肺叶、肺门或纵隔淋巴结并形成肺转移。

3. 直接浸润 转移到胸内其他结构的转移灶直接浸润邻近的肺组织并呈转移性生长。

4. 呼吸道内播散 一侧呼吸道内的恶性肿瘤的瘤细胞经

气管、支气管播散到另一侧肺内。

瘤栓一般经肺动脉到达肺实质并发展为肺转移瘤，少数瘤细胞群可经支气管动脉转移到肺。肿瘤经淋巴道转移到肺，也是瘤细胞血行转移的结果，即瘤细胞经肺毛细血管后再播散到肺淋巴管。

第二节 肺转移瘤的临床表现与诊断

（一）临床表现

1. 肺转移瘤病人多数无症状。经5%的病人在病程中、晚期可有呼吸困难、胸痛、咳嗽及咯血等症状。血管源性肉瘤发生肺转移后，常有以上症状。

2. 个别肺周围型转移性肉瘤破坏肺周围实质后可并发气胸或自发性血气胸。

3. 肺转移瘤侵犯胸壁或发生胸膜转移，病人常有胸痛和（或）恶性胸腔积液。另有个别病例合并肥大性骨关节病。

（二）诊断方法　肺转移瘤的诊断除仔细询问病史之外，主要依靠胸部影像学检查。肺转移瘤一般为实体瘤，呈球形或椭圆形，有的能形成空洞，因此，影像学检查有一定特征。

1. 胸部X线摄片检查　是肺转移瘤的常规检查和诊断方法，也是有效的筛选手段。主要X线表现如下：

（1）绝大多数肺转移瘤位于肺野的外1/3，肺基底部尤为多见，但也可位于肺野的任一部分。呈边缘清楚、密度均匀的球形肿块影，直径多小于2cm，无分叶或毛刺，可单发可多发。病人一侧肺或两肺都可有病灶。约48%的肺转移瘤经胸部X线摄片检查可以发现。

（2）肺转移瘤从肺实质内向肺周边部浸润时，其X线表现类似原发性肺癌，但肿块边缘仍然光滑、锐利。

（3）瘤细胞在肺淋巴管内弥漫性浸润时，在X线胸片上表现为典型的癌性淋巴管炎的征象。

2. CT扫描　X线胸片显示有肺转移瘤时，应进行胸部CT扫描，进一步了解转移瘤部位和个数，并显示更小的或潜在隐性的肺转移瘤。有时CT扫描可发现直径为2～4mm的结节影。CT扫描被视为诊断肺转移瘤的“金标准”而使用。肺转移瘤在胸部CT片上的典型表现为：

（1）两肺或一侧肺实质内有单发或者多发的小圆形或结节影，散在分布于肺实质内。

（2）病灶多位于肺野中、下部，肺周边部更为多见；位于肺尖部的肺转移瘤罕见。

（3）病灶大小不等，有的呈较大的肿块影，密度均匀，边缘清晰而光滑，CT值为软组织密度。有的病例可发现肺门或纵隔淋巴结肿大。

对病灶直径小于6mm肺部病灶，CT扫描诊断为肺转移瘤的敏感性为48%～62%。结合病人身体其他部位有恶性肿瘤的病史及其治疗，CT扫描显示肺实质内有直径约1cm的球形病变时，90%为肺转移瘤。其肺门和（或）纵隔淋巴结转移多来源于肺转移瘤。

3. 气管镜检查　气管、支气管腔内转移瘤少见。肾癌和结肠癌有向支气管腔内转移倾向，有时气管镜检查可发现转移瘤。

4. 肺穿刺活检　适用于影像学检查发现肺内有明显的球形灶，但病人不能耐受剖胸手术，而治疗需要明确病灶病理性质的病例。

5. 电视胸腔镜手术（VATS）　临床诊断考虑为肺转移瘤并适于进行VATS的病例，可达到诊断与治疗目的。

第三节　肺转移瘤的外科治疗

在临床上，大部分肺转移瘤为多发性转移或不能进行手术切除的胸膜转移。对这些病例，常进行化疗或者放疗，但疗效差。而选择合适的病人进行外科手术治疗，能达到延长病人生存期的目的。

（一）肺转移瘤手术切除病人的选择标准

1. 原发瘤已经手术切除并得到控制。

2. 肺部病灶为肺转移瘤。

3. 考虑外科手术能切除已经发现的全部肺转移瘤，而且肺转移瘤对化疗或放疗不敏感。

4. 估计病人在术后有较为满意的肺储备功能。

5. 病人无肺外转移灶。

6. 病人经化疗后，残留的肺转移瘤需要外科手术切除。

7. 缺乏其他有效的治疗手段，而手术切除肺转移瘤能减轻病人的肿瘤负荷。

8. 需要明确组织学诊断的肺部结节。

（二）肺转移瘤外科手术治疗原则　无论病人其他部位原发性恶性肿瘤的组织学类型如何，大部分孤立性肺转移瘤可选择外科手术切除肿瘤，术后5年生存率并不低于原发性肺癌。在肺转移瘤的外科治疗中要遵循以下原则：

1. 原发瘤能够控制或已经控制。

2. 有证据表明肺部病灶为转移瘤，并且通过各种临床检查未发现肺外其他部位有转移瘤或潜在的远处转移征象。

3. 与其他治疗手段相比，手术切除肺转移瘤的疗效估计更好。

4. 肺转移瘤的个数等于或少于4个，而且考虑能完整切除或者彻底切除。

5. 病理检查证实原发瘤恶性程度低或者比较低，如原发瘤为分化较好的非小细胞癌、纤维肉瘤、软骨肉瘤或成骨肉瘤等。只要原发瘤能够控制并已经控制，肺转移瘤就可以进行手术切除治疗。

6. 原发瘤经治疗后，病人有较长的无瘤间隔时间，同时肿瘤倍增时间也比较长。原发瘤经治疗后1年内发现肺转移瘤，肿瘤倍增时间小于3个月的病人，预后多不太好。因此，其肺转移瘤不宜进行手术切除治疗。

7. 病人全身情况和心肺功能较好者，手术切除肺转移瘤的风险和术后并发症的发生率较低，应进行积极的外科手术治疗。

（三）手术方法

1. 切口的选择　据肺转移瘤位置、范围、分布、年龄及其全身健康状况而定。临床工作中常用的切口有以下5种：

（1）胸骨正中劈开切口。

（2）胸骨横断切口。

（3）前外侧剖胸切口（单侧或双侧）。

（4）后外侧剖胸切口。

（5）垂直腋下剖胸切口。

不同切口（手术途径）各有优、缺点。术者应根据具体病例的实际情况，认真选择。

2. 手术术式　原则上采用有限的肺切除术（转移瘤局部切除术，肺楔形切除术，肺段切除术），有时可采用标准的肺叶切除术。

对有些肺转移瘤，可选择电视胸腔镜手术或YAG激光治疗。

（四）术后并发症

1. 胸腔闭式引流时间延长（>8天）　发生率为17.3%。

2. 胸腔内感染　发生率为4.2%。

3. 胸腔内大出血　发生率为3%。

4. 手术死亡　发生率为1.1%。

5. 其他　发生率为3%。

（五）手术效果　影响肺转移瘤手术效果及预后的因素较多。主要为：

1. 病人的年龄和性别。

2. 原发瘤部位、组织学类型、分期和肿瘤的分化程度。

3. 原发瘤经手术切除后至发现肺转移瘤的无瘤间隔时间（disease free interval，DFI）。

4. 术前检查所发现的肺转移瘤数目和转移瘤的分布范围（单肺或双肺）以及转移瘤的同时性或异时性。

5. 肺转移瘤的肿瘤倍增时间（tumor doubling time，TDT）等。

一般而言，泌尿生殖系统、皮肤和软组织、结肠和直肠等处原发性恶性肿瘤术后发生孤立性肺转移瘤、无瘤间隔时间较长以及肿瘤倍增时间大于40天的病例，手术疗效较好，术后5年生存率在21%～40%之间。有些孤立性肺转移瘤经手术彻底切除后，5年生存率可达36%，10年生存率为26%，15年生存率达22%。

临床诊断考虑肺转移瘤能够进行手术切除、原发瘤为生殖细胞源性恶性肿瘤和无瘤间隔时间达36个月或36个月以上者，都是提示预后良好的指征。

第二十二章　肺部良性肿瘤

肺部良性肿瘤（benign tumor of lung）少见，占全部肺肿瘤的1%～2%。在X线胸片和（或）CT片上常表现为孤立性肺部结节，偶尔为多发性病变。其体积比较小，直径2～3cm。

第一节　肺部良性肿瘤的分类

肺部良性肿瘤起源于支气管、肺实质或脏层胸膜等部位的各种组织细胞。其分类尚未统一。较为实用的分类方法如表22－1。

表22－1　肺部良性肿瘤的分类

原因不明性肿瘤
肺错构瘤
肺透明细胞瘤（“糖”瘤）
肺畸胎瘤
上皮细胞源性良性肿瘤
肺Ⅱ型细胞乳头状腺瘤（Clara细胞腺瘤）
肺乳头状瘤（鳞状乳头状瘤）
肺息肉
来源于中胚层（间质）的肿瘤
肺纤维瘤

续　表

肺脂肪瘤
肺平滑肌瘤
肺软骨瘤
肺颗粒细胞瘤
肺硬化性血管瘤（肺泡细胞瘤）
良性支气管内纤维组织细胞瘤
肺炎性假瘤
多发性肿瘤
肺良性转移性平滑肌瘤
肺淋巴管平滑肌瘤病
毛细血管瘤病
囊性纤维组织细胞瘤
其他
肺炎性肌纤维母细胞瘤
肺黄色瘤
肺淀粉样病

第二节　肺部良性肿瘤的诊断和治疗原则

（一）临床表现

1. 肺（支气管）良性肿瘤病人绝大多数见于年轻人或青壮年人，平均年龄为 30 岁。

2. 症状和体征

（1）多数无症状或体征，往往是在常规胸部 X 线检查时发现肺部有肿块影。

（2）肿瘤压迫肺组织或堵塞支气管腔而继发肺部感染，病人可出现咳嗽、胸闷、咯血以及反复或持续的肺部感染症状；胸部听诊患侧肺有哮鸣音或者啰音。

（3）肿瘤完全堵塞主支气管或肺叶支气管，可导致肺不张；查体能发现气管向患侧移位，叩诊呈浊音，呼吸音减弱（消失）。

（二）病理

1. 大体　90%的肺部良性肿瘤位于肺周边部，呈小的圆形或椭圆形肿块，边界清楚；质中等硬度或较硬。8%～10%的肺部良性肿瘤发生于支气管腔内，能造成支气管腔狭窄或堵塞。

2. 镜下　肿瘤一般有包膜，与周围组织的界限清晰；多数为实体性肿瘤，组织分化良好。极少数肿瘤可发生恶变。有的瘤样病变呈囊性，囊内可见黏液、空气或陈旧性出血。

（三）诊断　术前诊断主要进行胸部 X 线摄片检查和 CT 扫描。原发于支气管腔内的良性肿瘤需要做气管镜检查。确诊取决于手术切除标本的病理检查。肺（支气管）良性肿瘤好发于右肺实质内，左肺较少见。

1. X 线胸片和 CT 片上的主要征象

（1）肿块呈球形或结节影，密度均匀而偏低；其边缘清晰、锐利而无毛刺或分叶；如有分叶，则为浅而大的分叶。

（2）肿瘤生长缓慢，一般不形成空洞；有的可见钙化影或骨化。

（3）发生于支气管腔内的肿瘤，如果瘤体较大，在 CT 片上显示一侧主支气管或叶支气管腔内有边界较为清晰的圆形肿块影，有的可见阻塞性肺炎和（或）肺不张征象。

2. 气管镜检查　有的肺部良性肿瘤为了诊断和鉴别诊断，需要做此项检查。通常，肺（支气管）良性肿瘤的影像学诊断并无太多困难。但是在合并或继发肺部感染、瘤体较大而压迫周围结构，或者肿瘤发生恶变时，诊断比较困难。因此，诊断务必谨慎。

（四）肺部良性肿瘤的相对发生率　在肺部良性肿瘤中，肺错构瘤的相对发生率最高，为76.9%，其次为肺良性间皮瘤，为12.3%。其他依次为肺黄色瘤和炎性假瘤（5.4%），肺脂肪瘤和肺平滑肌瘤（均为1.5%），肺血管瘤、黏液腺瘤和肺混合瘤的相对发生率均占0.8%。

（五）治疗原则　肺（支气管）良性肿瘤的治疗原则为通过手术切除肿瘤。术式视肿瘤的位置而定，常用的术式有：

1. 肿瘤局部切除术。

2. 肺楔形切除或肺段切除术。

3. 肺叶或袖式肺叶切除术等。

病人年龄大、体质弱或心肺功能差者，可进行定期复查（观察），慎重选择治疗手段。

肺（支气管）良性肿瘤的手术疗效满意，并发症低，术后肿瘤复发的病例罕见。

第三节　肺错构瘤

（一）定义　肺的正常组织成分在胚胎发育过程中因发育障碍及过度生长而形成的瘤样畸形叫做肺错构瘤（hamartoma），并非真性肿瘤。由一种或几种分化成熟的组织构成，但结构混乱。

（二）病因与发病机制　不明。可能的病因有：

1. 先天性畸形　支气管源性细胞残留引起。

2. 正常肺组织成分构成的异常排列混合而成。

3. 肺错构瘤也可能是一种获得性肿物，亦即起源于赘生物。

4. 认为肺错构瘤为肺的炎症所致，或许是肺部炎症引起的瘤样肿物。

（三）病理特点

1. 是肺部正常组织成分不正常排列与组合。主要成分为软骨（有时称为肺“软骨瘤”），其他组织成分有纤维结缔组织、脂肪、平滑肌、腺上皮等，可有钙化和骨化。

2. 肿瘤可呈圆形、桑葚样或不规则形，直径 1～3cm；常有包膜，与周围肺组织的联系疏松，容易剥离。

（四）分型

1. 孤立型　90%左右的肺错构瘤为单发的孤立型，好发于肺周边部，瘤体小。个别病例瘤体巨大，达 20cm×16cm×9cm。

2. 腔内型　8%～10%的肺错构瘤位于支气管腔内，实际发病率在 1.4%～8%之间。

3. 多发型　罕见。

（五）临床表现

1. 肺错构瘤多见于中年人，平均发病年龄为 47 岁；男性多见，男女之比为（1.3～2）：1。

2. 肿瘤生长缓慢，绝大多数位于肺周边部，肿瘤体积小，因此病人一般无症状。

3. 发生于支气管腔内的错构瘤（腔内型）病人可有咳嗽、咯血、气短及反复或持续支气管阻塞症状。如阻塞较大支气管，将导致肺不张。

（六）诊断　术前诊断依靠胸部 X 线摄片检查、CT 扫描以及气管镜检查等。

1. X 线胸片

（1）肿瘤位于肺周边部，肺下部更为多见，呈边缘锐利、清晰、密度较高的圆形、椭圆形或结节状影，肿瘤一般较小。

（2）10%～30%可见粗细不等的钙化影，X 线表现呈“爆米花”样钙化影；有的边缘可见分叶。

（3）长期随访观察，其形态和大小很少发生改变。

2. CT片　容易显示瘤体内的钙化灶。典型的钙化影亦呈“爆米花”样分布。约50%的肺错构瘤在CT扫描时可见CT值低的脂肪组织影，但无诊断意义。肿瘤最大径一般为1～3cm。

3. 腔内型肺错构瘤在X线胸片和CT片上可显示瘤体所在部位有肺叶或肺段的阻塞性肺炎征象，或表现肺不张甚至肺脓肿形成。

4. 气管镜检查　对有咳嗽、咯血、反复肺部感染甚至肺不张的病例，应进行气管镜检查。对孤立型肺周边部病变，不必常规做此项检查。

（七）治疗　肺错构瘤术前不易确诊，极个别病例或许发生恶变。因此，只要无手术禁忌证，都应该手术切除肿瘤。术中应做冷冻切片检查。对腔内型病例，要根据肿瘤的部位、大小及有无并发症决定术式。

第四节　肺部其他少见的良性肿瘤

肺部其他少见的良性肿瘤分为支气管内良性肿瘤、肺实质良性肿瘤和肺多发性良性肿瘤等3大类。这些良性肿瘤术前诊断困难，一般都是经外科手术切除及病理学检查而确诊。其中，肺实质良性肿瘤最为多见，约有20余种。

（一）支气管内良性肿瘤

1. 良性纤维组织细胞瘤（benign fibrous histiocytoma）有时称为炎性假瘤、浆细胞肉芽肿或纤维黄瘤（fibroxanthoma）。常见于儿童和年轻人。肿瘤由胶原、炎性细胞及间质细胞组成。其生物学行为偶尔有潜在的低度恶性倾向。在手术治疗时，要根据肿瘤在支气管腔内的位置，选择肺叶切除术、袖式肺叶切除术或支气管成形术。病人的预后良好。

2. 纤维息肉和鳞状上皮乳头状瘤　一般起源于支气管黏膜层或黏膜下层，向支气管腔内生长。可能是由人类乳头状瘤病毒引起的继发性慢性炎性病变。二者都可以导致支气管腔梗阻。

（1）纤维息肉（fibrous polyp）：表面覆盖支气管纤毛柱状上皮，还可能有鳞状化生区。其纤维蒂由疏松结缔组织及毛细血管构成，蒂内有浆细胞、淋巴细胞和嗜酸性粒细胞浸润。

（2）鳞状上皮乳头状瘤（squamous papilloma）：临床病理表现和诊断要点为：

1）肿瘤表面呈菜花样或绒毛状。成人支气管鳞状上皮乳头状瘤多为单发，肺段或肺叶支气管为其好发部位，男性多见。最常见的症状为咳嗽，有的诉有咯血和阻塞性肺炎症状。

2）X线胸片上可表现为支气管阻塞并发感染或肺不张改变。

3）镜下：瘤体中部可见一稀疏的纤维血管组织核心覆盖复层鳞状上皮。

气管内纤维息肉和鳞状上皮乳头状瘤经气管镜检查与活检后诊断明确者，可采用内镜激光切除肿瘤；有的病人则需要施行支气管切开术切除肿瘤、肺段切除术或袖式肺叶切除术；肿瘤远侧肺实质因反复感染而毁损者，应施行肺叶切除术。

3. 颗粒细胞瘤（granular cell tumor） 多位于口径较大的支气管腔内。可能起源于骨骼肌，又称为颗粒成肌细胞瘤。75%的肿瘤为单发（孤立性病变）息肉状。支气管内颗粒细胞瘤的病理、诊断与治疗要点如下：

1）肿瘤直径0.7～5cm，剖面呈褐白色、粉红色或黄色，界限清楚而无包膜。镜下，肿瘤由大细胞组成，胞质丰富并呈粉红色颗粒状。

2）病人年龄在20～57岁居多，约半数肿瘤为无意中发现。症状往往因肿瘤堵塞支气管腔及继发肺部感染或肺不张所致。X线胸片上，表现为肺叶浸润性阴影、肺叶不张或者肺球形病变。

3）有症状的病例，可用内镜激光切除肿瘤；肿瘤导致肺组织毁损者，应进行外科手术切除。诊断清楚而无临床症状的病人，可随诊观察。

4. 黏液腺腺瘤（mucous gland adenoma）

（1）临床病理表现

1）是起源于支气管黏液腺的良性肿瘤，又称为黏液腺囊性腺瘤。好发于右肺中叶和下叶的支气管腔内，直径0.8～6.8cm，突入管腔内，多无蒂；有菲薄的包膜，易于分离。

2）在做气管镜检查时，肿瘤表面呈粉红色，质较硬，上皮组织完整。

3）显微镜下，肿瘤由大量支气管囊状腺体组成，其内充满黏液，并可见正常的支气管浆液黏液腺；囊状腺体内壁为分化良好的黏液上皮组织。

（2）治疗

1）支气管内黏液腺腺瘤可用内镜（冷冻或激光）治疗。

2）胸部X线检查显示肿瘤远侧的肺组织因阻塞性肺炎而毁损，病人有咳嗽、发热或咯血等症状，则应进行剖胸手术治疗，切除肿瘤与病肺。

5. 脂肪瘤（lipoma）　80%左右起源于气管支气管壁。由成熟的脂肪组织构成，向管腔内生长并导致阻塞性肺炎、肺不张或肺化脓症。无支气管阻塞性并发症的病例，可采用内镜切除肿瘤；有严重并发症者，则可能需要肺叶切除术，甚至需要一侧全肺切除术。如果内镜治疗有困难，应选择剖胸切口切开支气管切除支气管内脂肪瘤。有的病例应采用支气管袖式切除术或袖式肺叶切除术。

（二）肺实质良性肿瘤

1. 黏液蛋白囊腺瘤（mucinous cystadenoma）　是发生于肺实质内的一种单房性囊性病变，纤维性囊壁组织分化良好，估计由分泌黏液蛋白的柱状上皮构成。

（1）病理：①外观呈单房性囊肿，囊内充满透明胶状物质；②在镜下，囊壁内被覆黏液蛋白上皮。有的囊壁很薄，囊内黏液蛋白可外渗到邻近的肺实质。镜检中应仔细查看囊肿，因为其边缘可为恶性或腺癌，并要与支气管囊肿及细支气管肺泡细胞癌进行鉴别诊断。

（2）临床诊断与治疗：①多见于50~60岁男性和女性，吸烟者占多数；②绝大部分病人无症状，肿瘤往往是在进行常规胸部X线摄片检查时发现，一般位于肺周边部；③经外科手术完整切除肿瘤后，病人预后良好。因其边缘可为恶性及术后可复发，术式宜选择标准的肺叶切除术。

2. 肺泡腺瘤（alveolar adenoma） 通常认为肺泡腺瘤是由肺泡上皮（主要为Ⅱ型肺细胞）和肺实质间隔组织混合、增生而形成的良性肿瘤，间隔可为弹力纤维或弹力纤维样细胞。

肺泡腺瘤是罕见的肺实质良性肿瘤，以女性最为常见，发病年龄为45~74岁。绝大多数病变系常规胸部X线检查中发现，表现为肺周边部的孤立性结节影，边缘清晰。MRI检查显示结节内有囊性间隙和液体，周围有菲薄的强化征象，平均直径约为2cm。

肺泡腺瘤术前诊断困难，应进行手术治疗。因其与肺实质黏连不重，切开肺组织即可剥除。

3. 肺平滑肌瘤（leiomyoma）

（1）发病情况：①肺平滑瘤可发生于气管、支气管及肺实质内，约占肺部良性肿瘤的2%。其中50%发生于肺实质，可能起源于支气管或肺血管的平滑肌组织；②病人常为年轻或中年人，女性多见；男女之比为1∶1.5；③女性病人如果既往因子宫肌瘤而接受过手术治疗，则真性肺平滑肌瘤与子宫平滑肌瘤良性肺转移的鉴别诊断困难。

（2）病理：肺平滑肌瘤外观为圆形或椭圆形，中等硬度，剖面呈灰白色。在镜下，瘤细胞呈梭形，平行或栅状排列，细胞膜清楚；细胞核呈杆状，核分裂相少见。

（3）临床诊断：①位于肺实质内的平滑肌瘤一般无症状；②胸部X线摄片检查和CT扫描显示肺野内有圆形或半圆形阴影，密度均匀，边缘光滑而无毛刺；③支气管腔内平滑肌瘤常有症状，影像学检查显示有阻塞性肺炎改变。

（4）治疗：①肺实质周边部平滑肌瘤可行肺局部切除术或用电视胸腔镜手术切除肿瘤；②支气管内平滑肌瘤可选择内镜Nd：YAG激光切除，有的则要选择剖胸切口切除肿瘤。术式依具体病例而定。

4. 肺髓细胞脂肪瘤（pulmonary myelolipoma）　是罕见的发生于肺实质内的良性肿瘤。由成熟的脂肪组织与造血细胞（骨髓细胞，红细胞，巨核细胞及淋巴组织等）两种成分混合形成。在X线胸片和CT片上，主要表现为小的实质性球形肿块影，边缘锐利光滑。因构成肿瘤的两种组织成分的含量或比例不等，其在CT片上的密度也高低不等。如果瘤体较大或病人有临床症状，应进行手术切除。因术前诊断很困难，只能在手术切除肿瘤后经组织学检查，才能明确诊断。

5. 肺神经源性良性肿瘤　有3种，均属罕见的肺良性肿瘤。临床表现无特异性，不易诊断。

（1）神经鞘瘤（schwannoma，neurinoma）　多数位于肺实质内，有的位于支气管内，可见于任何年龄阶段的病人，发病无性别差异。

（2）神经纤维瘤（neurofibroma）　肺部神经纤维瘤常位于支气管内，发生于肺实质的神经纤维极少见。病人一般为年轻人和中年人。

（3）肺沙样黑色素神经鞘瘤（psammomatous melanotic schwannoma）　是罕见的肺实质良性肿瘤，生物学行为可能有恶性倾向，起源于肺的神经组织。有人估计与黏液瘤、皮肤色素沉着及内分泌活性过高有某种联系。

以上3种肿瘤均需要手术切除治疗。

6. 海绵状血管瘤（cavernous hemangioma） 肺的血管性病变（瘤）可能是胚胎时期肺的某些血管母细胞与发育中的血管网脱离，在肺实质局部增殖、形成血管内皮细胞条索并相互吻合，最后出现血管腔，进而形成血管性病变或肿瘤，表现为大的血窦。

肺的血管性良性病变包括：①海绵状血管瘤；②肺动静脉瘘；③毛细血管瘤；④肺毛细血管扩张。病人可有发绀，肺部可有血管杂音。

肺毛细血管瘤是罕见的肺动静脉畸形。真性动静脉畸形可能为遗传性出血性毛细血管扩张（Rendu－Osler－Weber 综合征），术前经胸部 MRI 检查诊断多无困难。病人常为青年或婴幼儿，需要手术治疗。个别病变能导致主支气管阻梗，可施行主支气管袖式切除术。

7. 肺硬化性血管瘤（sclerosing hemangioma）

（1）病理特点：相对较为多见的肺部良性肿瘤。其组织来源不太清楚，可能来自Ⅱ型肺泡细胞或者细支气管的上皮细胞。瘤体主要由其表层的立方细胞和多角或圆形细胞构成。这两种细胞成分相互混合。肺硬化性血管瘤可形成 4 种类型：①乳头型；②硬化型；③实体型；④出血型。

（2）症状和临床诊断：①病人的发病年龄为 15～69 岁，平均 42 岁，女性多见。绝大多数病人无症状。有的病例诉有咯血和（或）胸部隐痛；②在 X 线胸片与 CT 扫描片上，96% 的硬化性血管瘤表现为位于肺周边部的孤立性结节影，直径一般为 3～5cm；近 1/3 的病灶可见钙化；③瘤体较大的病例，肿瘤可向区域淋巴结转移；④在极个别病例，肿瘤可位于胸膜、支气管内或纵隔。

（3）治疗：硬化性血管瘤的治疗原则为手术切除肿瘤。术前胸部 CT 扫描显示引流区淋巴结肿大和（或）钙化，术中应清扫淋巴结，否则不作为常规手术步骤。

8. 肺透明细胞瘤（糖瘤）（clear cell tumor，sugar tumor）

（1）病理特点：①其组织学来源尚不清楚。近年来，经光镜、免疫组化和超微结构研究，认为肺良性透明细胞瘤可能起源于细支气管的非纤毛上皮（Clara 细胞）或黏液上皮细胞；②瘤细胞具有外皮细胞、黑色素细胞及神经内分泌细胞（分化）的特征，因此，需要与肾脏透明细胞癌肺转移进行鉴别诊断。

（2）临床诊断与治疗：①在临床上，肺透明细胞瘤病人中，75% 发病年龄在 45～59 岁之间。发病无性别差异，无症状；②胸部 X 线摄片检查和 CT 扫描显示肿瘤位于肺周围实质内，一般为直径 1.5～3cm 孤立性结节灶；③经手术切除病灶和病理检查（免疫组化），能明确诊断。

9. 肺炎性假瘤（inflammatory pseudotumor）

（1）病因和发病机制不完全了解。机化性肺炎及人类疱疹病毒－8 感染为其主要病因之一。属于局限性、非特异性炎性病变。肺炎性假瘤不是肺实质内单一细胞成分无限快速增殖形成，而是含有多种细胞成分的炎性肿块（可含有纤维组织细胞、浆细胞、黄瘤细胞和肥大细胞等）。

（2）按其细胞成分，可分为纤维组织细胞型和浆细胞肉芽肿型。还可进一步分为 4 型：①组织细胞增生型；②肺泡上皮和血管增生型；③浆细胞肉芽肿型；④假性淋巴瘤型。肿块内常发现有泡沫细胞。

（3）肺炎性假瘤可见于任何年龄的病人，也是儿童最常见的肺部良性肿瘤。平均发病年龄为 29.5 岁，无性别差异。大多数病人有咳嗽、咳痰或痰中带血等症状，病史都较长。如果肿瘤位于支气管内，常有阻塞性肺炎表现。

（4）X 线胸片和 CT 片表现：肺炎性假瘤的主要征象为位于肺周边部孤立性圆形或椭圆形肿块影，边缘锐利、清晰，一般无分叶与毛刺，密度较均匀；有的肿块影内可见钙化或透亮区；引流区淋巴结无肿大征象。有的病例可发生恶变。

（5）肺炎性假瘤宜进行手术切除治疗。切除应该完整、彻底，预防术后复发。对诊断明确、不能彻底切除肿块的病例，可用肾上腺皮质激素治疗或放疗。

（6）肺炎性假瘤能累及纵隔、肺血管或术后复发，需要定期随访和复查。

10. 肺血管球瘤（glomus tumor）

（1）病理特点：①是起源于肺实质内特殊的动静脉短路（吻合）部位细胞的良性肿瘤；②肿瘤大体呈结节状，单发，与周围组织的界限较为清晰，最大径为1.1～6.5cm；肿瘤剖面呈黄褐色或白色；③在镜下，肿瘤由血管、多角形细胞和含量不等的基质构成。肺血管球瘤要与肺血管外皮细胞瘤、类癌、副神经节细胞瘤及平滑肌瘤等进行鉴别诊断。本病在临床上罕见。

（2）临床表现与诊断：①病人年龄为20～67岁，平均45岁，多为成年男性；②肿瘤位于肺实质内，也可见于支气管内。在X线胸片上，胸瘤表现为肺野内的孤立性结节影。

（3）治疗：外科手术切除病变，能达到诊断和治疗目的。通常采用的术式有肺叶切除术、肺楔形切除术。发生于支气管内的肿瘤，争取做支气管袖式切除术或袖式肺叶切除术。

11. 原发性肺内胸腺瘤（intrapulmonary thymoma） 一般见于年龄较大的女性病人。肿瘤可位于肺的周边部或肺门。多数无临床症状，极个别病例有重症肌无力。

（1）诊断：诊断原发性肺内胸腺瘤的前提条件为：①明确前纵隔胸腺（组织）正常；②病人既往无纵隔胸腺瘤手术切除病史；③发生于肺周边部的原发性肺内胸腺瘤，必须在脏层胸膜之内，因为纵隔异位胸腺组织可见于主肺动脉窗或主动脉腔静脉沟内。其临床诊断困难。在进行病理学检查与诊断时，原发性肺内胸腺瘤要与肺淋巴表皮样癌及T淋巴细胞肿瘤进行鉴别诊断，诊断依靠免疫组化技术。

（2）治疗：局限性原发性肺内腺瘤经外科手术切除即可达到治愈目的。广泛累及胸膜的肺内胸腺瘤病人，经放疗后能长期生存。

（三）肺多发性良性肿瘤　主要有以下几种：

1. 肺良性转移性平滑肌瘤。

2. 肺淋巴管平滑肌瘤病。

3. 肺毛细血管瘤病。

4. 肺囊性纤维组织细胞瘤。

这些肺多发性良性肿瘤的术前诊断困难，治疗意见亦不统一。有的肿瘤（病）需要激素治疗，有的需要进行单肺移植，有的病例则无有效或特异性治疗。病人的预后一般不良。

第二十三章 肺切除术后主要并发症

第一节 肺部并发症

（一）肺不张 肺叶切除术后，严重或大面积肺不张的发生率为7.8%～25%。肺的萎陷与无气状态即为肺不张，常发生于术侧肺，健侧少见。

1．病因

（1）术侧支气管内分泌物黏稠或有凝血块，病人因术后胸部切口疼痛而不能进行有效咳嗽，或病人年迈体弱而有效咳嗽差，是造成肺切除后肺不张的主要原因。

（2）术后肺活量减少，咳嗽、深呼吸诱发或加重手术切口疼痛，加之病人采取仰卧位，咳嗽功能多减弱，呼吸道纤毛上皮的清除功能受到抑制，导致支气管内的分泌物及痰块不能及时排除，引起肺不张。

（3）病人术前长期吸烟、有慢性支气管炎或慢性阻塞性肺病，是发生术后肺不张的潜在病因。对这些病人，若术前未进行有效治疗，术后发生肺不张的几率显著增加。

（4）麻醉的影响：肺切除术采用气管内插管和全麻，病人全身肌肉松弛及舌下神经正常功能受到抑制。术后，呼吸肌和咳嗽反射功能降低，不能有效清除呼吸道内的分泌物和异物并保持呼吸道的通畅，容易发生支气管阻塞和肺不张。右上肺切除术后，右下肺不张发生率高。

（5）解剖学因素或主支气管异常

1）左肺上叶切除术后，因左支气管过度扭转而导致其狭窄，术后发生左肺下叶不张。

2）右肺中、上叶切除术后，右肺下叶过度上移及右肺下叶支气管扭转，右下肺发生不张。

3）左肺上叶切除术后，左肺下叶过度上移，同样可使左肺下叶支气管扭曲及左肺下叶不张。

（6）肺切除术后，不重视呼吸道的护理。

2．临床表现　与肺不张的范围有关。

（1）微小的肺段不张多无症状，一个肺叶不张或余肺不张的病人常有呼吸困难、气短、脉快、发绀和体温升高等临床表现。

（2）查体可发现患侧呼吸音减弱或消失，可闻及胸膜摩擦音，颈部触诊可触知支气管向患侧移位。

（3）胸部X线检查可以明确诊断。急性肺叶不张有可能导致严重低氧血症。

3．治疗　肺切除术后并发肺段或肺叶不张的病例，要及时处理，尽快使其复张。

（1）加强术后病人的呼吸道的护理，鼓励并协助病人进行正确有效咳嗽和深呼吸，反复叩背，保持气管与支气管的清洁、通畅。

（2）对有效咳嗽功能差、咳嗽反射弱的病人，要用鼻导管吸痰。喉与气管隆突对机械刺激非常敏感。将鼻导管插到气管内，可诱发强烈的咳嗽反射，使病人将呼吸道内分泌物、痰块或血块咳出，同时将鼻导管连接在负压吸引器上，能有效解除支气管内的机械堵塞，使不张的肺段、肺叶充气，达到治疗肺不张的目的。

（3）顽固肺不张病人，需要用气管镜吸痰，选择性地吸除不张肺段或肺叶支气管内的痰块以及血块，解除肺不张，并可预防阻塞性肺炎。

（4）气管切开术：经以上治疗后仍有肺不张的病人，需要进行气管切开术。但必须严格掌握气管切开术的手术适应证。

（二）肺炎　是肺切除术后第2种常见肺部并发症（属于感染性并发症），发生率约为7%，病死率约为1%。致病菌多为革兰阴性杆菌或球菌，有的混合有真菌或病毒感染。

1. 病因

（1）术后肺不张未得到及时诊治，在肺不张基础上继发化脓菌感染，进而发展为肺炎。

（2）误吸

1）手术结束时，未能彻底清除呼吸道内分泌物、血液或脓液，使这些感染性物质误吸到细支气管内，引起术后吸入性肺炎。

2）病人术后未清醒或在熟睡时将口咽部分泌物吸入呼吸道内，诱发术后肺部化脓性感染。

3）麻醉过程中，气管内插管和麻醉机的管道系统污染或无菌操作不正确、不严格，造成病人呼吸道污染，也是术后并发肺炎的病因之一。

（3）在术前，诱发术后肺炎的危险因素（如慢性阻塞性肺病、肺部感染、长期吸烟、营养不良及脱水等）未得到控制和改善。这类病人在接受肺切除术后，发生肺炎的几率很高。

2. 临床表现与诊断

（1）症状与体征：①病人有咳嗽并有脓痰排出；②发热，体温一般在38℃以上；③呼吸急促，有的表现为呼吸困难和发绀；④肺部听诊可闻及湿性啰音。

（2）诊断

1）血气分析显示病人有低氧血症或氧分压降低。

2）痰菌培养发现菌落中有化脓菌生长。

3）白细胞计数明显升高，一般大于$10 \times 10^9/L$。

4）胸部X线检查可见肺部有炎性浸润性阴影，多呈局限性或节段性。

5）若合并肺不张，可见肺野内有形态规则的大片致密影、纵隔向患侧移位及患侧膈肌升高等X线征象。

（3）治疗

1）加强呼吸道的护理，鼓励病人做有效咳嗽动作，排除呼吸道内脓性分泌物及脓痰。

2）及时处理并发的肺不张，并加强全身营养支持疗法。

3）根据痰菌培养和药物敏感试验，选择有效的广谱抗生素控制肺部感染。

4）因肺部良性病变切除术后并发肺炎的病人，可进行肺部理疗，促进炎症吸收。

（三）肺漏气时间延长　常规肺叶切除术或有限的肺切除术后，如果胸腔引流袋或水封瓶内不断有气体排出，时间超过7天，称为肺切除术后肺漏气时间延长。

1. 病因　手术技术不良为主要原因之一。

（1）肺切缘（糙面）缝合或订合技术存在缺陷：标准肺叶或肺楔形（肺段）切除术后，肺切缘常有少量肺泡漏气，在肺裂发育不全的病例，尤其如此。但漏气在2~3天后，随着肺创面的愈合、余肺复张和胸膜残腔缩小，漏气自行停止。如果术中对余肺切缘缝合欠仔细、细支气管或终末支气管残端缝合不全或漏订，术后肺漏气时间便延长。

（2）病人有明显肺气肿，肺实质脆弱，肺切缘的组织愈合能力差，导致术后漏气时间延长。

（3）术后并发细支气管胸膜瘘。

（4）肺减容术后，余肺切缘漏气时间延长的发生率达30%~50%，是常见而重要的术后并发症，处理困难。也是导致病人死亡的原因之一。

（5）余肺有肺大泡或肺小泡，术中未能发现并处理，或术中肺大泡（肺小泡）破裂后漏诊，术后肺漏气时间延长，甚至发生气胸。

2. 诊断　肺切除术后，肺切缘漏气时间延长的诊断并无困难。主要是要排除支气管胸膜瘘。同时，拍摄X线胸片或做胸部CT扫描，观察术侧余肺的膨胀（复张）情况、胸膜残腔大小及有无气胸，尤其是张力性气胸。

3. 防治

(1) 肺切除术后肺漏气时间延长的防治，关键在于术中正确、仔细处理余肺切缘创面。这与术者的技术、经验和责任心关系非常密切。因此，预防是第一位的。只要严格遵守肺切除术中的技术操作要求，术后肺漏气时间延长的发生率会明显降低，特别是肺段切除术后的肺漏气。

(2) 保持胸腔闭式引流管通畅，必要时胸腔闭式引流管接水封瓶并进行负压吸引（电动负压吸引器的压力维持在 -20cmH_2O 左右），促进余肺复张与创面愈合，使漏气停止，并能预防胸腔残腔感染。

(3) 在标准肺叶或肺段切除术后，病人如有肺漏气时间延长，而且漏气较多时，要考虑到支气管或小支气管胸膜瘘的可能。遇到这种病例，只要病人无明显感染中毒症状和呼吸功能不全，胸部X线摄片显示胸膜残腔不大者，多数经正确、有效的胸腔闭式引流、抗感染和全身支持疗法，瘘口能自愈，不必急于手术治疗。

(4) 在胸腔闭式引流正确、通畅的情况下，病人术后2~3周仍有肺泡漏气时，可钳闭引流管后进行观察：24~48小时后无皮下气肿，胸部X线摄片检查未发现术侧肺萎陷，提示余肺与壁层胸膜形成粘连，即可拔除胸腔引流管。

(5) 术中发现余肺切缘（糙面）有明显漏气时，除了缝合或订合漏气部位处之外，可用漏气部位邻近处的带蒂胸膜片、心包脂肪垫、肋间肌以及胸膜“帐篷”覆盖并缝合固定于漏气处，能有效预防术后肺切缘漏气。

(6) 术中因肺有广泛粘连而进行分离后，若余肺表面有弥散的肺泡漏气者，可在关胸前向漏气处喷洒生物蛋白粘合胶，也是预防术后肺泡长时间漏气的方法之一。

（四）支气管胸膜瘘　肺叶或一侧全肺切除术后，因支气管残端愈合不良而裂开并与术侧胸膜腔沟通，即为支气管胸膜瘘，是肺切除术后的严重并发症，具有 3 个特点：①支气管胸膜瘘多发生于全肺切除术后，肺叶或肺段切除术后少见；②右全肺切除术后，支气管胸膜瘘的发病率明显高于左全肺切除术；③全肺切除术后并发的支气管胸膜瘘所致病理损害，远比肺叶或肺段切除术后者严重。

1. 发病率

（1）全肺切除术后支气管胸膜瘘的发病率约为 3.9%。其中右肺占 8%，左肺占 1.1%。

（2）胸膜肺切除术后支气管胸膜瘘的发病率可高达 25%。

（3）肺叶、肺段切除术后支气管胸膜瘘发病率分别为 1.1% 及 0.3%。

（4）支气管成形术或袖式肺叶切除术后的发病率为 6.9%。

2. 病因与危险因素　肺切除术后并发支气管胸膜瘘的病因与危险因素复杂。对每一具体病例而言，很难确定何种病因或危险因素。

（1）右全肺切除术后病人。

（2）不彻底的一侧全肺切除术后病人。

（3）病人肺部有炎症或感染，特别是活动性肺结核、痰菌阳性的条件下施行肺切除术。

（4）肺癌病人合并糖尿病并接受大剂量术前放疗后进行肺切除术。

（5）全肺切除术后并发脓胸或者胸膜腔感染病人。

（6）支气管切缘有肿瘤残留病人。

（7）手术技术因素的影响

1）术中过度游离病肺的支气管而损伤其血液供给。

2）术中支气管残端的缝合（订合）不全或技术操作

不良。

3）术中广泛清扫纵隔淋巴结。

（8）术前接受过长期激素疗法或者化疗。

（9）病人年老体弱及全身抵抗力差等。

3. 全肺切除术后支气管胸膜瘘的临床表现、诊断及紧急处理

（1）术后早期：瘘口较大者，表现为进行性皮下气肿；因支气管胸膜瘘的病理生理改变相当于开放性气胸，病人常有程度不同的呼吸功能不全。症状严重者，应进行选择性健侧支气管内插管和呼吸机辅助呼吸，并保证胸腔引流通畅。

（2）术后晚期：全肺切除术后2周之内发生支气管胸膜瘘，其病因可能与支气管残端的处理不当、胸腔感染或脓胸有关。病人的临床表现为咳嗽时有数量多少不等的血清样液体咳出，若大量胸腔积液经瘘口溢入健侧肺内，可导致窒息。紧急处理：①立即将病人摆成术侧侧卧位，头部垫高；②及时在床旁进行术侧胸腔闭式引流术，减轻胸内压力，防止胸腔积液进一步溢入健侧肺，预防余肺感染和其他并发症。

术后2周后并发支气管胸膜瘘的病因可能为术侧脓胸破入支气管残端或支气管残端愈合不良所致。病人有发热、咳脓痰，有时咯血。

（3）隐性（微小）支气管胸膜瘘

1）临床表现与原因：通常表现不一或不明显，无胸腔积液咳出。在胸部X线摄片检查时，如果突然发现术侧胸腔积液面或气液平面显著下降，要警惕隐性支气管胸膜瘘的可能。

其胸腔积液液面下降的原因为：①经微小瘘口溢出的胸腔积液被病人吞入胃内及未被引起重视；②术侧胸内压升高时，胸腔积液被胸膜吸收，气液面下降。

2）诊断：①气管镜检查：是诊断隐性支气管胸膜瘘的简便、可靠的方法，能窥见微小瘘口，有的可见瘘口处有胸腔积液和（或）气体漏出；②向术侧胸腔内注入5～10ml无菌

亚甲蓝稀释液，如病人咳出的痰液蓝染，即证实有隐性支气管胸膜瘘；③放射性核素吸入法：胸液中显示放射核素，便能确诊。

4. 全肺切除术后支气管胸膜瘘的治疗

这种并发症一旦发生，治疗非常棘手。关键在于术中妥善缝（订）合支气管残端，并用周围的带蒂组织瓣覆盖、加强残端，预防其发生。

（1）明显的支气管胸膜瘘：①术后早期（7～14天）：应再次剖胸修补瘘口，并用转移肌瓣、带蒂心包脂肪垫或大网膜加固瘘口，促进瘘口的愈合，预防支气管胸膜瘘修补术后复发；②瘘口处炎症与感染不重的病例，可用内镜及纤维蛋白粘合剂封堵瘘口，有时能治愈。

（2）大的支气管胸膜瘘：治疗原则为：

1）在病情较稳定、做好术前准备的条件下再次剖胸修补瘘口及胸腔闭式引流。术后继续全身支持疗法和抗感染治疗。

2）胸膜腔可用含有抗生素的溶液定时反复冲洗。

3）胸腔积液要定期做细菌培养与药物敏感试验，以便参考选择合理、有效的抗生素。

（3）有的左主支管胸膜瘘可选择经胸骨正中切口及经心包显露瘘口，便于修补。

5. 肺叶切除术后支气管胸膜瘘的治疗　治疗原则与全肺切除术后支气管瘘的治疗基本一致。病人心肺功能较好者，尤其是在袖式肺叶切除术后并发支气管胸膜瘘时，可考虑施行余全肺切除术。

6. 预防　全肺切除术后支气管胸膜瘘的病死率很高。病人多死于胸膜腔严重感染所致脓毒血症、呼吸功能不全和长期全身营养不良。偶尔，胸内化脓性感染可侵袭肺动脉，导致大出血并难以控制，病人在极短时间内死亡。预防措施如下：

（1）肺癌病人进行术前放疗时，要严格掌握肿瘤的放疗剂量 。术前放疗剂量过大是全肺切除术后并发支气管胸膜瘘最为危险的因素。

（2）做好术前准备工作，治疗潜在的或不明显的肺部感染或结核，同时要治疗糖尿病等合并症。

（3）术中在解剖支气管时，避免广泛游离支气管周围组织，保证支气管残端有良好的血液供给。

（4）支气管残端的缝合或订合必须可靠、牢固，并用有生机的组织瓣（片）仔细覆盖、加强。

（5）术后选择有效广谱抗生素预防肺及胸膜腔感染。

（6）加强术后肺部护理，保持呼吸道通畅，预防术后肺不张。

（五）呼吸功能不全（衰竭）

1. 病因　肺切除术后呼吸功能不全的病因，是指与手术有关的肺原性病因。主要有：

（1）术后肺储备功能不全，缺乏代偿功能。

（2）呼吸道分泌物过多，而且不易清除，诱发吸入性或局限性肺炎。

（3）术后并发肺不张和（或）肺部感染。

（4）肺癌病人术前接受过大剂量放疗或化疗。

（5）病人术前合并肺气肿或支气管痉挛，但未予以适当治疗。

（6）术后并发支气管胸膜瘘或肺梗死。

（7）肺癌接受全肺切除术后，健侧肺动脉被瘤栓栓塞或发生肺动脉狭窄。

2. 发病率　肺切除术后呼吸衰竭的发病率为5%～10%，病人往往需要气管内插管和呼吸机辅助呼吸48小时以上。相关因素为：

（1）术前肺功能较差、长期大量咳痰和哮喘，是术后并发呼吸衰竭的最危险因素。

（2）术前对病人心肺储备功能估计或判断不当。

（3）术中肺切除范围过大，术后并发呼吸功能不全或呼吸衰竭。

3．临床表现、分类及诊断　病人最突出的临床表现为缺氧（发绀）和 CO_2 蓄积。

（1）症状和体征：肺切除术后呼吸功能不全的症状为呼吸困难、脉快、发绀及全身中毒症状。如有呼吸急促、发绀、心动过速、烦躁不安，肺和咽喉部有痰鸣音而病人无力咳出，病人出现谵妄甚至昏迷，则是呼吸衰竭的表现。

（2）分类：在静息状态下，病人的呼吸不能维持正常的 PaO_2（$< 6.67kPa$ 或 $< 50mmHg$），$PaCO_2 > 6.67kPa$ 或 $> 50mmHg$，结合临床症状和体征，就可诊断为呼吸衰竭。

1）发病后，病人失去代偿能力，有明显缺氧和呼吸性酸中毒，即为急性呼吸衰竭。

2）如病人尚具代偿能力，只有一般缺氧和 CO_2 蓄积，则为慢性呼吸衰竭。

前者常见而严重。

肺切除术后呼吸衰竭，又可分为通气功能不全为主和换气功能不全为主两种，一般为混合性呼吸衰竭。

（3）诊断：主要根据临床表现，胸部 X 线摄片检查或 CT 扫描和血气分析。

4．治疗

（1）加强肺切除术后临床护理，保持呼吸道通畅。

1）鼓励、帮助病人进行有效咳嗽。

2）用鼻导管或气管镜吸痰，解除呼吸道梗阻并促进余肺膨胀，改善呼吸功能。

3）供氧：根据病情用面罩或鼻导管进行低浓度或高浓度供氧，纠正缺氧症状。

（2）气管内插管或气管切开术：用于重症病例，并接呼吸机辅助呼吸。气管切开术的手术适应证为：

1）严重呼吸道梗阻、呼吸困难甚至昏迷者。

2）严重缺氧和 CO_2 蓄积，需要进行呼吸机辅助呼吸的病人。

3）呼吸道内分泌物及痰液多，用保守疗法无效者。

（3）用有效抗生素预防及控制肺部感染。

（4）采用全身营养支持疗法，维持水与电解质平衡，用适量的呼吸中枢兴奋剂和碱性药物，纠正酸中毒。

（5）根据病情可使用适量的强心、利尿药物。有支气管哮喘的病人，可进行激素治疗。

第二节 肺切除术后血胸

（一）定义　肺切除术后4~8小时或更短时间内并发的胸内活动性出血，称为肺切除术后血胸（postoperative hemothorax），也称为继发性胸内出血。

（二）出血来源与原因　主要为术中止血不彻底或止血技术不良所致。发生率约为7%。

1. 剖胸切口处肋间动脉出血或胸壁其他体循环小动脉出血。有时支气管动脉出血同样能导致术后血胸。

2. 胸内有粘连，特别是肺尖与胸膜顶的致密粘连经手术分离后，局部创面止血不完全时，创面小动脉继发出血，形成血胸，而且量较多。

3. 术中损伤胸廓内动脉后未妥善止血。

4. 切断下肺韧带后，断端结扎不牢。

5. 肺的大血管结（缝）扎线术后脱落或机械订合肺大血管技术有缺陷，导致术后大出血。

6. 余肺切缘或断面术后持续渗血。

7. 术中损伤上腔静脉或奇静脉等体循环静脉而未发现或者止血技术失当。

8. 病人凝血机制障碍或术中大量输血等。

（三）分类

1. 少量血胸　胸液（血量）较多，但胸腔引流管通畅，胸腔内无积血和血块，病人无明显失血症状。这种情况较常见，应引起足够重视。

2. 中等量血胸　术后短时间内血性胸腔引流液达 500 ~ 1000ml。要严密观察病情变化。

3. 大量血胸　术后短时间内血性胸腔引流液超过 1000ml。如不紧急处理，可导致病人死亡。

（四）临床表现与诊断

1. 临床表现　中等量或大量术后血胸病人有失血甚至失血性休克表现，如面色苍白、出冷汗、手足和额头冰凉、口渴及脉率快，测血压发现血压不稳定或下降。

2. 术侧胸腔闭式引流袋（瓶）内有中等量或大量血性胸腔引流液。但若胸内出血伴多量血凝块形成而未从胸腔闭式引流管内引出时，可造成误诊或漏诊。因此，要保持引流管通畅。

3. 术后 4 ~ 6 小时内，胸腔血性引流液如果大于 200ml/h，可诊断为术后血胸。

4. 胸部 X 线摄片检查

（1）可见术侧胸腔有模糊高密度阴影，肋膈角消失或发现凝血块影。

（2）大量血胸病例可见纵隔向健侧移位征象。

（3）合并气胸（血气胸）者 X 线胸片可见气液面。

（五）治疗　术后血胸病人，在进行输血、补液和纠正休克的同时，要做好再次剖胸止血的准备。约有 2.6% 的病人需要急诊剖胸止血。

1. 手术适应证

（1）肺切除术后血胸病人经适当的补液和输血后，失血症状无改善或无反应。

（2）胸内有大量血液与血凝块（大量血胸）。

（3）胸腔闭式引流管内持续有多量血性胸液引出，每小时超出 100ml；或术后 5 小时内，平均每小时胸液量大于

200ml 的病例。

2. 治疗方法

（1）进胸后，清除胸内积血和凝血块，仔细寻找出血点，凡可疑出血部位，都要止血。

（2）如果剖胸探查无明显活动出血部位，关胸前可观察片刻。

（3）术中要正确安装胸腔闭式引流管，保持其通畅并促进余肺膨胀；关胸前要反复冲洗胸腔，预防止术后胸腔感染。

第二十四章　食　管　癌

第一节　食管癌的病理

（一）定义　发生于食管上皮组织的恶性肿瘤叫做食管癌（carcinoma of esophagus）。在临床工作中，一般指食管鳞癌。但也包括腺癌、小细胞癌和类癌等。

（二）发病率　食管癌是我国发病率最高的恶性肿瘤之一，女性为12.3/10万，男性为21/10万。多见于50～59岁和60～69岁两个年龄阶段，发病率分别为29.8%～33.8%和32.4%～33.8%。

（三）病理

1．发病部位　食管中段发病率最高（50%～58.3%），其次为食管下段（33.2%），食管上段发病最少（2.8%）。

2．大体病理类型　分为下列5种类型：

（1）髓质型：肿瘤在管壁内外生长、浸润，侵犯局部食管壁全层和食管周径大部或全部；肿瘤上下缘呈坡状隆起，表面常有溃疡，质地较硬，局部食管腔狭窄；瘤体剖面较厚，呈灰白或黄白色，类似脑髓。此型最常见。

（2）蕈伞型：肿瘤呈椭圆形或蕈状，从黏膜面向食管腔内突出，边缘清楚、整齐；一般只侵犯局部食管周径的一部分，不累及全层。

（3）溃疡型：肿瘤在食管腔内形成大小不等、边缘不规则的深在溃疡。其溃疡底部被腐烂组织或纤维素膜所覆盖。

（4）缩窄型：肿瘤所在局部食管壁显著增生和向心性收缩，使食管呈环形或短管状狭窄，食管高度梗阻。

（5）腔内型：肿瘤向局部食管腔内生长，瘤体为圆形或椭圆形，基底部较宽。

3. 转移　食管鳞癌通过直接蔓延、壁内扩散、淋巴及血行等4种途径发生转移（扩散）。

（1）食管壁内扩散：瘤细胞向食管壁深层组织及周围扩散。也可沿黏膜下层或固有膜的淋巴管浸润并形成黏膜表面癌结节，距原发部位达5~6cm。

（2）直接扩散：瘤细胞自原发部位直接扩散到邻近结构或器官。食管中段癌侵犯食管外膜后，可累及左主支气管、主动脉、右侧纵隔胸膜、心包、左下肺韧带及喉返神经等。如肿瘤穿透左主支气管，便形成食管-支气管瘘。

（3）淋巴道转移：是食管癌的主要转移方式，发生率约为42%。最常见的淋巴结转移依次为：①纵隔淋巴结（29.3%）；②腹腔淋巴结（14.3%）；③气管和食管旁淋巴结（13.3%）；④颈部和锁骨上淋巴结（8.2%）。食管癌向近心端引流区淋巴结转移的几率较高。

（4）血行转移：食管癌经血行发生远处转移的常见器官为肝脏、肺、肾及肾上腺、皮肤、甲状腺和胰腺等。晚期食管癌血行转移的发生率为25%~30%。

第二节　食管癌的临床症状与体征

（一）吞咽困难　癌肿侵犯局部食管内径的大部、局部食管壁的扩张功能受到损害后，便出现进食时吞咽困难，是进展期食管癌的主要症状，呈进行性加重。约90%的病人有进行性吞咽困难，症状持续6~8个月，甚至更长。

（二）体重减轻（消瘦）　是第二个常见临床表现，约40%的病例有体重减轻。

（三）晚期症状和体征　食管癌侵犯局部食管壁全层并累及周围组织结构时，属于局部晚期食管癌，主要临床表现如下：

1. 疼痛　病人常主诉胸背部或胸骨后疼痛，呈一过性或持续性钝痛；约10%的食管癌以疼痛为初发症状。疼痛多为癌肿累及周围组织（结构）所致。

2. 声音嘶哑　一般是食管中、上段癌或转移性纵隔淋巴结侵犯左侧喉返神经的表现。

3. 呃逆　系膈神经受累与膈肌麻痹的表现。

4. 呼吸系统症状　包括误吸、咳嗽、呛咳、胸膜炎样胸痛，偶有咯血。若发生气管（支气管）-食管瘘，病人可出现严重的相应症状与体征。

5. 呕吐　为食管严重梗阻引起。内容物是潴留于食管腔内的未消化食物残渣，发生率约23%。

6. 呕血　约3%食管（贲门）癌病人诉有呕血。呕血量多少不等，出血来自肿瘤形成的癌性溃疡，但要警惕食管-主动脉瘘的可能。

7. 锁骨上淋巴结肿大　是食管癌发生淋巴结转移的重要体征，要仔细触诊。

8. 恶病质　见于病史长的晚期食管癌病人。表现为严重消瘦、贫血、全身无力和衰竭。

第三节　食管癌的诊断方法

（一）食管X线钡餐造影检查　是食管癌最常用、最重要的影像学诊断方法，可显示中、晚期食管癌的原发部位、大体病理改变、长度、狭窄程度及黏膜破坏和食管梗阻等重要征象。较为典型的X线表现如下所述：

1. 食管黏膜中断和破坏　是癌组织破坏局部食管黏膜、癌肿表面粗糙不平所致，同时有黏膜皱襞紊乱和消失。其长度一般超过5cm。

2. 充盈缺损　在食管X线钡餐造影片上表现为食管腔内

有边缘不规则的虫蚀样充盈缺损阴影，常位于肿瘤原发部位的食管壁两侧；局部食管腔呈不规则狭窄。

3. 龛影　体积较大的癌肿缺血坏死及脱落后形成溃疡的X线征象。龛影位于食管壁内或突出于食管腔轮廓之外。龛影大小不等，反映肿瘤溃疡的大小与深浅。

4. 食管腔狭窄　缩窄型食管癌造成局部食管腔环形、梭形或短管状狭窄，其上食管腔明显扩张；病人有较严重的吞咽困难症状。

5. 软组织肿块影　如肿瘤向局部食管腔外浸润，而且瘤体较大时，在食管X线钡餐造影片上可显示瘤体阴影，即软组织肿块影。

6. 食管蠕动的改变　在X线透视下观察，癌肿所在部位食管壁的正常蠕动波减弱或消失，管壁僵硬或僵直。

（二）内镜检查　临床诊断为食管癌的病人，如无禁忌，都应进行内镜检查与活检，明确病理诊断。约64%的中、晚期食管癌能窥见病变。

1. 食管镜（胃镜）检查　是早期食管癌的诊断手段。中、晚期食管癌在内镜下的大体表现有：

（1）食管腔内可窥见肿瘤：内镜所见有：

1）肿瘤从食管黏膜表面隆起而突向管腔，呈菜花状或结节状，基底较宽较广，表面呈灰白色，质地较硬、较脆。

2）肿瘤在局部食管腔内呈环形或半环形生长，食管正常黏膜被癌组织所替代，触之易出血。

3）病变处食管黏膜糜烂、破溃，累及食管壁局部一侧或几侧。

（2）弥漫浸润性病变：即肿瘤在内镜下呈弥漫浸润性生长，管壁僵硬增厚，还可见食管表面不规则增厚的小结节状肿物。

（3）溃疡与糜烂：在内镜下癌肿表现为“火山口”样癌性溃疡。溃疡边缘隆起，中部凹陷、糜烂，表面高低不平，有黄白色肿瘤坏死组织及脓苔覆盖。

（4）食管腔狭窄和管壁僵硬：因肿瘤破坏食管壁全层、局部食管壁增厚以及蠕动丧失所致。管腔狭窄严重程度不一，高度狭窄者内镜镜头不能通。

（5）外生息肉样肿瘤：内镜下，肿瘤在食管腔内呈息肉样，瘤体较大，并有长短及粗细不一的蒂与食管壁相连，有一定活动度；有的基底部较宽。

2. 食管内镜超声检查　正常食管进行内镜超声检查时，有5层截然不同的强回声与低回声带，由内向外依次为黏膜层、固有膜层、黏膜肌层、肌层和外膜。

食管癌病人做这项检查时，肿瘤部位食管壁内可见边缘不规则的低回声团块，用以评估食管癌侵犯食管的深度及有无纵隔转移，准确率均达85%以上，有助于在术前进行原发瘤（T）与引流区淋巴结（N）的分期。

（三）食管CT扫描　正常成人食管周围为一薄层脂肪组织包绕，食管壁厚度约为5mm；食管与其周围组织结构之间的界限清晰。食管癌病人接受食管CT扫描时，食管的CT横断面图像可以较为准确地显示肿瘤对食管壁及其周围结构侵犯的深度和食管旁（纵隔）有无肿大淋巴结，用以进行食管癌的术前分期，判断肿瘤手术切除的可能性。

1. 在食管CT扫描片上，食管癌的主要CT表现（图像）有下列几种征象：

（1）肿瘤部位食管壁呈环形或不规则增厚，有时显示肿瘤向食管腔内突出或向腔外生长。

（2）病变局部食管腔呈偏心性扩张。

（3）肿瘤部位食管腔消失，而其近端食管腔有程度不同的扩张，有的呈高度扩张。

（4）原发瘤部位食管可见巨大肿块影。

（5）食管中段癌侵犯食管周围结构的CT表现：

1）肿瘤向管腔外生长，食管周围的正常脂肪层不清楚。

2）肿瘤与主动脉、椎前组织浸润粘连而无界限。

3）原发瘤部位食管前壁与隆突、左主支气管后壁之间的组织间隙模糊不清，或肿瘤与左下肺静脉之间的组织界限消失。

（6）病变处食管轮廓不易辨别，与周围结构之间的脂肪层消失，表明癌肿侵犯食管壁全层并累及周围（纵隔）结构。

2．据食管癌的术前 CT 扫描，可将食管癌的病期分为下列4期：

Ⅰ期：肿瘤局限于局部食管内，管壁无增厚征象。

Ⅱ期：肿瘤局部食管壁增厚：

T_1：肿瘤局部食管壁厚度小于5mm。

T_2：肿瘤局部管壁厚度为5～15mm。

Ⅲ期：肿瘤部位的食管壁增厚并直接侵犯周围结构，可有局部淋巴结转移，但无远处转移。

Ⅳ期：食管癌发生远处转移。

第四节　食管癌的分期

食管癌的分期对判断病人的预后有重要价值。1992 年国际抗癌联盟（International Union Against Cancer，IUAC）制定的食管癌 TNM 分期存在需要完善之处。因此，Fleming 等于1998 年对食管癌的 TNM 分期标准及分期进行修订（表 24－1，表 24－2）。其中，设立了 M_{1a} 和 M_{1b} 两项，有助于反映食管癌引流区淋巴结转移和非引流区淋巴结转移的情况。

表 24－1　食管癌 TNM 分期

T（原发瘤）

- Tx　原发瘤尚未确诊
- T_0　无原发瘤的证据
- Tis　原位癌
- T_1　肿瘤侵犯食管固有膜或黏膜下层
- T_2　肿瘤侵犯食管肌层
- T_3　肿瘤侵犯食管外膜
- T_4　肿瘤侵犯食管周围邻近结构

N（引流区淋巴结）

- Nx　引流区淋巴结有无转移尚不能确定
- N_0　引流区淋巴结无转移
- N_1　引流区淋巴结有转移

M（远处转移）

- Mx　有无远处转移尚未确定
- M_0　无远处转移
- M_1　有远处转移

下胸段食管癌

- M_{1a}　肿瘤转移到腹腔淋巴结
- M_{1b}　肿瘤转移到远处其他部位

中胸段食管癌※

- M_{1a}　无适用的转移性淋巴结
- M_{1b}　无引流区淋巴结转移，肿瘤转移到远处其他部位，或两种情况都存在

上胸段食管癌

- M_{1a}　肿瘤转移到颈部淋巴结
- M_{1b}　肿瘤转移到远处其他部位

※中胸段食管癌只采用 M_{1b}，因为其无区域淋巴结转移与有远处其他部位转移的预后一样（差）

表 24 -2 食管癌 TNM 分期编组

0 期	Tis	N_0	M_0
Ⅰ期	T_1	N_0	M_0
ⅡA 期	T_2	N_0	M_0
	T_3	N_0	M_0
ⅡB 期	T_1	N_1	M_0
	T_2	N_2	M_0
Ⅲ期	T_3	N_1	M_0
	T_4	任何 N	M_0
Ⅳ期	任何 T	任何 N	M_1
ⅣA 期	任何 T	任何 N	M_{1a}
ⅣB 期	任何 T	任何 N	M_{1b}

Ⅰ期：指食管癌侵犯范围局限于食管黏膜层和黏膜下层

Ⅱ期：ⅡA 期表示肿瘤侵犯食管肌层和外膜；ⅡB 期表示引流区淋巴结有转移

Ⅲ期：表示癌肿侵犯食管壁的全层，并可能累及周组邻近结构，同时引流区淋巴结有转移

Ⅳ期：指食管癌发生远处转移

第五节 食管癌的外科手术治疗

食管癌的标准外科治疗方案是通过外科手术切除肿瘤，并结合具体病例进行放（化）疗及其他内科治疗，解除病人的主要症状，延长生命。

（一）手术适应证 食管癌诊断明确，肿瘤术前分期为 0 期、Ⅰ期、Ⅱ期（ⅡA 期和ⅡB 期）和某些Ⅲ期病例，如果

全身条件允许，应争取外科手术治疗，切除肿瘤并重建消化道的连续性。

（二）手术禁忌证

1．食管癌术前分期为Ⅲ期（T_4，任何 N、M_0），估计肿瘤手术切除的可能不大者，不宜勉强进行手术治疗。

2．Ⅳ期（ⅣA 期和ⅣB 期）病例。

3．术前检查显示病人心肺储备功能差，不能耐受外科手术治疗者。

4．病人合并有严重糖尿病、高血压等内科疾病，经术前治疗后病情不能控制或无明显改善的病人。

5．全身营养状况差、年迈体弱或有恶病质者。

（三）手术治疗原则

1．做好术前准备工作　食管癌病人就诊时，肿瘤病期多比较晚，体质较弱，而且一般年龄较大，加之手术操作复杂，对心肺与上消化道功能的影响较为严重，因此，必须加强术前准备工作，减少术后并发症的发生率。

2．手术切口　宜选择左侧后外侧剖胸切口，经第 6 肋间或肋床进胸。这种剖胸切口的主要优点为：

（1）简便易行，能满足食管上段、中段和下段癌的显露、切除及消化道的重建。

（2）术中切开左侧膈肌后，胃的游离、胃左动脉的处理与淋巴结的清扫安全、彻底。

（3）术中如误伤食管动脉甚至主动脉，处理方便；如需要结扎胸导管，也多无困难。

3．肿瘤分期早的病例（0 期、Ⅰ期和ⅡA 期），应施行肿瘤食管整块切除术和引流区淋巴结清扫术；食管上、下切缘应距肿瘤边缘 5cm 以上，达到根治性食管癌切除术的技术要求。

4．肿瘤分期晚的病例（ⅡB 期或Ⅲ期），只要病人体质好，应尽量进行姑息性食管癌切除术及淋巴结清扫术，减轻病人的肿瘤负荷，改善症状并提高生活质量。术后酌情进行放疗和（或）化疗，以延长病人生存期。

5. 食管中段或下段癌，在重建消化道的连续性时，一般情况下选择胃替代食管，进行食管－胃弓上或胸颈部吻合术；食管上段癌力争进行食管－胃颈部吻合术。

6. 食管－胃胸内或颈部吻合术，要采用机械吻合术，能显著降低食管－胃吻合口瘘的发生率，保证手术质量和病人生命安全。

7. 术中探查证实肿瘤与周围重要组织结构严重浸润粘连呈“冻结”状态时，应及时中止手术，以免发生重要结构的损伤。但可根据病人情况施行食管－胃转流术或胃造瘘术以维持营养。

食管切除范围、食管－胃弓上吻合术与食管－胃弓下吻合术术式如图 24－1 和图 24－2 所示。

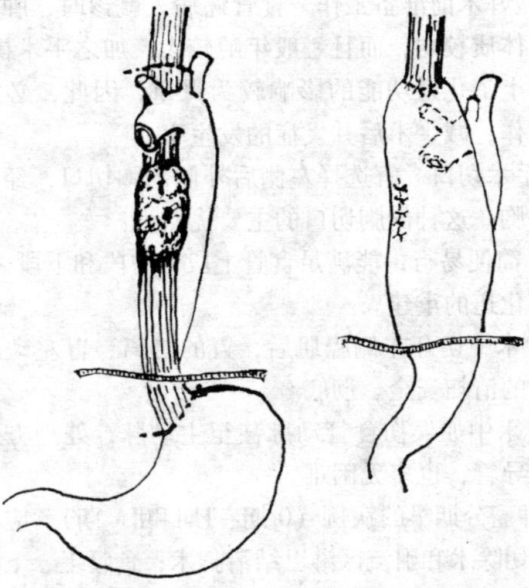

（1）　（2）

图 24－1　食管中段癌切除、食管－胃弓上吻合术

（1）食管中段癌切除范围　（2）食管－胃弓上吻合术

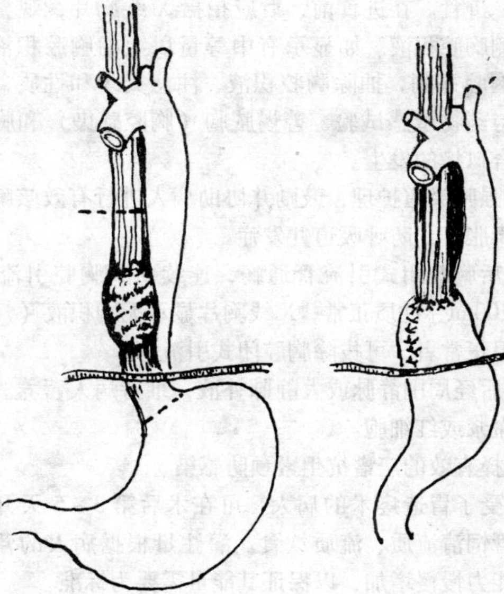

图 24－2　食管下段癌切除、食管－胃弓下吻合术
（1）食管下段癌切除范围
（2）食管－胃弓下吻合术

（四）术后处理

1. 术后连续监测呼吸、心率和心律、血压和动脉血氧饱和度、体温与神志等重要生命体征。如发现异常改变，要及时处理，不能耽误治疗时机。

2. 保持胸腔闭式引流管通畅，仔细观察胸液的量和性状，正确记录。

3. 每 4 小时用生理盐水冲洗胃管 1 次，保证胃管引流通畅，并接胃肠减压器持续负压吸引。

4. 术后连续禁食 3～5 天。俟胃肠蠕动恢复后拔除胃管，逐渐饮水、进食。在进食前、后应拍摄X线胸片，观察有无术侧和对侧胸腔积液。如显示有中等量以上的胸腔积液，要及时进行胸腔穿刺，抽除胸腔积液，注意其量和性质，并做细菌培养与药物敏感试验，警惕脓胸（胸腔感染）和胸内食管－胃吻合口瘘的发生。

5. 加强呼吸道护理，鼓励并协助病人进行有效咳嗽，促进早期肺膨胀，预防呼吸道并发症。

6. 术后胸腔闭式引流管通畅，连续3天胸腔引流液24小时少于100ml、性质正常，X线胸片显示无胸积液（气）以及病人体温正常者，可拔除胸腔闭式引流管。

7. 术后经周围静脉或大静脉补液，维持病人营养。需要时适当输血浆或红细胞。

8. 选择有效的广谱抗生素预防感染。

9. 接受了胃造瘘术的病人，可在术后第3～5天开始灌注饮水和管饲清流质、流质饮食。灌注量根据病人的营养状况和消化能力慢慢增加，以保证其能量需要为标准。

第六节　食管癌的术后并发症及处理

食管癌切除术后并发症的发生率比较高，也比较严重，是食管癌手术治疗中的重要问题。我国食管癌术后并发症的平均发生率为10%。

（一）食管－胃胸内吻合口瘘　是食管外科的严重并发症，发生率3%～5%，死亡率约50%或更高。

1. 病因　主要是食管－胃吻合技术不良所致。其他病因可能有吻合区血液循环不良、感染、组织水肿以及术后处理不当等。

2. 临床表现与诊断　吻合瘘一旦发生，病人的症状多比较严重，甚至非常凶险。

（1）胸内吻合口瘘多发生于术后第4～6天。其发生时间越早，胸腔感染、中毒症状及所致生理紊乱越严重，病死率也越高。

（2）主要临床表现为高热、胸痛与呼吸困难，有的可表现为感染性休克。食管癌病人突然出现高热时，必须考虑到吻合口瘘的可能。

（3）胸部X线摄片检查显示术侧胸腔有积液或液气胸表现，有时表现为张力性气胸。

（4）发病时，如果胸腔闭式引流管未拔除，在引流袋（瓶）内可发现胃内容物，并有腐败臭味。

（5）嘱病人口服亚甲蓝稀释液50～100ml后做术侧胸腔穿刺术，若抽吸出蓝染的胸腔积液，有的混有胃内容，可确诊为胸内吻合口瘘。

3. 治疗原则　是早期诊断和早期治疗。多数病人要选择保守治疗，有的可考虑手术处理。

（1）保守治疗：即控制胸腔感染和维持、加强病人营养，促进吻合口愈合。

1）胸腔闭式引流术：使胸内脓液和消化液排出体外，减轻感染与中毒症状，促进肺膨胀和脓胸逐渐缩小，有利于吻合口的愈合。

2）胸内污染重时进行胸腔冲洗治疗。

3）禁食和胃肠减压；用周围静脉补液与胃肠道外营养或行空肠造瘘术。

4）选用抗生素控制感染等。

（2）手术治疗：有的全身条件较好的早期吻合口瘘病人，经二次剖胸进行吻合口瘘修补术或切除已并发吻合口瘘的原吻合口后，重新进行食管－胃吻合术。但要严格选择手术适应证，以免术后再次并发吻合口瘘，使病情更为严重、复杂。

（二）单纯性脓胸　较为常见，发生率为2%～4%，死亡率约15%。绝大多数见于术侧胸腔。

1. 病因　主要为术中无菌操作不严格而污染胸腔所致。

有时，术侧胸腔闭式引流管引流不通畅导致胸腔积液并继发感染所致。致病菌有大肠杆菌、肺炎球菌、葡萄球菌和链球菌等，通常为混合感染。

2. 临床表现与诊断

（1）单纯性脓胸病人多在术后第5~7天出现发热和脉搏明显加快，有的伴有胸痛、咳嗽、气急或呼吸困难。

（2）血常规化验检查白细胞计数一般升高。

（3）胸部X线摄片检查显示术侧胸腔积液或包裹性胸腔积液的X线征象，积液量多少不等。

（4）胸腔穿刺检查发现胸腔积液较为混浊或为脓液，有的能闻及臭味。所得标本做涂片检查和细菌培养，常能发现致病菌。

单纯脓胸根据临床症状、胸部X线摄片与胸腔穿刺所抽吸出的胸腔积液的性状，诊断多无困难。

3. 治疗　包括反复胸腔穿刺抽液、抗感染及全身支持疗法。重症病人应及时进行胸腔闭式引流术，引流管的安装位置必须正确，要保持引流管通畅和引流有效。病人会逐渐痊愈。

（三）乳糜胸

1. 病因　胸导管与食管关系密切，经膈肌食管裂孔上行于后纵隔内，先位于脊柱右前方，继而走行于脊柱左前方，经主动脉与左锁骨下动脉的后方达左颈根部，呈弓状斜向外侧汇入左侧静脉角，全长30~40cm，是人体最粗大的淋巴管。在进行食管中段或上段癌切除术时，很容易损伤胸导管；若损伤后未发现，亦未在术中结扎胸导管，术后便造成乳糜胸，发生率为0.6%~2.5%。

2. 病理生理改变

（1）乳糜液（淋巴）成分与血液相似。发生乳糜胸后因大量水分、营养物质、电解质和各种抗体等不断丢失，使病人免疫功能在短时间内降低，加上全身消耗和衰竭，可导致病人死亡。

（2）大量乳糜液在胸腔内潴留，压迫肺与纵隔，影响呼吸和循环功能。如果乳糜液在胸腔内快速、大量潴留，病人可发生休克。

3. 临床表现与诊断

（1）乳糜胸多出现在食管癌切除术后第4~5天开始进餐时。如发生于术后24~48小时，可见胸腔引流袋（瓶）内有多量乳白色液体，24小时引流量超过500ml以上；有的胸腔引流液性状并非典型乳糜液。胸导管瘘病人，24小时乳糜液达2000~3000ml。

（2）常见的临床症状和体征为胸闷、气短或呼吸困难、心悸和脉率加快。重症病例出现休克表现。但病人一般不发热，是乳糜胸的特点。

（3）胸部X线摄片检查：表现为术侧（左）胸腔积液。但在T_5以下损伤胸导管，胸片显示右侧胸腔积液（乳糜胸）。

（4）胸腔穿刺术抽吸出乳糜样胸腔积液，或将标本涂片后用苏丹Ⅲ染色在显微镜下检查，如发现有脂肪滴，证明乳糜试验阳性，可诊断为乳糜胸。

4. 治疗　要积极治疗。其病死率约10%。

（1）保守治疗

1）保持胸腔闭式引流管通畅和肺充分膨胀，如果脏层与壁层胸膜粘连，可能使胸导管或其分支瘘口闭合。

2）禁食。

3）静脉补液，纠正乳糜胸引起的水与电解质平衡紊乱和营养不良。约50%的病人经保守治疗而治愈。

（2）外科手术治疗：经保守治疗10~14天后，每24小时胸腔引流液（乳糜）在500ml以上，病人全身状况不见好转，需要手术结扎胸导管。

1）经原剖胸切口手术探查。进胸后，先清除胸腔积液与胸内纤维素沉淀物，并沿胸导管走行方向及食管床创面检查胸导管及其分支瘘口，发现后仔细结扎（缝扎）。

2）如果瘘口不清楚，应在膈肌上方5cm处，于奇静脉、主动脉之间解剖出胸导管后双重结扎或大块结扎。约75%胸导管在T_{12} ~ T_8水平为单根，相当于膈上5cm左右水平。在这一部位结扎胸导管安全有效。

5. 预防　食管中、上段癌切除术中，凡食管床及胸导管行程中所遇管状结构都要逐一结扎。在进行食管－胃弓上吻合之前，于膈上约5cm水平解剖出胸导管并妥善双重结扎，是预防术后乳糜胸的有效方法。

（四）喉返神经损伤　在食管癌切除术中，喉返神经损伤是一种比较常见的外科并发症，发生率为3%～32%。

1. 病因　喉返神经主要是喉部的运动神经，也含有喉黏膜的感觉神经。左侧喉返神经绕过主动脉弓返至颈部，径路较长，而且与食管毗邻，关系密切。因此，在进行食管中、上段癌切除术时，左侧喉返神经容易损伤，导致左侧声带瘫痪。左侧喉返神经损伤的发生率比右侧高1倍。

2. 临床表现与诊断

（1）术后病人说话时声音嘶哑。

（2）左侧声带麻痹后声门关闭不全，影响病人进行有效咳嗽和排痰，并因进食时误吸与呛咳，容易发生吸入性肺炎。

（3）进行喉镜检查时，发现左侧声带不能外展而靠近中线位，吸气时患侧勺状软骨越过中线位而位于健侧前方。

3. 处理　食管癌术后喉返神经损伤不需要特殊处理，关键在于术中预防其损伤。一般在术后6个月左右，因健侧声带的代偿作用，临床症状有所改善或恢复。

（五）术后膈疝

1. 病因与发病率

（1）食管（贲门）癌术后膈疝的主要原因，是术中固定胸胃和缝合膈肌切口时技术操作不良所致。

1）膈肌切口缝合不牢固，膈肌与胸胃之间的缝合间距疏松、缝线边距太小或结扎线滑脱等。

2）膈肌切口愈合不良。

3）术后病人剧烈咳嗽及腹压急剧增加是术后膈疝的诱发因素。

术后膈疝的发病率为0.3%～0.8%。

2. 临床表现与诊断

(1) 术后膈疝可发生于术后7天之内，也可见于术后1年或数年后。前者称术后急性膈疝。

(2) 术后急性膈疝的膈肌裂口几乎都位于术侧（左）原膈肌切口的前部。最常见的症状和体征是急性膈疝内容物（小肠、结肠以及脾脏等）发生嵌顿及绞窄所致。病人主诉腹痛、恶心呕吐、停止排便和排气或呕血；胸腔内疝内容物较多者，可有呼吸困难、发绀乃至休克或猝死。

(3) 慢性术后膈疝主要症状为胸闷、气短、餐后胸部不适或饱胀感，也是远期膈疝的表现。

(4) 体征：①患侧胸部膨隆，呼吸音减弱，可闻及肠鸣音，叩诊呈浊音；②腹部明显凹陷。

(5) 胸部X线摄片检查显示患侧胸内有肠管及肠管内气液平面；纵隔向健侧移位。

(6) 胸部CT扫描可见患侧胸内有小肠、结肠及脾脏等阴影。

3. 治疗

(1) 术后急性膈疝：①一经诊断明确，应及时手术治疗，将疝内容物还纳至腹腔后，重新缝合关闭裂开的膈肌切口；②术中证实疝内容物因嵌顿及绞窄而坏死者应予以切除，切除的肠管争取I期吻合，恢复其连续性。

(2) 慢性或远期术后膈疝常有假性疝囊，在回纳内容物后，要切除假性疝囊，仔细牢固缝合关闭膈肌裂口。

（六）胸胃坏死性穿孔　食管切除术后胸胃穿孔又称为胃瘘，发生率约1%。

1. 病因　主要为胸胃缺血坏死后局部胃壁穿孔所致。

(1) 术中游离胃的过程中术者疏于胃的保护，对胃的牵拉过度；或操作粗暴，对胃底与胃体的捏压及牵扯太重，造成局部胃壁面积较大的挫伤与血肿形成，术后发生胃壁坏死性穿孔。

(2) 术中损伤胃网膜右血管（弓）以及胃右血管，术后胸胃血液循环发生障碍，导致胸胃一处或几处缺血性坏死与穿孔。

(3) 游离胃并处理胃网膜左血管与胃短血管时，结扎线太靠近胃大弯或大块结扎胃组织，也可损伤胃壁，引起胃壁坏死穿孔。

(4) 胃网膜右血管弓发育异常而在术中被忽视，或胃底部血管发育不全，加上术中造成胃壁严重挫伤与血肿形成，术后胃壁坏死穿孔。

(5) 病人术后并发严重上消化道应激性溃疡而导致胸胃穿孔。

2. 临床表现与诊断　其临床表现与食管－胃胸内吻合口瘘相似，二者不易鉴别。

(1) 病人在术后1~2周内突然出现高热、胸痛、呼吸困难及全身中毒症状。

(2) 胸部X线摄片检查表现为术侧液气胸。

(3) 口服亚甲蓝稀释液100ml后进行患侧胸腔穿刺术，吸出蓝染的胸腔积液，可诊断为胸内消化道瘘；有时，穿刺液中含有食物残渣或穿刺液性状与胃肠减压瓶内的液体相同。

(4) 在X线透视下嘱病人口服碘油或稀钡观察，若造影剂从吻合口以外的胸胃（主要是胃底或胃体）向胸膜腔内漏出，证明为胸胃穿孔。

术前确诊为胸胃坏死性穿孔的病例少见，大部分病例是在第2次剖胸探查中确诊的。

3. 治疗原则 胸胃坏死性穿孔的治疗原则为早期剖胸探查明确诊断、早期修补瘘口。因其瘘口一般较大，有的为多发性穿孔，瘘口处胃黏膜外翻，胸腔感染严重，保守治疗很难奏效，死亡率很高。

第二十五章 少见的食管恶性肿瘤

第一节 食管癌肉瘤

（一）定义 兼有癌和肉瘤两种组织成分的食管恶性肿瘤称为食管癌肉瘤（carcinosarcoma of esophagus）。发病率约占食管恶性肿瘤的1%。

（二）组织学来源与病理

1. 组织学来源 可能为以下3种来源：

（1）食管癌与肉瘤两种结构相互浸润而形成癌肉瘤，即通常所谓邂逅瘤（碰撞瘤）。

（2）食管癌与肉瘤发生于同一干细胞（结合瘤）。

（3）食管原发性肉瘤对毗邻的食管上皮产生机械刺激，使黏膜上皮发生癌变而形成癌肉瘤，也称为合成瘤。亦可能是食管上皮与间质发生恶变所致。

2. 病理

（1）食管癌肉瘤按其大体形态与生长方式，分为两型。病人多为50岁以上的男性。

1）息肉型：较多见。肿瘤呈息肉样向食管腔内生长，瘤体较大，常有蒂，但外侵不明显。

2）浸润型：较为少见。肿瘤外侵明显，容易发生局部与远处转移，以癌成分转移较多见。

（2）食管癌肉瘤的镜下特点是肉瘤与癌两种成分混合存在。

1）肉瘤成分：有纤维肉瘤、平滑肌肉瘤、横纹肌肉瘤及软骨肉瘤等。

2）癌成分：多局限于食管黏膜和黏膜下层，少数侵犯肌层。癌成分一般为鳞癌，分化较好。其他癌成分有未分化癌、基底细胞癌和囊腺癌等。

（三）临床症状　主要为进行性吞咽困难。

（四）诊断　术前诊断一般依靠食管X线钡餐造影检查。其具有一些与食管鳞癌不同的X线表现。内镜活检常诊断为食管鳞癌。其X线特点有：

（1）肿瘤在食管腔内常表现为与食管纵轴垂直的充盈缺损，表面黏膜皱襞消失；有的充盈缺损阴影与食管壁交界处呈锐角。

（2）巨大息肉型肿瘤部位的食管段明显膨大，肿瘤以上食管腔扩张，肿瘤部位软组织肿块影不清楚或不明显。

（3）息肉型肿瘤的蒂较长时，瘤体可随体部的变动而在食管腔内移动，易误诊为良性肿瘤。

（4）钡剂从食管腔内吞咽到肿瘤处时往往呈分叉状并沿管壁一侧下行，管腔梗阻不明显。

（5）食管癌肉瘤好发于食管下段，有的位于食管中段。

（五）治疗　若无手术禁忌证，应进行外科手术切除肿瘤食管及食管-胃胸内吻合术。

食管癌肉瘤尽管瘤体较大，容易误诊为局部晚期食管癌，但因肿瘤主要向食管腔内生长，外侵不太严重，局部或远处转移较晚，肿瘤生长较慢，病人预后比食管鳞癌好，5年生存率达50%以上。

第二节　食管原发性小细胞癌

（一）定义　食管原发性小细胞癌（primary small cell carcinoma of esophagus），是指起源于食管腺体与鳞状上皮内基底层细胞间的嗜银细胞（APUD细胞）的神经内分泌肿瘤，属于高度恶性型。其病理组织学行为与原发性小细胞肺癌相似。

（二）病理特点

1. 大体形态与分期

（1）大体形态：特点有：①食管小细胞癌外观呈蕈伞状或息肉状，肿瘤表面常有溃疡形成；②瘤体大小不等，主要向食管腔外生长，好发于食管中段或下段。病人死亡后尸检时，发现肿瘤在全身有广泛转移。

（2）分期：按其生长方式，分为两期：①局限期：肿瘤局限于食管内；②外延期：肿瘤向食管腔外生长并有食管旁淋巴结转移。

2. 组织学分型 根据食管原发性小细胞癌镜下瘤细胞形态，分为3种类型：①燕麦细胞癌；②混合型燕麦细胞癌；③中间细胞型癌。

（三）临床表现与诊断

1. 临床表现 食管原发性小细胞癌常见于50岁以上男性，突出症状为进行性吞咽困难。病人就诊时往往有肿瘤全身广泛转移。

2. 诊断

（1）食管钡餐造影检查：表现与食管鳞癌相似，无特异性X线征象。

（2）内镜活检：一般能明确组织学类型。

（四）治疗 食管原发性小细胞癌的治疗方案尚未统一，争论的问题比较多，主要是病人的预后不良。

1. 外科手术治疗

（1）病变局限于食管黏膜下层的病例，可进行食管次全切除术。术后再进行全身化疗。

（2）单纯手术治疗：有的病例经食管次全切除术与引流区淋巴结广泛清扫术后，不进行化疗，病人也可在术后获得长期（7年）生存。

（3）先进行全身化疗。如果原发瘤对化疗不敏感，病人吞咽困难严重时，再进行肿瘤食管切除术，即所谓补救性外科手术切除术。

2. 化疗和放疗 由于食管原发性小细胞癌恶性程度高，发展快，肿瘤转移快而广泛，中位生存期仅为6个月。因此，有些作者提倡对病人进行全身化疗结合肿瘤食管及纵隔治疗，视病人对全身与局部治疗的耐受性而定。

第三节 食管原发性恶性淋巴瘤

（一）定义 原发于食管壁基底膜与黏膜下层的淋巴组织的恶性肿瘤称为食管原发性恶性淋巴瘤（primary malignant lymphoma of esophagus），属于食管淋巴结外恶性淋巴瘤。约占食管原发性恶性肿瘤的1%。

（二）大体病理 按其形态特征分为4种基本类型，病变局限于食管，有时侵犯局部淋巴结。

1. 隆起型 肿瘤位于食管壁内，呈结节状或息肉状向食管腔内突起或隆起，有的呈扁平状隆起；表面食管黏膜多正常，有的可见黏膜糜烂或浅表溃疡。

2. 溃疡型 食管腔内隆起（浸润）型病变中央有单发的溃疡形成，有的则为多发的浅表溃疡。溃疡型可并发出血或食管穿孔。

3. 浸润型 病变部位的食管黏膜呈局限性或漫漫性浸润。

（1）局限性浸润：食管黏膜呈局部浸润、隆起或增厚。

（2）弥漫性浸润：瘤细胞在食管黏膜下广泛浸润，使食管壁增厚、僵硬并失去弹性，管腔狭窄。约90%的病人出现吞咽困难症状。

4. 结节型 病变处食管黏膜表面有多发或弥漫性结节状隆起及结节形成。

（三）临床症状 包括吞咽困难、食欲不振、消瘦、上腹部疼痛、声音嘶哑、咳嗽及发热等。其中吞咽困难是常见症状。有些病人无症状。

（四）诊断方法与诊断标准

1. 上消化道X线钡餐造影检查　用以显示病变部位、形态、大小范围、食管腔有无梗阻以及肿瘤是否侵犯胃底等。但无定性诊断价值。

食管原发性恶性淋巴瘤在食管X线钡餐造影片上的主要表现有：

（1）食管腔内可见息肉样肿块影，表面有或无溃疡形成。

（2）局部食管腔呈溃疡性狭窄。

（3）食管腔内有体积较大的肿块影。

（4）食管远端管腔狭窄，类似贲门失弛缓症的表现，是病变浸润食管肌层神经丛所致。

（5）病变食管的X线表现犹如食管静脉曲张。

（6）表现为食管黏膜下多发结节征象，无法与食管的其他疾病（肿瘤）鉴别。

2. 食管与纵隔CT扫描　可显示食管腔内与食管黏膜下较大的肿物以及食管旁（纵隔）肿大淋巴结，对诊断纵隔淋巴瘤侵犯食管有一定帮助，对淋巴瘤的分期、观察化疗和放疗的疗效有意义。

3. 内镜检查　是诊断食管原发性恶性淋巴瘤的主要手段。可窥见病变并咬取活检组织进行病理检查，具有定性诊断价值，活检阳性率约为81%。

4. 诊断标准　Dawson等提出的诊断胃肠道原发性恶性淋巴瘤的5条标准也符合对食管原发性恶性淋巴瘤的诊断。5条标准为：

（1）病人的浅表淋巴结不能触及或不大。

（2）胸部X线摄片检查正常，无肿大淋巴结。

（3）血常规检查发现白细胞计数正常。

（4）如果胃肠道淋巴结有受累现象，受累淋巴结应该是肿瘤肠段引流区内淋巴结。

（5）肝脏和（或）脾脏无转移性病变。

（五）治疗原则

1．对诊断明确、食管狭窄显著和吞咽困难症状重的病人，应选择食管次全切除术并清扫引流区淋巴结。术后，根据手术切除标本的病理诊断，辅以化疗和（或）局部放疗。

2．诊断明确、食管梗阻症状不重的病例，宜进行全身化疗和食管（纵隔）局部放疗。

第四节　食管原发性恶性黑色素瘤

（一）定义　食管基底膜的成黑色素细胞恶性增殖或增生而形成的恶性肿瘤叫做食管原发性恶性黑色素瘤（primary malignant melanoma of esophagus）。食管黏膜的成黑色素细胞来自人胚时期的神经嵴。

（二）病理表现与诊断标准

1．好发部位　40%的病例中肿瘤位于食管下段，食管中段和下段的发病率分别为24%和22%，7%位于食管上段。

2．大体病理形态

（1）肿瘤多为单发，外观呈表面粗糙的息肉状，位于食管腔内；肿瘤外观色泽为黑色、棕色或黑褐色。

（2）瘤体大小悬殊，最大径2～17cm；肿瘤基底部（蒂）多较宽。

（3）有的肿瘤外观呈结节状、分叶状或多发的息肉状病变。原发瘤周围有时可见卫星病灶。

3．镜下表现　可见瘤细胞胞质内有大量色素沉着（黑色素颗粒），与其他部位的恶性黑色素瘤的镜下所见相同。

4．诊断标准　诊断食管原发性黑色素瘤的理想标准是：

（1）肿瘤应具备黑色素瘤的特征性组织学表现，瘤细胞内应含有黑色素。

(2) 肿瘤应起源于食管鳞状上皮的交界(结合)性改变区。

(3) 毗邻肿瘤的食管上皮组织内能证明存在含有黑色素细胞的交界性改变。

(4) 经详细检查，可排除皮肤、眼球及其他部位黏膜的原发性黑色素恶性病变(肿瘤)。

(5) 肿瘤对单克隆抗原 HMB-45 呈阳性反应。

(三) 临床表现与诊断

1. 临床表现　食管原发性恶性黑色素瘤罕见，占食管恶性肿瘤的0.1%~0.2%。病人年龄在60~70岁之间，男性为女性的2倍。最突出的症状为吞咽疼痛和吞咽困难。其他表现有体重减轻、呕血或黑便。约7%的病例发生左锁骨上淋巴结转移。

2. 食管X线钡餐造影检查　①食管腔内有巨块状或息肉状充盈缺损，表面黏膜粗糙或有龛影；②肿块边缘清楚、锐利；③局部食管腔狭窄。这些X线征象缺乏特异性。

3. 胸部CT扫描　主要用于观察胸膜、肺有无转移和胸内有无肿大(转移)淋巴结。

4. 内镜检查　内镜下的特征性表现为：①食管下段或中段腔内可见息肉状或分叶状肿物及基底较宽的蒂；常为单发，有的可见卫星灶；②瘤体表面有深浅不等的色素沉着；③大多数肿瘤质脆、易出血，可以有溃疡形成。

内镜检查是食管原发性恶性黑色素瘤的重要术前诊断方法，确诊率为55%。活检标本用单克隆抗原 HMB-45 检查，反应阳性者可确诊。

5. 腹部超声和CT扫描　有可能发现食管原发性恶性黑色素瘤经淋巴道和(或)血行转移到肝脏、腹腔淋巴结与腹膜的转移性病变。其中肝转移瘤较为常见，区域淋巴结转移最多见。

(四) 治疗　食管原发性恶性黑色素瘤的恶性程度很高。

病人的自然生存率不足 1 年。因此，一般采取综合疗法。但是疗效差，病人预后不良。

1. 外科手术治疗 诊断明确、吞咽疼痛或困难症状严重、无远处转移的病例，应选择食管次全切除术或全食管切除术。术后予以内科辅助疗法。术后 5 年生存率仅为 4% 左右。

2. 免疫疗法 因本病对化疗和放疗不敏感，对肿瘤已有转移的病人，可采用免疫疗法。

病人多死于肺、肝脏和胰腺等处转移。近 50% 的病例在 6 个月之内死亡。

第五节 食管腺癌

（一）定义 原发于食管腺、食管黏膜下腺体、食管异位胃黏膜或食管、胃结合部以上食管获得性柱状上皮（Barrett 食管）的腺癌，称为食管腺癌（adenocarcinoma of esophagus）。

（二）病理学特点

1. 大体

（1）瘤体扁平，最大径自 0.6 ~ 9cm 不等，平均 4.6cm，表面常有溃疡，多发生于食管下段，质较硬，边界不清楚。

（2）肿瘤常侵犯食管壁全层并累及食管周围组织。

2. 镜下

（1）肿瘤呈浸润性或破坏性生长。

（2）肿瘤沿正常食管鳞状上皮下的淋巴管网在食管黏膜下广泛播散，这是导致肿瘤食管切除后食管切缘有瘤细胞残留的原因之一。

（3）瘤体周围的柱状上皮为典型的胃肠道单层柱状上皮。

（4）分型：据其镜下表现分为 4 种类型。

1）单纯性腺癌：占绝大多数。

2）腺鳞癌：比较多见。

3）黏液表皮样癌：少见或罕见。

4）腺样囊性癌：罕见。

3. 生物学行为　与肺原发性腺癌相似，其恶性程度高，区域淋巴结转移率亦高，手术切除率低，病人预后不良（术后5年生存率约为9%）。

4. 转移　食管腺癌以淋巴道转移为主要转移方式，引流区淋巴结转移率约为75%，大多数转移到食管旁淋巴结，并与T分期关系密切：

（1）T_1：淋巴结转移率为10%。

（2）T_2：淋巴结转移率为46%。

（3）T_3：淋巴结转移率为83%。

5. 分期　食管腺癌的TNM分期一般参照食管鳞癌的分期。

（三）诊断　食管腺癌病人的临床症状、食管X线钡餐造影检查征象、食管CT扫描表现以及内镜检查大体表现等与食管鳞癌相同，但内镜活检一般能明确其组织学类型。关键是要与贲门癌鉴别。

（四）治疗原则　早期彻底切除肿瘤并清扫区域淋巴结、术后辅以全身化疗是食管腺癌的重要治疗原则。

食管下段腺癌有向贲门、胃底黏膜下浸润倾向，易造成切缘瘤细胞残留，因此，肿瘤切缘距肿瘤应大于6cm，同时要切除受累的膈肌、后纵隔内可切除的病变组织结构（心包、奇静脉和胸导管等），有的病人要切除受累的网膜组织、胰尾和脾。

第二十六章　食管良性疾病与肿瘤

第一节　食管中段憩室

（一）定义　食管壁的一层或全层从食管腔内突出而形成盲端袋状结构，称为食管憩室。发生于食管中段者，称为食管中段憩室（diverticulum of the mid – thoracic esophagus）。其中牵引型憩室最常见。

（二）分类、病因及病理

1. 分类与病因

（1）食管中段先天性憩室：系局部食管壁先天发育不良或有缺陷所致。

（2）食管中段膨出性憩室：如局部食管肌层存在薄弱点，当食管腔内因某种原因而压力升高时，食管黏膜经薄弱点向腔外突出而形成。憩室壁仅有黏膜层与黏膜下层，又称为假性憩室。

（3）食管中段牵引型憩室：多因纵隔或肺门淋巴结结核的瘢痕收缩、牵引所致。憩室壁包含食管壁各层组织及部分瘢痕组织，又称为真性憩室。多位于隆突水平，直径一般小于 2cm，约 2/3 向食管左侧及前侧突出，向后突出者极少。

2. 病理

（1）食管中段憩室多数为牵引型，局部食管壁全层只向外突出（膨出）而不下垂，因此一般不积存食物残渣、不易引起炎症或造成食管狭窄。

（2）牵引型憩室因与周围瘢痕组织粘连固定，能影响食管蠕动，有时可发生憩室炎症、出血或脓肿，极少发生急性穿孔。

（3）极个别牵引型憩室破入气管而形成食管气管瘘，或破入主动脉导致大出血，有的侵袭支气管动脉而发生非致命性咯血。

（4）95%以上为单发憩室。

食管中段牵引型憩室的部位如图 26－1 所示。

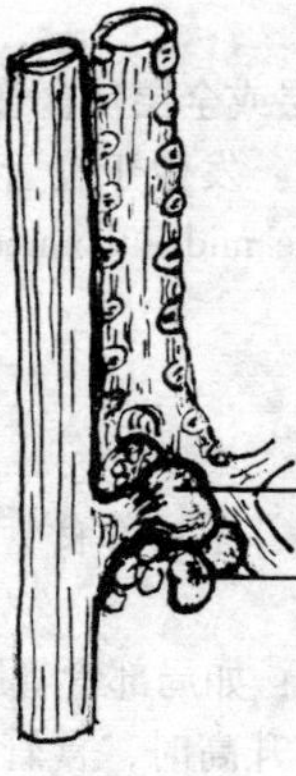

图 26－1　食管中段牵引型憩室的部位（背面观）

（三）临床症状与诊断

1. 临床症状

（1）食管中段牵引型憩室绝大多数无症状，多在上消化道钡餐造影检查中偶然发现。此型憩室壁肌层完整，容易排空，不易引起症状。

（2）合并憩室炎的病人，可有吞咽疼痛和吞咽阻挡感，胸骨后或背部疼痛。

（3）有的病人有少量呕吐或平卧时有胃－食管反流等症状。

2. 诊断

（1）食管X线钡餐造影检查：是诊断食管中段憩室的主要方法，典型X线表现有：

1）在X线透视下，可见钡剂进入憩室后又反流到食管腔内。

2）憩室囊袋较小，直径1～2cm，呈漏斗形、三角形或小突起影，走向为横行或向上，多无食物淤积。

3）有的憩室内可见食管黏膜相。检查过程中要警惕憩室恶变的X线征象。

（2）内镜检查：食管中段憩室通常不做内镜检查。临床上怀疑有憩室恶变时，应做食管镜检查。发生食管呼吸道瘘的病例，需要做气管镜检查。

（3）胸部X线摄片检查和CT扫描：食管中段牵引型憩室发生并发症的病例（如憩室恶变、食管呼吸道瘘或穿孔导致纵隔感染），需要做这两项检查，了解纵隔和肺部继发性病变（并发症）。

（四）治疗　无临床症状的食管中段憩室不需要任何治疗。如反复发生感染或出血，有的发生恶变以及穿孔或形成食管（憩室）呼吸道瘘的病例，要进行外科手术治疗。术式有：

1. 单纯憩室切除术。

2. 食管憩室翻入埋缝术。

3. 食管支气管瘘缝扎修补术。

4. 食管部分切除、食管－胃吻合术。

第二节　贲门失弛缓症

（一）定义　吞咽时食管体部缺乏有效蠕动、食管下端括约肌不能完全松弛及压力升高，并有吞咽困难与食管反流症状者，称为贲门失弛缓症（achalasia of cardia），属于食管运动功能障碍性疾病。具体病因不明，可能是神经元变性和病毒感染所致。

（二）病理学特点

1\. 大体 贲门失弛缓症食管的大体病理为：

（1）食管有显著或严重扩张。

（2）食管壁肥厚。

（3）食管迂曲延长，食管的正常走行方向发生异常改变。

2\. 术中大体所见 为贲门失弛缓症进行外科手术治疗时，食管的大体病理改变如下：

（1）食管体部显著扩张，呈漏斗状或烧瓶状。严重病例的食管扩张，延长迂曲而呈S形。

（2）食管壁质地柔软，无弥漫性或局限性管壁纤维化现象，食管与纵隔内周围组织无粘连或炎性表现。

（3）贲门外观与直径均在正常范围之内，无所谓“贲门痉挛”现象。

（4）贲门以上3～5cm范围内的食管下段肌层与黏膜苍白，管壁萎缩变薄；管腔较狭窄，其直径一般不大于1.5cm；狭窄段以上食管壁肥厚，管腔扩张。

3\. 镜下 基本病理改变是食管肠肌丛（Auerbach神经丛）的神经细胞、迷走神经干及迷走神经纤维变性、退化和数量减少。病理改变最显著的部位在食管狭窄与扩张交界区，提示食管平滑肌的病理改变起源于食管的去神经机制。

（三）临床表现 贲门失弛缓症多见于20～40岁的青壮年病人，男、女性发病率无明显差异。主要临床症状为吞咽困难、食管反流和疼痛。

1\. 吞咽困难 具有一些特征。

（1）80%～95%的病人最常见、最早出现的吞咽困难为无痛性，在进食冷饮或情绪剧烈波动时，吞咽困难更突出。

（2）吞咽困难与食物的性状无关，不论进食固体或流质食物，病人都感到吞咽困难。

（3）病程早期吞咽困难程度较轻，呈间歇性，时发时愈，无规律性或节律性。

（4）有些病人感到吞咽流质饮食比吞咽固体食物更为困难，而且症状有缓解期。

（5）因吞咽困难，病人往往有进餐时或进餐后饮水而使症状缓解的经验和习惯。

2．食管反流　85%～90%的病例有这一症状，夜间更多见，可导致误吸与肺部感染性并发症。反流内容物为未经消化的隔夜食物或几天前所吃食物，混有黏液，能闻及腐败臭味，量较多。

3．疼痛　多表现的胸骨后、胸背部或上腹部疼痛，可能与食管平滑肌痉挛、食管下端括约肌压力升高或食物滞留性食管炎有关。

4．其他　病史长的病人可有消瘦（体重减轻）及营养不良的表现。高度扩张、迂曲和食管腔内有大量食物及黏液潴留的病人，有咳嗽、呼吸困难或哮喘等症状。

（四）诊断方法　贲门失弛缓症的诊断多无困难，通过询问病史、查体和下列检查能做出诊断。

1．食管X线钡餐造影检查　是临床上最常用、最重要、具有诊断意义的检查方法。

（1）典型的X线征象

1）食管明显扩张，边缘光滑，食管远端至贲门处逐渐变细、管腔狭窄，呈“鸟喙”状畸形（图26－2）。

2）随着病情的发展，食管高度扩张、迂曲，形成巨食管症。

3）病人在站立位X线透视下观察，吞钡后可见钡剂顺利进入食管腔，食管体部扩张，管壁柔软呈囊袋状，缺乏蠕动波；食管、胃结合部呈“鸟喙”状狭窄，钡剂很难进入胃腔而滞留于食管腔内。

（2）目前，据食管X线钡餐造影检查所显示的食管扩张

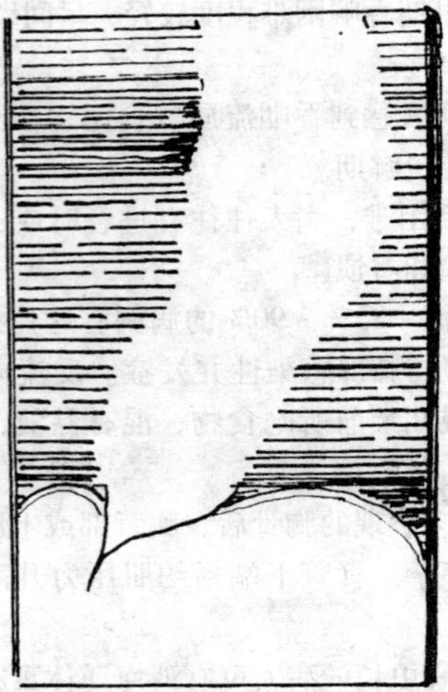

图 26-2 贲门失弛缓症的“鸟喙”状畸形

的严重程度，将贲门失弛缓症分为早、中、晚 3 期：

1）早期进展期：食管腔最大径小于 3cm。

2）中期：食管腔的最大径在 3~7cm 之间。

3）晚期：食管腔的最大径超过 7cm，食管腔扩张、迂曲呈“Z”形或“S”形，即巨食管症。

2. 内镜检查 临床诊断为贲门失弛缓症的病人，都应做上消化道内镜检查，主要目的为排除食管－胃结合部癌症引起的假性贲门失弛缓症。贲门失弛缓症的内镜检查所见有：

（1）食管体部往往扩张，腔内有食物残渣与黏液存留。

（2）食管黏膜在镜下外观呈鹅卵石样，即食物滞留性食管炎。

（3）食管下端括约肌呈张力性闭合，但轻轻用力时内镜能通贲门。

3．胸部X线摄片检查

（1）早期一般无异常改变。

（2）中、晚期病人因食管高度扩张及食物潴留，胸部X线平片上可见纵隔阴影增宽，食管腔内有气液平面。

（3）有的因误吸而表现为吸入性肺炎。

（4）晚期病人形成巨食管症后，在X线胸片上的影像类似纵隔肿瘤，但鉴别诊断并不困难，不易造成误诊。

（五）治疗　贲门失弛缓症的治疗目的在于解除或松解食管下端括约肌区的张力与食管梗阻，改善食管的排空障碍与吞咽困难症状。主要治疗手段有以下3种：

1．内科药物治疗　常用药物有：①肉毒杆菌毒素注射剂（botulinum toxin injection）；②硝酸盐；③钙离子通道阻断剂；④β－肾上腺素能激动剂等。内科治疗对某些病例有效。

2．食管扩张疗法　可采用气囊或水囊食管扩张疗法，使食管下端括约肌纤维断裂及张力降低，缓解病人的临床症状。成功率约为74%。

3．外科手术疗法　常采用改良的Heller食管肌层切开术或食管贲门肌层切开术，技术成熟，疗效满意，是治疗中、晚期贲门失弛缓症的首选方法。手术原理是纵行切开食管贲门肌层，解除食管下段括约肌区的功能性梗阻，缓解吞咽困难与食管反流症状，但不破坏食管下端括约肌抗胃食管反流的正常机制。手术成功率达90%。

（1）手术适应证

1）经内科药物治疗无效的病人。

2）经食管扩张治疗后吞咽困难症状无缓解或症状缓解后又复发的病例。

3）小儿和儿童病例术前检查显示食管扩张、延长、迂曲，食管扩张疗法有很大风险者。

4）病人拒绝施行食管扩张疗法者。

5）合并食管憩室、食管裂孔疝或贲门部有溃疡（瘢痕）

的病例。

（2）手术要点

1）手术一般应采用左胸后外侧剖胸切口，经第7肋间进胸。有的选择经腹切口或电视胸腔镜手术（VATS）。

2）游离出食管中、下段后，在食管内侧纵行切开全部食管肌层，向下延长到贲门肌层约1cm。

3）将切开的食管肌层沿食管纵轴两侧分离，使食管前半周与贲门黏膜完全膨出（图26－3）。

4）显露贲门与胃的交界处时勿损伤膈食管韧带。

5）术中损伤食管黏膜后，要仔细缝合修补。

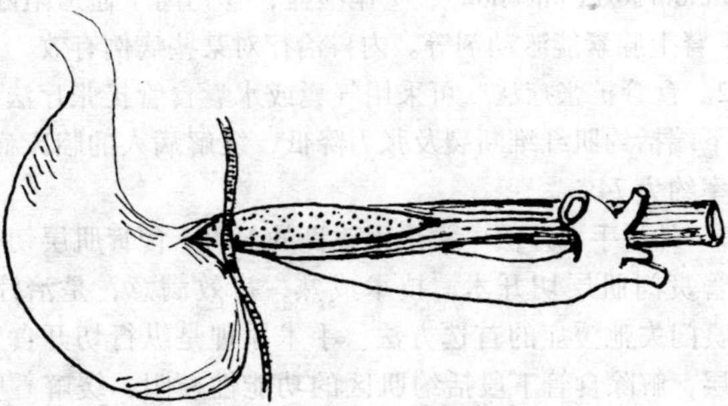

图26－3 纵行切开食管肌层，使食管和贲门黏膜完全膨出

（3）术后并发症

1）食管黏膜损伤破裂：发生率约为1%。

2）食管瘘与胸腔感染（脓胸）：主要原因为术中损伤食管黏膜后处理不当所致，发生率约0.4%。诊断明确后要及时处理。

3）反流性食管炎。

第三节　食管平滑肌瘤

（一）定义　食管平滑肌的良性肿瘤叫做食管平滑肌瘤（leiomyoma of esophagus）。是最常见的食管良性肿瘤，占全部食管良性肿瘤的67%。可能起源于食管黏膜肌层和固有肌层等肌肉组织。可发生囊性变或钙化，极少恶变。

（二）病理

1. 大体特点

（1）绝大多数为单发的壁在型肿瘤，多发性少见。

（2）外观呈圆形或椭圆形实体瘤，大小不等，多数最大径为3～10cm，极个别瘤体巨大；有的肿瘤呈姜块状、马蹄形、哑铃形、螺旋形或不规则形。

（3）肿瘤质较硬，界限清楚，表面有完整或不完整白色包膜，有的呈灰白色，菲薄。

（4）肿瘤与食管黏膜有程度不同的粘连，多不严重。

2. 大体分类　有两种分类方法。

（1）按食管平滑肌瘤在食管壁内的位置与形态，分为6种类型（图26-4）。

1）腔内息肉型。

2）肌层内型（壁在型）。

3）憩室型。

4）壁外型（纵隔型）。

5）肌层内环行型。

6）浸润型。

其中，肌层内型与肌层内环行型常见。

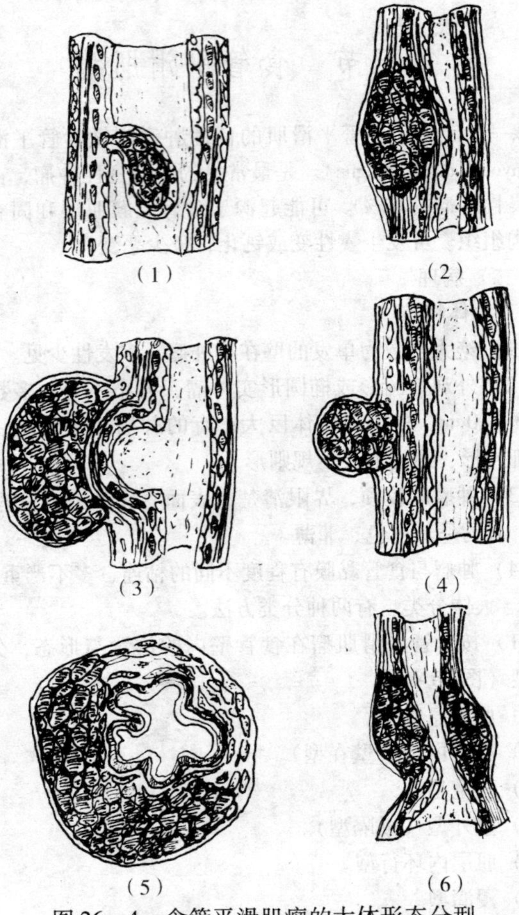

图 26－4　食管平滑肌瘤的大体形态分型

（1）腔内息肉型
（2）肌层内型（壁在型）
（3）憩室型
（4）壁外型（纵隔型）
（5）肌层内环行型
（6）浸润型

（2）按肿瘤大体形态及数目，可分为3型：①圆形或椭圆形：包括孤立性与多发性；②孤立并蔓延型；③混合型：包括局限型与食管多发性平滑肌瘤病。

3. 镜下表现　肿瘤由形态比较一致的梭形平滑肌细胞组成，细胞排列呈束状，互相编织。

（三）临床表现　食管平滑肌瘤生长缓慢，约半数以上病人无临床症状。若有症状，则症状持续时间都比较长。可能发生的症状如下：

1. 吞咽困难　最为常见。症状发展缓慢而不严重，呈间歇性，常与肿瘤环绕食管腔的程度有关，与肿瘤大小无因果关系。

2. 胸骨后、剑突下或上腹部隐痛、不适，与饮食无关。此类症状可长达数年甚至更长。

3. 其他消化道症状　有食欲不振、嗳气、恶心及呕吐等，是临床上较为常见的症状。

4. 呼吸道症状　如肿瘤压迫呼吸道，病人可有咳嗽、哮喘甚至呼吸困难。

（四）诊断方法

1. 食管X线钡餐造影检查　是对食管平滑肌瘤具有诊断意义的重要方法，每一例病人都应做此项检查。常见的X线征象为：

（1）食管充盈缺损影：表现为食管壁的半月形或椭圆形充盈缺损，缺损上缘与管壁纵轴呈锐角，边缘光滑整齐，黏膜完整（图26－5）。

（2）钡剂流经肿瘤两侧时在局部形成环形阴影，即“环形征”。

（3）肿瘤表面的食管黏膜皱襞变平或消失，称为“涂抹征”。

（4）有时，钡剂流经肿瘤部位时表现为分流或分叉状。

（5）位于食管－胃结合部的平滑肌瘤可见肿块影，局部

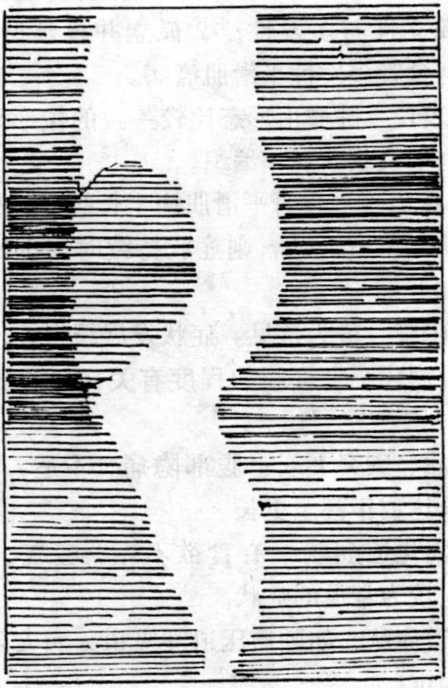

图 26－5　典型食管平滑肌瘤在食管钡餐造影片上的表现

食管腔变形或成角，肿块影外观光滑而不规则。

2. 内镜检查　目的是为进一步了解病变性质，排除食管恶性肿瘤及其他疾病。食管平滑肌瘤在内镜下的主要表现为：

（1）肿瘤程度不等的突出管腔内，呈半圆形或椭圆形，一般都比较小。

（2）肿物表面食管黏膜完整、光滑，色泽正常，无糜烂、溃疡或破坏。

（3）肿瘤所在部位管腔狭窄，但内镜通过时并无阻力，在黏膜下肿瘤可用内镜推动。食管平滑肌瘤禁忌经正常黏膜活检。

（五）治疗　食管平滑肌瘤如果诊断清楚，无手术禁忌证，不论有无症状都应进行外科手术治疗摘除肿瘤。手术效果满意，局部复发的病例极罕见，并发症少。

1. 食管平滑肌瘤一般采用的术式为黏膜外肿瘤摘除（切除）术。

2. 约3%的病例需要进行食管部分切除、食管－胃吻合术，其手术适应证为：

（1）多发性食管平滑肌瘤（病）或肿瘤恶变的病人。

（2）巨大食管平滑肌瘤合并巨大食管憩室者。

（3）肿瘤累及食管－胃结合部，单纯黏膜外摘除肿瘤无可能的病例。

（4）肿瘤与食管黏膜形成致密粘连，无法从黏膜分离并完整摘除肿瘤的病例。

第四节　食管囊肿与食管重复性囊肿

食管囊肿与食管重复性囊肿一般认为是食管的先天性疾病，大多数位于食管肌层内或食管壁。占食管良性肿瘤的22%，发病率仅次于食管平滑肌瘤而居第二位。

（一）病理

1. 先天性食管囊肿　病理特点如下：

（1）多为圆形囊肿病变，位于食管壁内，内径小于2cm，常见于食管下段；囊肿在食管壁内与周围组织多无粘连，容易分离。

（2）囊肿与食管腔不沟通，囊液可为清亮或褐色黏液，有的囊液为其他黏液样物质。

（3）囊肿内壁常为胃黏膜上皮组织，可有消化性溃疡形成，引起胸骨后疼痛症状；酸性囊液可侵蚀食管或毗邻的支气管，若侵蚀肺血管，可导致大出血。

（4）较大的先天性食管囊肿可从食管壁游离而位于后纵隔内，或以疏松结缔组织附着于食管外壁。

（5）位于后纵隔的巨大食管囊肿可压迫呼吸道和肺，使纵隔向健侧移位，引起严重的呼吸窘迫症状。

（6）有时，囊肿与食管壁形成隔膜样共壁，手术时无法将囊肿完整摘除，因而一部分囊壁残留在食管壁内。

（7）先天性食管囊肿可合并颈（胸）椎半椎体畸形。

（8）镜下表现

1）食管囊肿内壁被覆胃黏膜或鳞状上皮、假复层柱状上皮或呼吸道纤毛上皮。

2）囊壁有两层平滑肌：外层为纵行肌，内层为环行肌。

3）有的囊壁可有钙化，有的能发生恶变。

2．获得性食管囊肿病理特点

（1）获得性食管囊肿是食管黏液腺导管与黏液腺的潴留性囊肿，起源于食管黏膜下层。

（2）囊肿较小，常为单发，囊内含有清亮液体或黏液。病人一般无临床症状。

（3）囊肿的外囊为纤维组织，内壁为扁平上皮组织；囊肿如多发，则称为食管炎性囊肿。

（4）体积较大的获得性食管囊肿可引起吞咽困难或胸骨后不适等临床症状，有的可继发感染。

3．食管重复性囊肿（畸形）病理改变

（1）食管重复性囊肿位于食管壁内，外观为小而圆的囊状结构；有的呈椭圆形、长条形或管状，可与食管或下咽部沟通，也可与正常食管平行。

（2）囊肿内含有黏液或者褐色浆液，内壁为鳞状上皮或为与胚胎食管上皮相同的其他上皮组织（柱状、假复层或呼吸道纤毛上皮组织）。

（3）极个别的小儿食管重复性囊肿类似纵隔肿瘤。有的食管重复性囊肿可能为胚胎前肠发育异常所致，其外壁有发育正常的平滑肌组织，与食管肌层在毗邻处相互融合而形成共壁，因而不易从食管壁中游离。偶尔能发生恶性变。

（二）分类　食管囊肿与食管重复性囊肿分为先天性与获得性囊肿两大类。其分类标准相同，要符合 3 个条件：①囊肿位于食管壁内；②囊肿表面被覆两层平滑肌组织；③囊肿内壁为鳞状上皮或与胚胎食管一致的上皮组织。具体分类如下：

1. 先天性食管囊肿

（1）食管重复性囊肿（壁内性，腔内性）。

（2）支气管囊肿。

（3）胃囊肿。

（4）包涵性囊肿。

2. 获得性食管囊肿　潴留性囊肿。

（三）临床表现　食管囊肿与食管重复囊肿的临床表现与其位置、大小、结构及囊肿内壁上皮细胞的类型关系密切。一般而言，小儿食管囊肿主要表现为程度不同的呼吸道症状，而成人有的表现为吞咽困难，有的伴有胸痛。

1. 婴幼儿巨大食管囊肿可占据一侧胸腔的大部而压迫肺，纵隔向对侧移位，会导致严重呼吸窘迫，需要进行紧急处理。位于胸廓入口处或隆突水平的食管囊肿，尽管体积不太大，同样能造成呼吸道梗阻。

2. 成人食管囊肿一般无症状。有的主诉为吞咽困难，有的可伴有食管反流、恶心或胸痛。剧烈胸痛多提示囊肿内出血。囊肿较大并压迫呼吸道，可有咳嗽、喘息、呼吸困难或反复上呼吸道感染症状。29～59 岁的病人较为多见。

（四）诊断　诊断方法有 X 线检查与内镜检查。但诊断一般很困难。查体对诊断帮助不大。

1. 胸部 X 线摄片检查　在小儿的 X 线胸片上，食管囊肿与重复性囊肿主要表现为后纵隔肿块影，结合临床症状，有时能做出诊断，但要与纵隔神经源性肿瘤进行鉴别诊断。

2. 食管钡餐造影检查　常表现为局部食管壁有圆形或椭圆形充盈缺损，边缘光滑，其上缘与食管壁纵轴呈缓行的斜坡状而非锐角，有利于与食管平滑肌瘤相鉴别。

3. 食管 CT 扫描和 MRI 检查　可能有助于显示病变的囊性性质。

4. 内镜检查和内镜超声检查　主要表现为病变向食管腔内突出，表面黏膜完整，色泽正常。内镜超声可显示囊肿的大小与囊肿壁的层次；有时根据超声结构，可推测食管黏膜下病变的病因。如无特殊情况，禁忌取活检。

（五）治疗原则

1. 诊断明确的成人食管囊肿如果较小、无症状，不需要外科手术治疗。

2. 小儿巨大食管囊肿或重复性囊肿造成呼吸窘迫者，要紧急进行囊肿穿刺引流减压或手术切除。术中发现囊肿与胸内重要结构（脏器）有严重粘连者，可进行黏膜层剥脱术而保留囊壁，以策安全，而且治疗效果满意。

3. 食管囊肿一般与食管壁无显著粘连，容易摘除，不需要施行食管切除术。

4. 长管状食管重复性囊肿与食管之间有共壁，大体病理改变类似双食管。在手术剥除囊内黏膜的同时，可切除部分共壁组织。

食管囊肿与食管重复性囊肿的术中大体所见如图 26 - 6 所示。

第五节　食管息肉

（一）病理　食管息肉（esophagus polyp）几乎都发生于颈段食管相当于环状软骨水平的食管黏膜层或黏膜下层。其命名未统一，可称为纤维血管瘤、纤维脂肪瘤、黏液纤维瘤

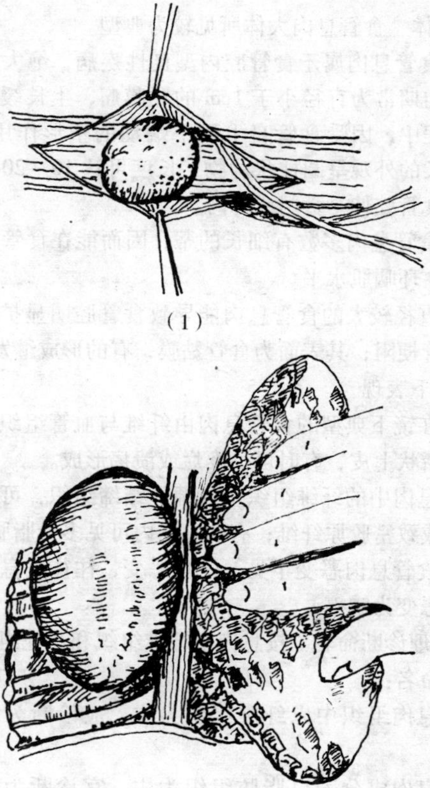

（1）

（2）

图 26－6　食管囊肿与食管重复性囊肿的术中大体所见

（1）食管囊肿

（2）食管重复性囊肿（起源于食管）

或有蒂脂肪瘤等，是罕见的食管良性肿瘤。主要病理特点如下：

1. 大体　食管息肉大体所见较为典型。

(1) 食管息肉属于食管腔内型良性疾病，绝大多数为单发。发病初期常为直径小于1cm的黏膜瘤，生长缓慢。在长期生长过程中，因受食管自上而下蠕动的塑形作用的影响，发展为较长的外观呈圆柱状肿物，长度可达10～20cm，有的可从颈段食管腔伸至贲门或胃内。

(2) 食管息肉多数有细长的蒂，因而能在食管内上下滑动，蒂常在环咽肌水平。

(3) 直径较大的食管息肉能导致食管腔明显扩张，但不会发生食管梗阻；其表面为食管黏膜，有的形成继发性溃疡。

2. 镜下表现

(1) 在镜下典型的食管息肉由纤维与血管组织构成，表面为食管鳞状上皮，有时可见糜烂或溃疡形成。

(2) 息肉中的纤维组织呈异源性结缔组织，可为疏松的黏液纤维或致密胶原纤维；有的息肉内可见多量脂肪成分。

(3) 食管息肉恶变罕见。一旦恶变，往往是息肉顶端的鳞状上皮恶变为鳞癌。

3. 病理诊断命名　按息肉中纤维组织和其他组织成分的含量多少命名：

(1) 息肉组织中以纤维组织为主，应诊断为纤维瘤性息肉。

(2) 息肉成分若以脂肪组织为主，宜诊断为脂肪瘤性息肉。

(3) 息肉内有食管腺体成分者，被命名为错构瘤性息肉。

(4) 有的食管息肉内有大量嗜酸性粒细胞浸润，则被称为嗜酸性肉芽肿性息肉。

（二）临床表现

1. 吞咽困难　因食管息肉生长缓慢，症状出现较晚。约

56% 的病人在晚期有吞咽困难，是息肉堵塞食管腔所致。

2. 食管息肉的特殊症状是病人可将息肉在咳嗽或呕吐动作时呕至咽腔或口腔内，随后又将息肉还纳到食管内，呈一过性症状，约 40% 的病人有这种特殊症状。若息肉堵塞声门后不能还纳，可导致病人窒息死亡。

3. 巨大食管息肉若压迫气管，可以导致呼吸困难、哮喘甚至窒息。

4. 其他症状　进食后呕吐、胃食管反流、体重减轻或胸骨后疼痛。

5. 呕血或黑便　往往是食管息肉恶变、溃疡形成后发生出血的临床表现，是罕见的症状。

6. 个别病例有肥大性骨关节病。摘除息肉之后，其症状和体征随之缓解或消退，发病机制不详。

（三）诊断方法

1. 食管 X 线钡餐造影检查　因食管息肉自身的特点，食管钡餐造影检查偶尔会误诊为贲门失弛缓症，要高度重视。主要 X 线征象有：

（1）食管腔内有一长圆柱状或棒状充盈缺损影，界限清晰，表面光滑，可随吞咽动作上下滑动，钡剂在充盈缺损影两侧有分流征象。

（2）食管腔扩张或显著扩张，食管黏膜皱襞变平或消失，但食管腔的扩张多不均匀。

（3）息肉的蒂不易显示。

2. 内镜检查　对食管息肉的诊断有重要价值。在内镜下，息肉在食管腔内往往与食管纵轴平行，表面为正常食管黏膜，呈长圆柱状或长条状肿物，有时能窥见息肉蒂部及其形态。

（四）治疗　食管息肉若无手术禁忌证，可用内镜切除。如内镜切除有困难，应选择经颈部或剖胸切口显露食管，切开食管壁后从息肉蒂部完整切除之。息肉蒂要妥善止血，之后仔细缝合食管切口。食管息肉的术中大体所见如图 26－7。

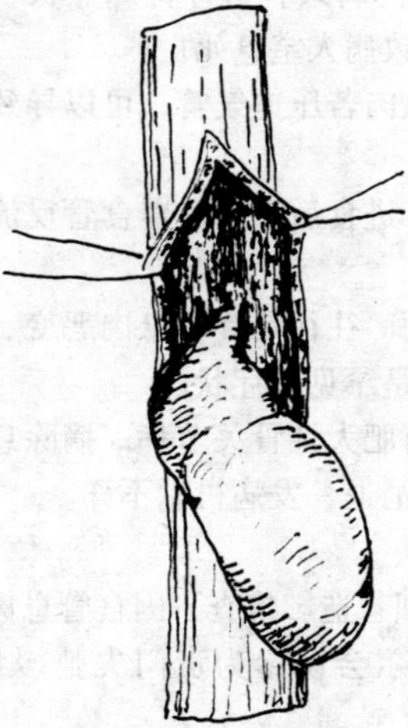

图 26－7　食管息肉术中所见（大体）

第二十七章　结肠代食管术

第一节　结肠代食管术的手术适应证

（一）定义　在手术切除食管后，用结肠肠段替代食管，间植在食管远侧断端或咽部与胃（肠）之间，重建消化道的连续性，这种术式称为结肠代食管术（colonic interposition for esophageal substitution）。

（二）胃替代食管的优、缺点

1. 优点　食管切除术后，胃是替代食管最常选择的器官。用胃替代食管的主要优点为：

（1）胃的血液循环丰富，组织愈合能力强，游离后不易发生缺血性坏死，与相吻合的器官容易愈合。

（2）胃的延展性好，经过正确游离后，可以将胃从腹腔内上移、间植到胸内、颈部以至下咽部替代被切除的食管。

（3）用胃替代食管，手术操作较为简便、安全，术后并发症相对较少。

2. 缺点　用胃替代食管也存在一些难以克服的缺点，主要是：

（1）胃经手术游离后，由于胃的去神经作用，在术后早期处于无力状态，胃的蠕动与消化功能显著降低，导致病人营养失调。

（2）胃上徙到胸腔之后，术侧胸腔容积减小，影响病人心肺功能。

（3）贲门淋巴组织丰富，是食管恶性肿瘤经淋巴道向贲门转移的途径之一。用胃替代食管时，贲门的切除受到限制，影响肿瘤引流（转移）区淋巴组织切除的彻底性。

尽管胃代食管术存在这些缺点，然而在临床工作中还是首选胃替代食管，恢复消化道的连续性。

（三）结肠代食管术的手术适应证

1. 食管化学腐蚀伤（灼伤）导致食管广泛、高位严重瘢痕性狭窄，同时伴有较严重的胃化学腐蚀伤的病人。

2. 病人既往接受过胃切除术或胃有其他严重疾病（如广泛胃息肉）而又发生食管恶性肿瘤等疾病需要施行食管切除术时，常用结肠替代食管。

3. 下咽部癌、颈段食管癌及部分上胸段食管癌病人，为扩大肿瘤切除范围，降低食管上切缘癌组织残留几率，预防术后胃食管反流与误吸，可采用结肠代食管术。

4. 食管癌切除术后因食管-胃胸内吻合口瘘而接受了食管外置和胃造瘘术的病人，在择期进行食管重建术时，多数选择结肠代食管术。

5. 食管切除术后，用胃或空肠替代食管失败的病例。

6. 食管癌切除术后，可直接选择结肠代食管术，以减少术后消化道功能紊乱及提高病人的生活质量。

第二节　间植结肠段的选择

（一）结肠的优点　对不能用胃替代食管的病人，结肠是一种较为理想的替代器官。结肠的优点有下列几点：

1. 结肠系膜较长，结肠血管弓在系膜内的分布比较恒定，正确保留所选择结肠段的一支供血血管弓，就能保证其血液供给。

2. 结肠有足够的长度（成人结肠平均长约1.5米），经选择的间植结肠段可与颈段食管、下咽部或口底吻合并能降低吻合区的张力。

3. 结肠代食管术可以保持胃在腹腔内的解剖位置不发生改变，病人在术后不易并发反流和误吸。此外，消化性结肠炎也少见。

4. 结肠与胃吻合后，结肠黏膜对胃酸的耐受性比较高。

5. 结肠代食管术的手术成功率比较高，因而手术比较安全。

（二）结肠代食管术的主要缺点

1. 手术比较复杂、费时。

2. 术中手术野污染机会较多。

3. 术后并发症的发生率比胃代食管术高。

（三）间植结肠段的选择　进行结肠代食管术时，间植结肠段的选择主要根据结肠血管的解剖、供血情况和手术所需结肠段的长度而定。间植结肠段尽量采用顺蠕动方向进行吻合。临床上常选择的间植结肠段有以下 3 种：

1. 横结肠　选择横结肠作为间植结肠段并选择结肠左动脉升支为主要供养血管，完成结肠代食管术。主要优点为：

（1）结肠左动脉为肠系膜下动脉的第一分支，血流量大，能满足间植横结肠段的血液供给。

（2）结肠左动脉具有较为完整、恒定的边缘血管，而且不呈网状结构。

（3）在结肠脾曲处，结肠左动脉的边缘血管紧靠结肠，有利于术中从腹膜后分离这一肠段并使之伸展，容易保证间植横结肠有足够的长度。

（4）从结肠左动脉发出的升支血管粗大，与结肠中动脉主干的直径相近，有利于间植肠段的血液循环。

（5）间植横结肠可进行顺蠕动方向吻合，符合生理功能，手术操作也较为方便。

2. 升结肠　选择间植升结肠替代食管时，升结肠肠段包括相互连接的一小段回肠和部分横结肠，保留结肠中动脉为供养血管，升结肠段与食管远侧断端按顺蠕动方向吻合。

（1）选择升结肠的优点：

1）升结肠较长，长度符合结肠代食管术的技术要求。

2）保留的回肠断端与食管远侧断端进行端端吻合后，回盲瓣具有抗反流作用，防止升结肠内容物向上反流。

3）结肠中动脉是结肠的主要供养血管之一，为粗大型血管，血液循环良好，能保证升结肠段的血液供给。

（2）选择升结肠的缺点：升结肠与食管口径大小比例相差悬殊，供应升结肠、盲肠和回肠末端的右结肠动脉、回结肠动脉的解剖变异比较大。

3．部分横结肠和降结肠　是较为常用的术式，手术操作也较方便；保留结肠左动脉为间植肠段的供养血管。术中，在结肠左动脉的两个分支（升支和降支）的远端切断降结肠，再根据所需间植结肠段的长度在适当部位切断横结肠，争取按结肠顺蠕动方向进行吻合。

结肠的动脉血液的供应分为两部分（图 27－1）：①右半结肠由肠系膜上动脉供应；②左半结肠由肠系膜下动脉供应。

第三节　间植结肠段的通过途径

（一）胸骨前皮下途径　这一途径的显著优点为安全、简便易行。术后间植结肠段一旦发生缺血性坏死或皮下通道感染，处理比较容易；缺点是影响胸壁美观。

（二）胸骨后途径　这是临床上最常用的间植结肠段经腹腔上徙到颈部的途径。应注意的问题是：

1．要切除胸骨剑突。

2．要保证通道足够宽畅，间植结肠段能顺利经通道上徙到颈部而无阻力或张力，不影响肠段的血流供给。

3．颈部切口与胸廓入口处要仔细分离，保证有充分的宽度与空间，避免胸锁关节压迫肠段并影响结肠与食管吻合口的血液循环。

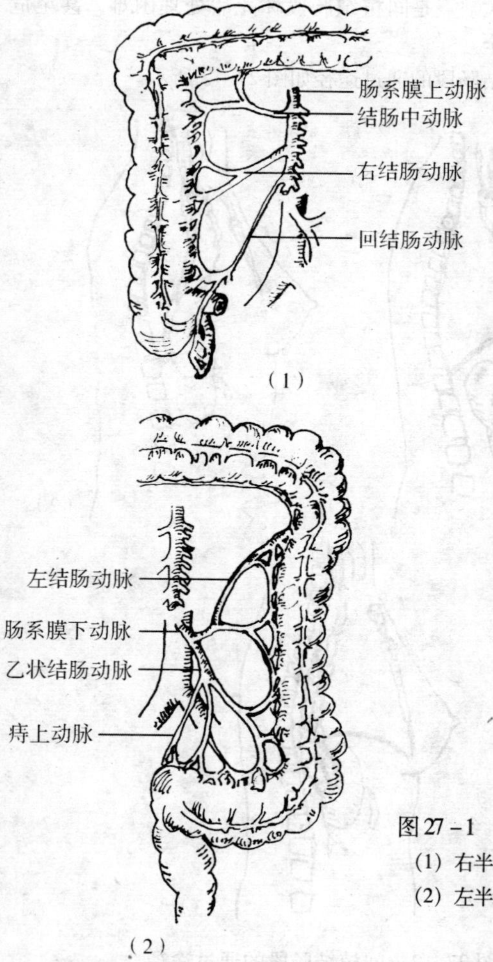

图 27-1 结肠的动脉
(1) 右半结肠的动脉
(2) 左半结肠的动脉

4. 术中若损伤纵隔胸膜而导致气胸时，应安装胸腔闭式引流管。

（三）经胸膜腔途径 优点是间植结肠段上徙到颈部所经

距离最短。最大缺点是间植结肠段坏死后处理困难，甚至危及病人生命安全。

三种间植结肠段的通过途径如图 27－2 所示。

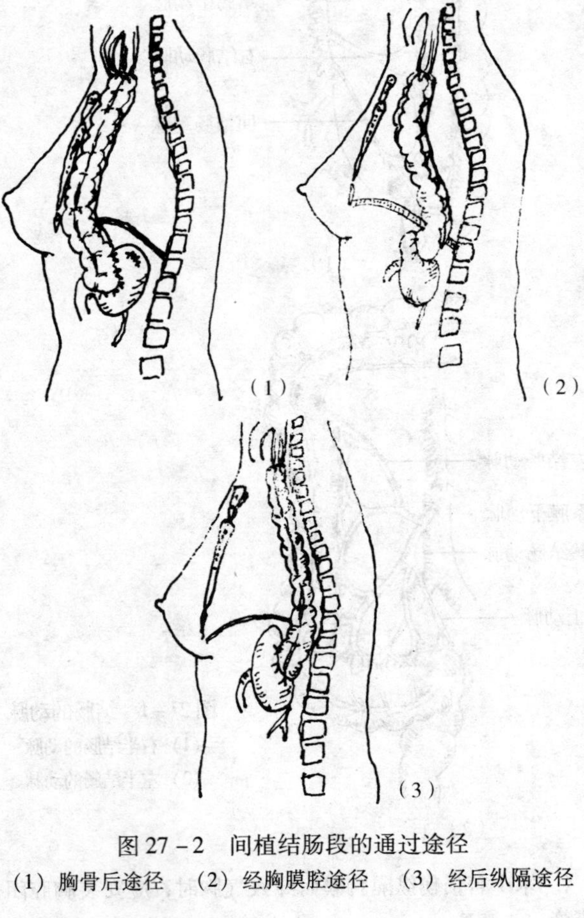

图 27－2 间植结肠段的通过途径

(1) 胸骨后途径 (2) 经胸膜腔途径 (3) 经后纵隔途径

第二十八章　贲　门　癌

第一节　贲门癌的病理

（一）定义　在胸外科临床工作中，将原发于食管胃结合部交界线或齿状线胃侧 2cm 的腺癌称为贲门癌（carcinoma of cardia of stomach）。

（二）大体病理分型　贲门癌按其大体病理形态学表现，将进展期贲门癌分为以下 4 种类型：

1. 隆起型　肿瘤向胃内突出，外观呈菜花样、蕈伞样或息肉样等。瘤体常较大，边缘较规则，肿瘤表面有溃疡形成，可累及贲门全层。

2. 局限溃疡型　肿瘤形成明显而较深的溃疡，边缘清楚；肿瘤与周围组织之间的界限较为局限；肿瘤直径多小于 5cm。

3. 浸润溃疡型　肿瘤向贲门上、下方呈浸润性生长，边界不清楚，表面有深浅不等的溃疡。但溃疡边缘无明显隆起，浸润范围较广泛。

4. 浸润型（弥漫浸润型）　肿瘤向贲门壁内浸润，贲门壁增厚变硬，局部黏膜皱襞随之增厚或消失；肿瘤周围的黏膜向肿瘤中央呈放射状收缩；癌组织一般浸润到贲门壁全层组织。

（三）组织细胞学分型　一般分为 5 种细胞类型：

1. 管状腺癌　最常见。在镜下，瘤细胞排列成明显而不规则的管状结构（腺体样结构）。

2. 黏液腺癌　腺癌组织伴有大量黏液形成。

3. 乳头状腺癌　腺癌不仅呈浸润性生长，而且从表面增殖突出，呈乳头状结构；纤维组织与毛细血管构成肿瘤中心，表面覆盖高柱状或立方形腺上皮癌细胞。

4. 印戒细胞癌　腺癌细胞分泌黏液，在癌细胞内产生的黏液将细胞核挤压在细胞一侧，镜下呈印戒状，呈弥漫性黏液腺癌改变。

5. 腺鳞癌　同一肿瘤中有腺癌和鳞癌两种成分，部分呈腺癌分化，另一部分呈鳞癌分化。

（四）贲门腺癌的组织学分级

Ⅰ级：癌细胞分化很好。

Ⅱ级：癌细胞呈中度分化。

Ⅲ级：癌细胞分化程度差。

（五）转移　贲门癌有以下4种重要转移方式：

1. 淋巴道转移　是贲门癌的主要转移途径，淋巴结转移率高达75%。常见的淋巴结转移部位分为3站：

(1) 第1站淋巴结：①左、右贲门旁淋巴结；②食管下段旁淋巴结与胃小弯淋巴结。

(2) 第2站淋巴结：①胃左动脉旁淋巴结；②脾门淋巴结；③胃网膜淋巴结。

(3) 第3站淋巴结：属于远处淋巴结转移，包括腹腔动脉旁淋巴结、腹主动脉旁淋巴结、肝门区淋巴结、纵隔淋巴结及锁骨上淋巴结等。

2. 血行转移　癌细胞经门静脉进入肝脏，再经下腔静脉进入右心房与肺循环血管，最后进入体循环血管，发生肝、肺、骨、脑、肾及肾上腺转移。这是贲门癌最常见的血行转移途径。

3. 直接浸润　贲门癌常见的直接浸润部位有：

(1) 食管下段乃至食管中段（纵向浸润）。

(2) 食管裂孔及其周围膈肌（横向浸润）。

(3) 晚期贲门癌有时直接浸润胰尾、肝左叶及后腹膜结构，并与其形成“冻结”状态。

（4）贲门癌沿胃底及胃小弯侧呈浸润性生长，浸润范围超过胃小弯的1/2以上，并侵犯局部胃壁全层及浆膜外脂肪组织。

（5）浸润全胃：癌细胞自贲门呈弥漫性浸润生长，累及全胃壁各层组织，使之弥漫性增厚变硬，胃黏膜因癌细胞浸润而皱襞消失，形如皮革，称为皮革胃。

4. 种植性转移　晚期贲门癌的癌细胞脱落到腹腔后，造成腹膜、胃网膜和盆腔器官、隐窝的广泛种植性转移，形成大量粟粒样癌结节，有的伴有恶性腹腔积液。

（六）贲门癌的TNM分期　贲门癌的临床TNM分期（cTNM）与病理TNM分期（pTNM）一般参照食管癌的TNM分期。

第二节　贲门癌的临床表现

（一）发病年龄与性别比例　贲门癌可见于34～85岁之间的病人，平均年龄在55岁～61岁之间；男女性别比例为（7～9）：1。

（二）早期症状和体征　由于贲门的解剖、生理特点，贲门癌病人的症状出现较晚。贲门癌在早期一般无症状和体征。有症状的病例多为中、晚期。临床经验表明，症状的隐匿性是贲门癌的重要特征。

（三）中、晚期贲门癌病人的临床表现

1. 吞咽困难　与食管癌相比，贲门癌病人吞咽困难的程度较轻，进展较缓慢。

2. 体重减轻（消瘦）、吞咽疼痛、呃逆或嗳气。其中体重减轻是晚期贲门癌的重要临床表现，提示预后不良。有的表现为上腹部疼痛。

3. 上消化道大出血　约6%的贲门癌病人有上消化道大

出血症状。表现为呕血或黑便，有的为首发症状。贲门癌上消化道大出血的诊断标准为：

（1）在24～48小时内呕出咖啡样液体或鲜血达1000ml或1000ml以上。

（2）短时间内排出大量柏油状便或黑便。

（3）外出血量虽不足1000ml，但病人有晕厥、心悸、出冷汗及动脉收缩压在12.0kPa以下等出血性休克的症状和体征。

（4）病人出血后血红蛋白降至90g/L以下。

贲门癌发生出血后，凡具备以上标准的两项或两项以上的病例，均可诊断为贲门癌大出血，需要及时处理。

4. 腰背部或上腹部持续性隐痛　多数为较晚期或晚期贲门癌的症状，指示胰腺或后腹膜组织结构受累。

5. 营养不良、贫血、水肿、上腹部或盆腔肿块、腹腔积液以及锁骨上淋巴结肿大等，均为晚期贲门癌病人的临床表现，已失去治愈机会。

第三节　贲门癌的诊断方法

贲门癌的临床诊断除询问病史、查体之外，主要通过上消化道X线钡餐造影和胃镜检查做出诊断。胃镜检查是早期贲门癌的重要诊断方法。

（一）上消化道X线钡餐造影检查　贲门癌的主要X线表现有以下几种征象：

1. 贲门部正常黏膜皱襞破坏　是贲门癌的最基本的X线征象，包括黏膜皱襞增粗、消失、中断、扭曲或变形移位等。

2. 胃底部胃壁增厚、不规则变形，胃泡缩小及变形或充气后不扩张，是贲门癌累及贲门下区及胃底的征象；胃小弯轮廓不规则、胃壁僵硬不能扩张、黏膜破坏、有充盈缺损或者龛影，是贲门癌侵犯胃小弯的X线表现。

3. 贲门部软组织肿块影 是中、晚期贲门癌的X线征象。肿块影向胃腔内突出，呈半圆形、分叶状或结节状阴影，在气、钡双重造影时更为清楚。

4. 贲门区龛影 约60%的贲门癌表面形成深浅不等的溃疡，在X线钡餐造影片上表现为形态及大小不同的贲门区龛影，龛影周围的黏膜皱襞有破坏及充盈缺损现象。

5. 贲门狭窄与梗阻 因癌组织侵犯贲门并导致贲门狭窄、僵硬的征象。有的在钡剂通过贲门时呈喷射状进入胃腔，形成所谓钡剂喷射现象。

6. 食管下段不规则狭窄、钡流受阻、黏膜破坏及充盈缺损 是贲门癌侵犯食管下段的X线征象。约90%的中、晚期贲门癌病例有食管下段受累的这些表现。

（二）内镜检查 内镜（胃镜）检查是诊断早期和中、晚期贲门癌最重要的方法，活检标本的诊断正确率达96%以上。但肿瘤在贲门黏膜下浸润播散的范围无法确定。

1. 早期贲门癌的内镜检查所见 有3种主要表现：

（1）贲门黏膜有边界清楚的红色糜烂区，表面黏膜平坦或略下陷，或呈颗粒状改变。

（2）贲门区病灶轻度隆起，呈色泽不同、表面粗糙的斑块样病变。

（3）贲门区病灶呈直径在1cm以内的表面黏膜粗糙、糜烂或有溃疡的小结节。其中，内镜下所见贲门部局限性黏膜充血及糜烂灶是早期贲门癌的重要表现，但确诊依靠活检。

2. 中、晚贲门癌的内镜检查所见

（1）贲门区肿块：是最常见的表现，外观呈息肉状、结节状或菜花状，表面充血水肿或呈灰白色，质硬而较脆，有糜烂或溃疡形成，触之易出血。

（2）贲门区有癌性溃疡及糜烂灶。

（3）贲门和（或）食管下段呈管状狭窄，食管僵硬。确诊同样取决于活检。

第四节 贲门癌的外科治疗原则

贲门癌病人确诊之后，经临床全面检查，如果无手术禁忌证，都应考虑进行外科手术治疗。手术治疗的原则有下列几方面：

（一）切除原发瘤　尽可能保证食管和胃切缘无癌组织残留，并彻底清扫区域淋巴结，降低术后肿瘤复发、转移的几率，提高术后生存期。

（二）手术切口的选择　一般应选择左胸后外侧切口，经第7肋间（肋床）进胸。必要时，可采用左胸腹腔联合切口。

（三）根据术中探查结果决定手术切除术式

1. 根治性贲门癌切除术　术中探查表明肿瘤较为局限、未侵犯贲门周围其他器官，或发现有少数肿大的区域淋巴结，但这些淋巴结能彻底切除者应进行根治性切除术。

2. 姑息性贲门癌切除术　探查发生肿瘤侵犯胃底或胃小弯，或累及膈肌、胰尾及区域淋巴结，但肿瘤与周围组织结构之间未固定，有一定活动范围，而且病人吞咽困难症状严重者，应争取切除肿瘤、受累的组织结构及淋巴结，达到姑息性贲门癌切除术的目的。

3. 单纯手术探查　术中探查核实肿瘤与周围结构和器官严重浸润粘连、固定，呈“冻结”状态者，或肝脏及腹膜有转移灶者，证明肿瘤无法切除，要中止手术。

（四）贲门癌切除范围与消化道重建

1. 近端胃次全切除术　切除范围包括食管下段、近端胃（胃小弯下1/3至胃大弯中点连线之间的近端胃组织）以及区域淋巴结，并行食管－远胃胸内弓下吻合术。要求食管和胃的上、下切缘距肿瘤边缘至少5cm，5cm以上更为安全。

2. 扩大的近端胃次全切除术　切除范围包括：近端胃和食管下段及受累的胰尾，同时清扫腹腔动脉周围淋巴结，之

后进行食管 - 远端胃胸内弓下吻合术，恢复消化道的连续性。

3. 全胃切除术 切除范围有：食管下段、全胃及十二指肠第一部、大网膜与小网膜，必要时切除脾脏，最后用空肠袢与食管断端在胸内（弓下）吻合（空肠代胃术）。

贲门癌病人胃切除范围、食管 - 远端胃胸内主动脉弓下吻合术、全胃切除及空肠代胃术如图 28 - 1、图 28 - 2 及图28 - 3 所示。

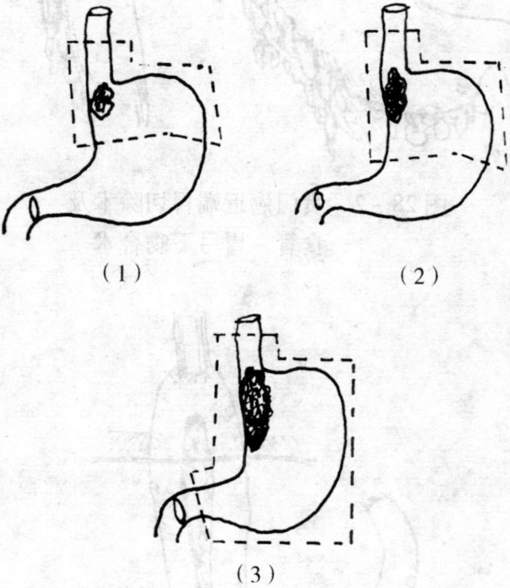

图 28 - 1 贲门癌胃切除范围

（1）近端胃部分切除术

（2）近端胃大部切除术

（3）全胃切除术

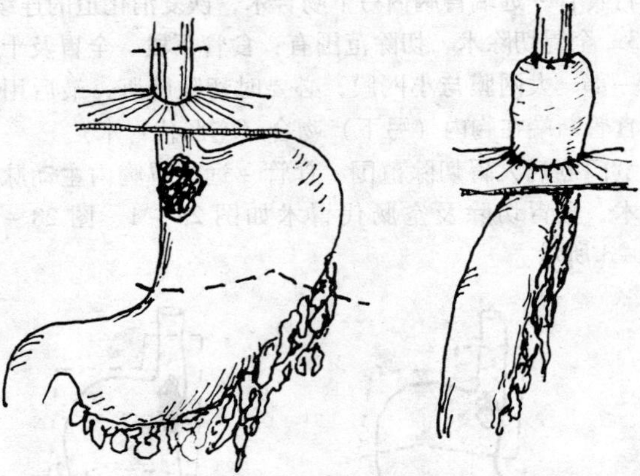

图 28－2 贲门癌近端胃切除术及食管－胃弓下吻合术

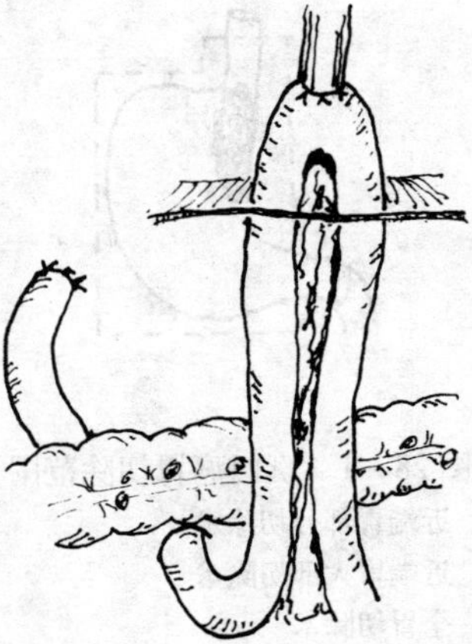

图 28－3 贲门癌全胃切除术及空肠代胃术

第五节　贲门癌的术后并发症与生存率

（一）术后并发症　大多数贲门癌病人年龄都在 50 岁以上，中、晚期（Ⅲ～Ⅳ期）病例居多，入院时全身健康状况较差，而且由于贲门癌的切除范围与手术创伤较大，因此，术后并发症的发生率与手术死亡率比较高。常见的术后并发症有以下几种：

1. 食管－胃胸内吻合口瘘　是最严重的贲门癌术后并发症，发生率为 2.9%～3%，手术死亡率为 33.3%～50%。

2. 食管胃吻合口狭窄　发生率约为 3%。

3. 术侧脓胸　发生率约为 2%。

4. 肺部并发症　发生率为 2%～3%。

5. 心血管系统并发症　发生率约为 1%。

总之来说，贲门癌术后各种并发症的发生率为 13%～16%，术后死亡率约 2%。

（二）术后生存率　影响贲门癌病人术后生存率的主要因素为：

1. 术式（根治性或姑息性贲门癌切除术）。

2. 肿瘤切缘的长度及切缘有无癌组织残留。

3. 贲门癌 TNM 分期。

按国际胃癌 TNM 分期标准，贲门癌切除术后各期的 5 年生存率为：

Ⅰa 期：100%。

Ⅰb 期：49.4%。

Ⅱ期：30.3%。

Ⅲa 期：21.1%。

Ⅲb 期：9.8%。

Ⅳ期：8.7%。

第二十九章　纵隔肿瘤和囊肿

第一节　概　　述

（一）纵隔的定义　在解剖学上，将两侧胸腔纵隔胸膜之间的器官和组织结构总称为纵隔（mediastinum）。纵隔的解剖边界是：前为胸骨后缘，后为胸椎椎体及前纵韧带，上为胸廓入口处，下为膈肌表面，两侧为纵隔胸膜。

（二）纵隔的分部　在临床上，很多原发性纵隔肿瘤和囊肿有其好发部位，这种好发部位具有疾病的诊断意义。因此，将纵隔分为 3 个部分：即前（上）纵隔、中纵隔（脏器纵隔）和后纵隔。

1. 前（上）纵隔

（1）界限：①前为胸骨内侧面；②后为胸内大血管前缘表面；③上为无名血管下缘；④下为心脏前缘；⑤两侧为膈神经。前（上）纵隔上方因有无名血管限制，不与胸廓上口处直接沟通。

（2）内容：前（上）纵隔的内容包括 3 部分：

1）位于胸骨后的胸腺与 3 大静脉（左、右无名静脉与上腔静脉）。

2）位于中部的主动脉弓及其 3 大分支（头臂干、左颈总动脉和左锁骨下动脉）。

3）前（上）纵隔淋巴结（位于胸骨柄内侧面上方及胸内大血管的前面）和胸内大血管间的脂肪组织。

2. 中纵隔　从胸廓上口处占据纵隔自前至后达胸椎椎体前缘的绝大部分。

（1）界限：①前为胸内大血管与心包；②后为胸椎椎体前缘；③上方为心脏前缘；④下方为膈肌。

（2）内容：中纵隔所占据范围最大、最宽阔，主要被心脏及心包所占据，其他重要内容包括膈神经、气管、隆突及主支气管、肺门、食管及迷走神经等器官和结构。

3. 后纵隔（椎旁沟）

（1）界限：①前方为心脏和气管；②后为胸椎椎体前缘；③后外侧延伸至肋骨与椎旁沟。

（2）内容：后纵隔的内容有食管、迷走神经、降主动脉、胸导管、奇静脉和半奇静　脉系统、后纵隔淋巴结、脊神经和交感神经链等。

纵隔的分部如图 29－1 所示。

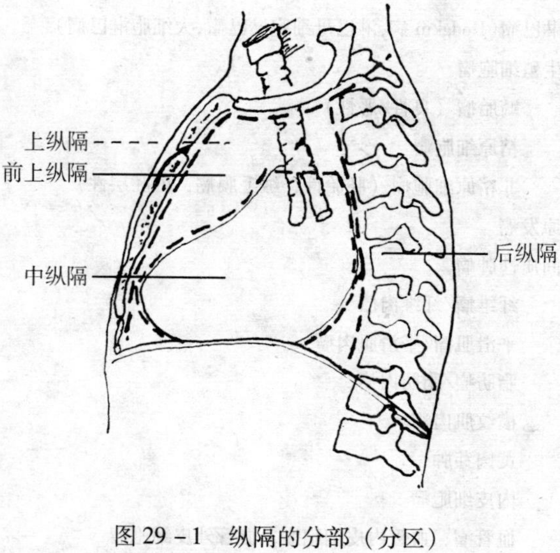

图 29－1　纵隔的分部（分区）

（三）纵隔肿瘤和囊肿的分类　在纵隔肿瘤中，神经原性肿瘤最为常见，约占总发病数的23%，其他依次为胸腺瘤（21%）、淋巴瘤（13%）、生殖细胞瘤等（12%），其分类如表29－1。

表29－1　纵隔肿瘤和囊肿的分类

神经源性肿瘤
神经纤维瘤
神经鞘瘤
副神经节瘤
神经母细胞瘤
化学感受器瘤
胸腺瘤（良性/恶性）
淋巴瘤（Hodgkin病，淋巴母细胞淋巴瘤，大细胞淋巴瘤）
生殖细胞瘤
畸胎瘤（良性/恶性）
精原细胞瘤
非精原细胞瘤（胚胎性，绒毛膜癌，内胚层性）
原发癌
间质性肿瘤
纤维瘤/纤维肉瘤
平滑肌瘤/平滑肌肉瘤
脂肪瘤/脂肪肉瘤
横纹肌肉瘤
黄肉芽肿
内皮细胞瘤
血管瘤，血管内皮细胞瘤，血管外皮细胞瘤
淋巴管瘤，淋巴管肌瘤，淋巴管外皮细胞瘤

续　表

内分泌肿瘤
胸内甲状腺
甲状旁腺腺瘤/甲状旁腺癌
类癌
囊肿
支气管囊肿
心包囊肿
肠源性囊肿
甲状腺囊肿
胸导管囊肿
非特异性囊肿
巨大淋巴结增生
髓外性血细胞生成

第二节　纵隔肿瘤（囊肿）的临床病理概况

1. 纵隔肿瘤（囊肿）　最常见于前上纵隔。约54%的纵隔肿瘤和囊肿发生于前上纵隔，其次为后纵隔（26%）和中纵隔（20%）。

2. 很多纵隔肿瘤（囊肿）在纵隔内有好发部位。这一特点具有一定的鉴别诊断意义（表29-2）。此外，据纵隔肿瘤的好发部位及其压迫或侵袭邻近结构的情况，可以解释与之相关的临床症状：①前上纵隔肿瘤可引起上腔静脉综合征；②中纵隔肿瘤有时导致心脏压塞；③后纵隔神经源性肿瘤容易造成脊髓受压综合征。

表 29－2 纵隔肿瘤（囊肿）在纵隔内的好发部位

前上纵隔	中纵隔	后纵隔
胸腺瘤（31%）	心包囊肿（35%）	神经源性肿瘤（52%）
淋巴瘤（21%）	淋巴瘤（21%）	支气管囊肿（22%）
生殖细胞瘤（17%）	支气管囊肿（15%）	肠源性囊肿（7%）
甲状腺肿（瘤）	嗜铬细胞瘤	嗜铬细胞瘤
胸腺囊肿	间皮囊肿	淋巴瘤

3. 纵隔原发性肿瘤中，25%～42%为恶性肿瘤，其中最常见的有淋巴瘤、恶性胸腺瘤、恶性生殖细胞瘤、原发癌和恶性神经源性肿瘤。

4. 纵隔恶性肿瘤的相对发生率在纵隔各分部（区域）有明显差异 ①前上纵隔肿瘤约59%为恶性；②中纵隔和后纵隔的恶性肿瘤分别占29%和16%。

5. 纵隔恶性肿瘤的发生率常与病人年龄有关 ①20岁～50岁的纵隔肿瘤病例中，恶性纵隔肿瘤的发病率最高，其中淋巴瘤和恶性生殖细胞瘤的发病率达峰值；②在10岁的病例中，73%为良性纵隔肿瘤。

6. 儿童纵隔神经源性肿瘤中，绝大多数为起源于交感神经节的肿瘤（主要为神经节瘤、节细胞神经母细胞瘤及神经母细胞瘤），其淋巴瘤多数为NHL，生殖细胞肿瘤绝大多数为良性畸胎瘤。儿童心包囊肿与胸腺瘤少见。

第三节 纵隔肿瘤和囊肿的临床表现

（一）无症状 病人无任何临床症状和体征，纵隔肿瘤或囊肿是在常规胸部X线检查中被发现并做出诊断，其中76%为良性肿瘤或囊肿。

（二）有症状或体征 纵隔肿瘤或囊肿如果压迫或侵袭毗邻的纵隔结构时，病人出现临床症状（体征）。

1. 最常见的症状为胸痛（30%）、发热或寒战（20%）、咳嗽（16%）和呼吸困难（16%）。

2. 其他症状有：体重减压、疲乏、吞咽困难以及夜汗。

3. 上腔静脉综合征（SVCS）、Horner 综合征、声音嘶哑和剧烈胸痛是肿瘤侵犯邻近的纵隔重要结构的表现。

4. 婴儿和儿童因纵隔间隙相对较狭小，患有纵隔肿瘤或囊肿时多有症状或体征，多因纵隔重要脏器受压或感染所致。

62% ~85% 的纵隔恶性肿瘤（囊肿）有症状。前上纵隔恶性肿瘤引起症状的几率最高（75%），其次为后纵隔和中纵隔恶性肿瘤，症状发生率分别为 50% 和 45%。

（三）有特殊症状或综合征 某些纵隔肿瘤可能产生激素或抗体，导致病人出现特殊的全身症状或综合征（表 29 -3，表 29 -4）。

表 29 -3 纵隔肿瘤产生激素所致全身症状（综合征）

全身症状（综合征）	肿 瘤
高血压	嗜铬细胞瘤，化学感受器瘤 神经节细胞瘤，神经母细胞瘤
低血糖症	间皮细胞瘤，畸胎瘤 纤维肉瘤，神经纤维肉瘤
腹泻	神经鞘瘤，神经母细胞瘤 神经纤维瘤
高血钙症	甲状旁腺腺瘤，甲状旁腺癌 Hodgkin 病
甲状腺毒症	甲状腺腺瘤，甲状腺癌
男子女性型乳房	非精原细胞生殖细胞瘤

表 29－4 与纵隔肿瘤有关的综合征

肿 瘤	综合征
胸腺瘤	重症肌无力
	红细胞发育不良
	再生障碍性贫血
	低丙种球蛋白血症
	进行性全身性硬皮病
	溶血性贫血
	巨食管症
	皮肌炎
	系统性红斑性狼疮
	心肌炎
	胶原性血管疾病
淋巴瘤	贫血，重症肌无力
神经纤维瘤	多发性神经纤维瘤病
类癌，胸腺瘤	多发性内分泌腺瘤病
胸腺瘤，神经纤维（鞘）瘤	骨关节病
肠源性囊肿	椎体畸形，消化性溃疡
Hodgkin 病	酒精诱发性疼痛
神经母细胞瘤	斜视性眼肌震颤－肌震颤

第四节　纵隔肿瘤和囊肿的术前诊断方法

（一）术前诊断方法应达到的目标（目的）

1. 要对原发性纵隔肿瘤（囊肿）与具有相似的X线表现的其他病因所致纵隔肿块进行鉴别诊断，以免误诊或者漏诊。

2. 要明确可能影响病人围手术期处理的全身临床表现或症状以及与主要疾病的关系。

3. 如考虑或怀疑纵隔肿块压迫呼吸道、上腔静脉、肺动脉或胸内其他大血管时，应及时进行相关的检查，以便明确诊断与处理。

4. 后纵隔肿瘤或囊肿病人，要注意有无脊髓受压的征象；避免因漏诊造成严重后果。

5. 仔细检查纵隔肿瘤是否为非精原细胞性生殖细胞瘤。

6. 估计纵隔肿瘤或囊肿手术切除的可能性及手术风险、对麻醉的特殊要求。

7. 了解病人是否合并内科疾病，必要时要进行适当的治疗，改善其全身情况。

8. 有些纵隔肿瘤引起的特殊综合征须在术前进行正确处理，保证病人生命安全，减少手术并发症。纵隔肿瘤所致重症肌无力、恶性高血压、低丙种球蛋白血症、高血钙、甲状腺功能亢进等是术前处理的重要内容之一。

（二）诊断方法　除了仔细询问病史和查体，要结合具体病人选择以下诊断（检查）方法。

1. 胸部X线摄片检查　是发现纵隔肿瘤的重要诊断方法，能显示、证实肿瘤或囊肿的解剖部位、大小、密度等影像学信息，诊断正确率很高。肿瘤往往从纵隔突向一侧或两侧胸腔。

2. 胸部CT扫描

(1) 是对X线检查的重要补充，能更为准确的显示纵隔肿瘤或囊肿的位置、大小、形态、密度、钙化、边缘特点、与毗邻结构的关系以及胸内（纵隔）肿大淋巴结，对判断其手术切除的可能性具有重要价值。

(2) 后纵隔肿瘤病人，CT扫描能显示肿瘤与脊髓的关系，了解肿瘤有无压迫相邻脊髓的征象。

(3) CT扫描对鉴别实质、囊性、血管性、脂肪性肿物和判断肿瘤是否侵犯周围结构或器官的灵敏性很高。

3. MRI检查

(1) 在显示（诊断）后纵隔神经原性肿瘤累及毗邻椎间孔、压迫脊髓和诊断纵隔囊肿等方面，RMI检查优于CT扫描。

(2) MRI检查能较为客观地提供肿瘤累及胸内大血管或心脏结构的图像，并有助于确定大血管畸形。

(3) 与CT扫描一样，MRI检查也能显示纵隔肿瘤（囊肿）侵袭周围结构的征象，有助于评估肿瘤或囊肿手术切除的可能性；结合CT扫描，对诊断更有意义。

4. 超声检查　在怀疑中纵隔巨大肿瘤或囊肿导致肺动脉狭窄、心脏压塞时，应做胸部超声检查。纵隔肿瘤术前需要明确组织学诊断时，可在超声指引下进行针刺活检。

5. PET　对纵隔潜在恶性肿瘤的诊断及肿瘤侵袭性的诊断，术前PET更有意义。其敏感性与特异性达90%和92%，准确性达91%，明显高于CT扫描。在淋巴瘤的诊断中，FDG－PET的敏感性很高。在有些纵隔恶性肿瘤的临床分期、评估疗效和判断肿瘤的复发或转移中，也可进行PET。

6. 实验室检查

(1) 年龄在20～40岁的前上纵隔肿瘤病人，必要时应测定血清AFP（甲胎蛋白）和β－HCG（β－人绒毛膜促性腺激素），阳性结果提示前上纵隔肿瘤为非精原细胞生殖细胞瘤。

（2）纵隔肿瘤有持续性高血压而无肾脏疾病者，若发现其有肾上腺素分泌过多或有交感神经兴奋表现、代谢亢进时，应查尿 VMA（香草扁桃酸）和儿茶酚胺。纵隔嗜铬细胞瘤、副神经节瘤和神经母细胞瘤病人的 VMA 水平显著升高。

7. 放射性核素扫描

（1）无症状的前上纵隔肿瘤如考虑为胸内甲状腺肿，可用 ^{131}I 进行甲状腺核素扫描。此项检查对胸内甲状腺肿的诊断有重要意义。

（2）^{131}I – MIBG（^{131}I – 间碘胍）核素扫描是诊断纵隔嗜铬细胞瘤的手段之一，其敏感性和特异性很高，假阳性率为 0，假阴性率为 10%。

8. 针刺活检与纵隔镜检查　纵隔肿瘤在治疗前需要有组织学诊断者，可选择此类有创检查。在特殊病例，需要前上纵隔切开活检、胸腔镜活检甚至剖胸活检。

（三）治疗原则　纵隔肿瘤和囊肿一经发现，只要无手术禁忌，都应进行外科手术切除治疗。术后根据病理诊断考虑是否需要放疗、化疗及其他综合疗法。纵隔淋巴瘤应进行内科治疗。

第五节　纵隔神经源性肿瘤

（一）定义　一般将发生于纵隔神经组织的肿瘤统称为神经源性肿瘤（neurogenic rumors）。绝大多数位于后纵隔（椎旁沟）。此类肿瘤主要起源于神经组织的两种细胞成分，即自主神经节和神经鞘细胞。

（二）分类　纵隔神经源性肿瘤的分类方法尚未统一。通常认为 Shields（1991 年）提出的分类方法较为实用，可用于成人与儿童病例（表 29 – 5）。

表 29－5 纵隔神经源性肿瘤的分类

良性	恶性	年龄
神经鞘源性肿瘤		
神经鞘瘤	神经源性肉瘤	成人
神经纤维瘤		成人
黑色素 Schwann 瘤		成人
颗粒细胞瘤		成人
自主神经节源性肿瘤	节细胞神经母细胞瘤	儿童和年轻人
神经节细胞瘤	神经母细胞瘤	儿童
交感、副交感神经肿瘤	恶性嗜铬细胞瘤	成人多见
嗜铬细胞瘤		成人多见
化学感受器瘤	恶性副神经瘤	成人多见
周围神经外胚层瘤	恶性小细胞瘤（Askin 瘤?）	儿童

在临床工作中常见的后纵隔神经源性肿瘤有 5 种：

1. 神经鞘瘤 起源于神经鞘的 Schwann 细胞。
2. 神经纤维瘤 可发展为神经纤维肉瘤。
3. 神经纤维肉瘤 为原发性恶性肿瘤。
4. 神经节细胞瘤 起源于交感神经节。
5. 神经母细胞瘤 发自交感神经链，能转移到骨骼、肝及引流区的淋巴结，亦能直接累及脊髓。恶性程度很高。

纵隔的嗜铬细胞瘤罕见，其行为类似肾上腺嗜铬细胞瘤。

纵隔神经源性肿瘤占全部纵隔肿瘤的 15% ~30%，4 岁以下儿童和年轻人多见；在后纵隔（椎旁沟）肿瘤中，50% ~80% 为神经源性肿瘤，儿童以恶性神经源性肿瘤占大多数；

肿瘤好发于脊神经根和肋间神经靠近椎间孔以及椎旁交感神经干的部位，因此常在椎旁沟的上部。

（三）神经鞘瘤和神经纤维瘤

1．临床病理特点　二者的表现不同。

（1）神经鞘瘤（neurilemmoma）

1）纵隔神经鞘瘤比神经纤维瘤多见，占纵隔神经源性肿瘤的40%～60%。

2）一般位于后纵隔，为圆形或椭圆形实质性肿瘤，大小不等，有包膜，与周围组织（结构）粘连不重，容易分离；表面有壁层胸膜覆盖；外观呈灰色或褐色；剖面呈螺纹状。

3）神经鞘瘤生长缓慢。30岁～40岁的成年人为其发病高峰人群。病人一般无症状；如有症状，多为恶性神经鞘瘤（恶性Schwann瘤）所致。神经鞘瘤发生恶变者罕见，发生率约为2%。

（2）神经纤维瘤（neurofibroma）

1）亦为圆形或椭圆形单发实质性肿瘤，质较硬，包膜不完整或有假性包膜，外观呈灰白色或者灰黄色。纵隔神经纤维瘤含有脊神经的各种成分，既有神经鞘细胞，又有神经轴突，并有大量纤维组织。

2）在电镜下，可见肿瘤由长形细胞构成，细胞有粗大胞质突，但不多；在基质中，有时可见有髓鞘或者无髓鞘的神经轴突。肿瘤体积较大时引起压迫症状。

3）30%的纵隔神经纤维瘤病人合并全身性神经纤维瘤病（von Recklinghausen病）。

纵隔神经纤维瘤的发生部位和临床症状与神经鞘瘤相同，难以鉴别诊断。

2．影像学表现与诊断　依靠X线胸片和CT扫描。

（1）X线胸片

1）纵隔神经鞘瘤和神经纤维瘤在X线正、侧位胸片上主要表现为位于后纵隔（椎旁沟）上1/2或1/3的圆形（椭圆形）肿块影，密度均匀一致，边缘光滑，有的呈分叶状，偶尔见钙化。

2）如果肿瘤向毗邻的椎间孔内生长，可见局部肋间隙增宽、椎间孔增大、肋骨与椎体骨质有侵袭征象。

3）瘤体一般突向一侧胸腔。

（2）CT扫描：后纵隔神经鞘瘤和神经纤维瘤的临床诊断主要依靠正、侧位胸部X线摄片检查。CT扫描的目的在于观察肿瘤有无蔓延到椎间孔及椎管内并压迫脊髓的征象。如CT扫描显示肿瘤向椎管内生长，为明确肿瘤在椎管内纵向蔓延的程度，可做MRI检查。

3. 治疗　后纵隔神经鞘瘤和神经纤维瘤均为良性肿瘤，应进行外科手术切除治疗；如为累及椎管内的哑铃形肿瘤，要同时切除之。手术疗效满意，复发者罕见。术后病理检查诊断为恶性神经鞘肿瘤者应辅以放疗，病人预后差。

（四）恶性神经鞘瘤（malignant neurilemmoma）　又称恶性Schwann瘤。属于神经源性肉瘤，占纵隔神经源性肿瘤的1%左右，好发于患有全身性神经纤维瘤病的病人，潜伏期约10年。病人年龄以10～20岁居多，有的在60岁以上。

1. 病理

（1）大体：多数纵隔恶性神经鞘瘤体积较大，剖面常呈白色或肉色，可见出血或坏死区。

（2）镜下：表现类似神经纤维肉瘤，但瘤细胞往往有正常神经鞘细胞的特征，并对S－100蛋白起反应。肿瘤常侵犯周围结构，可发生远处转移。

2. 诊断与治疗　纵隔恶性神经鞘瘤的诊断在于病理检查。治疗原则为手术切除肿瘤和术后放疗。手术治疗的目的为预防或缓解肿瘤压迫脊髓。有的病人需要同期进行脊柱固定术。病人预后不良。个别病例术后可存活2年左右。

（五）神经母细胞瘤（neuroblastoma）

1. 临床病理特点

①纵隔神经母细胞瘤好发于 3 岁以下小儿，约占儿童纵隔神经源性肿瘤的 50%。其组织起源为多潜能神经嵴细胞，属高度恶性肿瘤；②发生于胸内的神经母细胞瘤几乎都位于后纵隔（椎旁沟），个别见于前纵隔或中纵隔；③瘤体较大，质软，有分叶和假性包膜；剖面呈灰红色，并有散在出血、坏死区。

镜下：特征为在细微的原纤维丝网周围有瘤细胞形成的假性玫瑰花结。

2. 症状

（1）病人常有全身及局部症状或体征，如胸痛、咳嗽、呼吸困难、截瘫及 Horner 综合征。

（2）肿瘤产生 VIP（血管活性肠肽），可有腹泻和腹胀；有的主诉发热、全身不适和疲乏无力。

（3）小儿出现舞蹈眼，可能与肿瘤分泌某种抗体有关。切除肿瘤后，眼部症状（体征）消失。

3. 诊断　结合病史与临床表现，进行胸部 X 线检查、CT 扫描以及实验室检查。

（1）胸部 X 线摄片检查

1）在胸片上，可见肿瘤多位于后纵隔（椎旁沟），大小不等，边缘比较模糊，瘤体内可有钙化影。

2）肿瘤部位的骨质可能有压迹或受侵袭征象。

3）肿瘤向椎管内蔓延者，可见局部肋骨受侵袭、肋间隙扩大或椎间孔扩大，并能显示脊髓受压、移位现象。

（2）CT 扫描：后纵隔神经母细胞瘤可向椎管内生长。胸部 CT 扫描能显示椎管扩大、椎体受侵及脊髓受压的程度。有的重症病例要做胸部 RMI 检查，可以代替脊髓（椎管）造影。

（3）实验室检查：神经母细胞瘤能分泌儿茶酚胺，病人的尿中可能有儿茶酚胺降解产物 VMA（香草扁桃酸）与 HVA（高香草酸）水平升高。

（4）活检：治疗开始前需要做出组织学诊断的病例，一般进行纵隔肿瘤穿刺活检。

4. 分期 Brodeur 等在 1993 年提出的国际神经母细胞瘤分期法见表 29 - 6。

表 29 - 6 国际神经母细胞瘤分期法（1993 年）

分期	表 现
1 期	肿瘤局限于原发部位，肿瘤大体能完整切除，镜下有或无瘤细胞残留；镜检证实同侧（术侧）与对侧淋巴结无转移
2A 期	一侧肿瘤大体切除不彻底，镜检证实一侧（术侧）与对侧淋巴结无转移
2B 期	一侧肿瘤大体切除彻底或不彻底；同侧（术侧）引流区淋巴结转移；镜检证实对侧淋巴结无转移
3 期	肿瘤浸润跨过身体中线，有或无引流区淋巴结受累；或者位于身体中线的肿瘤有双侧引流区淋巴结受累
4 期	肿瘤播散到骨、骨髓、肝、远处淋巴结及其他器官，但不包括 4S 期
4S 期	肿瘤局限，能确定为 1 期和 2 期，其播散限于肝、皮肤及小于 10% 的骨髓或全部骨髓，以及小儿在就诊时小于 1 岁

5. 治疗 纵隔神经母细胞瘤的治疗要根据分期、年龄、N - myc 蛋白表达及肿瘤的生物组织学、病理学等将病人分为低危组、中危组和高危组，按不同的组别进行相应的治疗。原则上，1 期和 2A 期、2B 期的病例应选择单纯手术治疗，3 期、4 期和 4S 期的病例宜选择手术切除肿瘤及化疗、多种药物疗法。肿瘤压迫脊髓的病例，要同期施行椎板切除术并彻底切除蔓延到椎管内的肿瘤。

影响纵隔神经母细胞瘤病人的预后因素复杂。经外科手术切除肿瘤与化疗后，病人 5 年生存率为 22%；年龄较大的 4 期病人的预后最差。极个别病人的肿瘤可自然退化而自愈。

（六）后纵隔哑铃形肿瘤（dumbbell neurogenic tumor）

1. 临床病理特点　后纵隔哑铃形肿瘤主要是神经源性肿瘤，有以下临床病理特点：

（1）肿瘤通常起源于神经鞘，往往从后纵隔经紧邻的椎间孔进入椎管生长，逐渐压迫脊髓。

（2）肿瘤的纵隔部分与椎管内部分由位于椎间孔内的腰部连接（腰部狭窄）。瘤体外观呈哑铃形；90% 为良性肿瘤，10% 为恶性肿瘤。

（3）神经鞘瘤和神经纤维瘤可位于椎管的任何水平，但一般位于胸椎上 1/3 椎管的某一平面；肿瘤的椎管内部分可在硬脊膜内，也可在硬脊膜外，在脊髓侧方沿脊神经根生长，直径为 1～2.5cm。后纵隔哑铃形肿瘤大体外观如图 29－2。

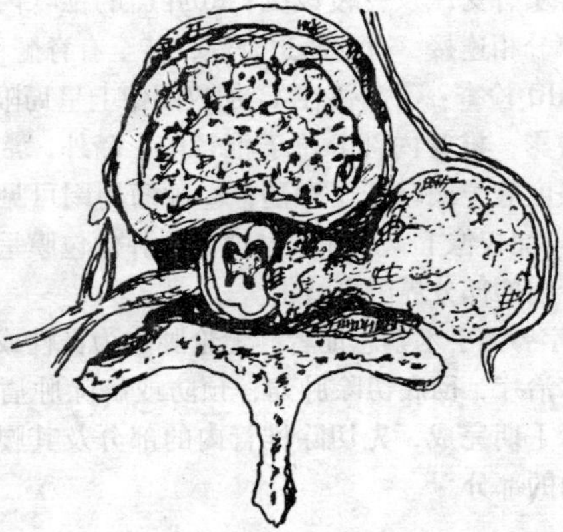

图 29－2　后纵隔哑铃形肿瘤大体外观

（4）病人的典型症状为脊神经根刺激症状和脊髓压迫症状。

（5）30%～40%的后纵隔神经源性哑铃形肿瘤病人无临床症状，因此，对后纵隔肿瘤病人要重视CT扫描的价值，以免漏诊和误诊。

2．诊断　最常用的影像学诊断手段为以下三种，其中CT扫描和MRI检查更具诊断价值。

（1）胸部X线摄片检查：在胸片上，肿瘤的胸内部分表现为后纵隔肿块；因肿瘤累及局部肋骨与椎间孔，可见肋骨有压迹、受侵椎间孔扩大等普通X线征象。

（2）CT扫描：①在纵隔与胸椎CT扫描片上，肿瘤的胸内部分呈圆形或椭圆形的软组织密度的肿块影，位于椎旁沟，边缘光滑，偶有分叶，CT值为30～50Hu；肿瘤可有坏死或液化的低密度区，有的可见高密度钙化影；②椎间孔有肿瘤的腰部阴影连接肿瘤椎管内、外两部分，腰部狭长，椎间孔扩大，局部骨质有受压及受侵改变；③肿瘤的椎管内部分与腰部及胸内部分相连接，有的压迫脊髓，甚至有脊髓移位征象。

（3）MRI检查：①瘤体在T_1加权图像上呈局限性、边缘光滑的肿块影，椎管内部分位于椎管内、髓外，常在脊髓背侧，信号强度等于或略低于脊髓；②肿瘤周围可见低信号包膜；③在T_2加权像上，瘤体信号增高，肿瘤包膜呈黑色低信号，在椎管内的部分界限更清晰。

3．治疗　无手术禁忌证者，无论肿瘤为良性或恶性，都应进行手术治疗，彻底切除肿瘤，预防或解除肿瘤对脊髓的压迫。手术Ⅰ期完成，先切除椎管内的部分及其腰部，再切除后纵隔内的部分。

第六节 胸腺肿瘤

胸腺肿瘤（thymic tumor）是成人最常见的前上纵隔肿瘤，占全部前纵隔肿瘤的1/3～1/2。胸腺肿瘤按其组织学类型分为3种：胸腺瘤、胸腺癌和胸腺神经内分泌原性肿瘤（表29-7）。

表29-7 胸腺肿瘤的分类

胸腺瘤
上皮细胞型
梭形细胞型
淋巴细胞型
混合型
胸腺癌
鳞状细胞癌
淋巴上皮细胞样癌
其他罕见的恶性上皮细胞肿瘤
神经内分泌源性肿瘤
类癌
小细胞癌（燕麦细胞癌）

（一）胸腺瘤（thymoma） 是最常见的胸腺肿瘤。起源于胸腺的上皮细胞。据免疫组化与光镜检查时所见细胞类型特点，胸腺瘤又可分为皮质细胞型、髓质细胞型和混合型。后两型的预后比较好。

1. 原发部位 约95%的胸腺瘤原发于前纵隔的胸腺组织。少见的原发部位有：颈部、左肺门区及肺实质内等。

2. 临床病理特点 主要为胸腺瘤的病理分期。

(1) 大体：①胸腺瘤外观呈圆形或卵圆形，大小相差悬殊，常向表面凸起，呈褐色或淡红色“鱼肉”样，质地较柔软；②肿瘤与正常胸腺组织连续。

(2) 病理分期：据病理检查和术中肉眼所见而定。其中肿瘤包膜是否完整及肿瘤是否侵犯周围重要组织结构，是判断胸腺瘤生物学行为的重要标准（表29-8）。

表29-8 胸腺瘤的病理分期（Masaoka，1981年）

分期	肿瘤侵袭范围
Ⅰ期	肿瘤包膜完整，镜下肿瘤包膜无受累表现
Ⅱ期	肉眼观察见肿瘤侵及纵隔脂肪组织或胸膜，或镜下见肿瘤侵及胸膜包膜
Ⅲ期	肉眼见肿瘤侵及心包、胸内大血管或肺
Ⅳa期	胸膜或心包有肿瘤播散
Ⅳb期	肿瘤发生淋巴道或血行播散

Ⅰ期和Ⅱ期称为非侵袭性胸腺瘤（良性）。

Ⅲ期、Ⅳa期和Ⅳb期称为侵袭性胸腺瘤（恶性）。侵袭性胸腺瘤的转移、播散方式主要为直接侵犯毗邻的组织结构以及在胸膜表面播散，而远处播散（转移）罕见。

包膜完整的胸腺瘤在术后病理检查时，如发现瘤细胞侵犯肿瘤包膜并浸润至包膜外，应按Ⅱ期处理。

3. 临床表现 病人多为50~70岁，16岁以下的儿童罕见。男、女的发病率基本相等，发病无显著性别差异。

（1）主要症状和体征：在无神经肌肉综合征的病人中，约50%有症状。主要有胸痛、咳嗽、呼吸困难、发热或呼吸道感染症状。有的病人出现上腔静脉梗阻的表现。在无症状的病例中，前纵隔肿瘤是因其他原因做胸部X线检查而被发现。

（2）全身症状和体征：是因与胸腺瘤有关的自身免疫性疾病或内分泌紊乱而引起，主要为重症肌无力。10% ~15%的重症肌无力病人合并胸腺瘤，70% ~80%合并胸腺增生。重症肌无力的特征是骨骼肌在重复收缩时出现异常的易疲劳性表现，休息后疲劳恢复。此外，有些胸腺瘤病人合并红细胞发育不全或低丙种球蛋白血症等全身性疾病。

4. 诊断　胸腺瘤的临床诊断方法主要为胸部X线检查和CT扫描。有的病例需要做活检。

（1）胸部X线摄片检查

1）肿瘤位于前上纵隔，呈圆形或椭圆形肿块影，密度均匀，边缘清晰光滑或略有分叶。

2）肿块可位于胸骨中线处或突向一侧（两侧）胸腔。

3）约15%的胸腺瘤因瘤组织坏死或出血而发生钙化，表现为斑点状或者小片高密度阴影。

（2）CT扫描：是确定胸腺瘤大小和侵袭范围的重要诊断方法。

1）非侵袭性胸腺瘤：在CT片上表现为前上纵隔的圆形或椭圆形肿块影，边缘锐利光滑，其CT密度与正常胸腺密度相似，不受静脉造影剂的影响；有时瘤体内可见高密度钙化影或者低密度区的囊性退变影。

2）侵袭性胸腺瘤：①CT片上表现形态不规则、边缘不清楚的肿块影，位于前上纵隔内或突向胸腔，瘤体一般较大；②前上纵隔的脂肪层面消失；肿瘤与气管、胸内大血管、肺及胸膜之间的界限模糊不清和（或）消失；壁层胸膜明显增厚，严重者合并胸腔积液，是发生胸膜转移的征象；③进行增强扫描时，肿块内可有坏死区，肿块密度增高。

5. 治疗　胸腺瘤病人不论有无临床症状，治疗原则是手术切除肿瘤。肿瘤体积大、有上腔静脉受压或梗阻的病例，应进行术前放疗；合并重症肌无力的病例，要仔细分析其肺功能，并用抗胆碱酯酶药物和激素治疗后择期手术（有条件时进行血浆置换）。胸腺瘤的手术要点如下：

（1）为胸腺瘤病人进行手术治疗时，不能做单纯肿瘤切除术，应将肿瘤、肿瘤包膜、纵隔胸膜、正常胸腺组织、肿瘤周围的脂肪组织做整块切除，减少肿瘤术后复发、转移的几率。

（2）侵袭性胸腺瘤在手术时要进行更广泛的肿瘤切除术。切除范围包括肿瘤及其残留的胸腺、纵隔脂肪组织、胸膜、受累的心包和肺组织、受累严重的一侧膈神经等。

（3）侵袭性胸腺瘤累及上腔静脉和无名静脉的病例，要根据具体情况进行血管成形术或人工血管移植术，解除上述大静脉的回流障碍。侵袭性胸腺瘤术后应进行放疗。

6. 预后

（1）Ⅰ期和Ⅱ期胸腺瘤病人经手术切除肿瘤后，5 年生存率可达 90%，10 年生存率约为 75%。

（2）Ⅲ期病人术后 10 年生存率为 20%。

（3）Ⅱ、Ⅲ期胸腺瘤病人术后的纵隔复发率较高，应定期随访。

（二）胸腺癌（thymic carcinoma）　原发性胸腺癌少见，是起源于胸腺上皮的恶性肿瘤。其临床行为与侵袭性胸腺瘤不同。

1. 病理

（1）胸腺癌的纤维包膜不完整，界限不清，质地坚韧；肿瘤剖面呈灰白色，常有局灶性坏死和出血区；在镜下，胸腺癌与其他典型的鳞癌类似。

（2）胸腺癌可分为 6～8 种组织类型，其中鳞癌和淋巴上皮样癌更为常见。

（3）胸腺癌可发生局部或远处转移，如转移到前纵隔淋巴结、胸膜、肺或胸膜。但胸外转移少见。

2. 临床表现 胸腺癌病人的常见症状有胸痛、消瘦、咳嗽及咯血等，是肿瘤侵犯纵隔内重要结构的临床表现；有的病人查体可发现锁骨上有肿大的转移性淋巴结。

3. 诊断

（1）X 线胸片和 CT 片：①胸腺癌术前胸部 X 线摄片检查和 CT 扫描表现为前纵隔肿块影，有的可见纵隔淋巴结肿大，但无特异性，与前纵隔侵袭性胸腺瘤难以鉴别；②胸腺癌因侵犯纵隔重要结构、使其发生移位而引起的症状和体征更为常见和迅速。

（2）淋巴结活检：锁骨上淋巴结肿大者，活检能明确组织学诊断。

4. 治疗和预后 胸腺癌病人若无手术禁忌，应首先选择外科手术切除肿瘤。术后根据病理诊断进行放疗及化疗。但病人预后不良。绝大多数死于局部复发或广泛转移。

第七节 纵隔生殖细胞肿瘤

纵隔生殖细胞肿瘤（mediastinal germ cell tumor）的发病率仅次于纵隔神经源性肿瘤和胸腺瘤而居第 3 位，是起源于生殖细胞、具有不同临床表现、不同病理形态的原发性纵隔肿瘤，占成人纵隔肿瘤的 1% ~15%。

（一）分类 纵隔原发性生殖细胞肿瘤分为良性和恶性生殖细胞肿瘤，为性腺外生殖细胞肿瘤。

1. 纵隔良性生殖细胞肿瘤（良性畸胎瘤）。

2. 纵隔恶性生殖细胞肿瘤 包括：①精原细胞瘤；②非精原细胞肿瘤：主要有绒毛膜癌、胚胎癌和内胚窦瘤。

（二）良性畸胎瘤（benign teratoma） 又称为成熟畸胎

瘤（mature teratoma）。

1. 病理特点 绝大多数生殖细胞肿瘤起源于性腺。约10%的生殖细胞肿瘤发生于纵隔内，称为原发性纵隔生殖细胞肿瘤。纵隔也是生殖细胞肿瘤的第二个最常见的好发部位。

纵隔良性畸胎瘤可能起源于纵隔内的异位多潜能细胞。过些细胞可在纵隔内形成中胚层、内胚层和外胚层组织，进而发展为畸胎瘤。

纵隔良性畸胎瘤的病理特点有：

（1）畸胎瘤是最常见的纵隔生殖细胞肿瘤，98%位于前纵隔，其基底部常与心包及心底部大血管粘连；瘤体可与周围脏器沟通。

（2）畸胎瘤可由外胚层（皮肤、毛发）、中胚层（骨、脂肪和肌肉）和内胚层（呼吸道上皮、胃肠道）等三个原始胚层组织构成。因此，约1/2的畸胎瘤内可看到三个胚层的组织。

（3）畸胎瘤可为囊性、实性或囊实性，包膜厚而完整，厚度0.5～2cm；其体积较大，平均大小为10.5cm×8.6cm×5.4cm。在病理检查时，瘤体内可见皮肤、皮脂腺、平滑肌、鳞状或腺上皮、骨、软骨、神经或胰腺组织等；囊性畸胎瘤内含有黄褐色液体，并混杂有皮脂和胆固醇结晶。

（4）畸胎瘤内的某些组织具有内分泌和外分泌功能，所分泌的消化液可导致肿瘤及其周围组织的炎症、感染、溃疡或出血。

（5）成熟畸胎瘤的组织成分分化好，不成熟者分化较差。小儿不成熟畸胎瘤的生物学行为类似成熟畸胎瘤；老年人不成熟畸胎瘤具有侵袭性，类似恶性畸胎瘤，要注意这种特点。

（6）畸胎瘤可发生恶变，恶变后形成腺癌。

2. 临床表现 纵隔畸胎瘤的临床表现较多。

（1）畸胎瘤可以见于任何年龄阶段，但多为小儿和儿童，无性别差异。

（2）因畸胎瘤生长缓慢，36%～62%的病例在初次发现肿瘤时无症状或体征，病人多为成人。

（3）最常见的症状是胸痛，可伴有气短、咳嗽和发热。瘤体巨大者可引起喘息、呼吸窘迫或上腔静脉综合征等症状和体征，一般多较严重。

（4）畸胎瘤能侵袭毗邻的肺、支气管、胸膜腔或心包并与之沟通而引起严重并发症。

1）肿瘤与支气管沟通而形成支气管瘘，咳嗽时有毛发或皮脂。

2）肿瘤与心包沟通后可导致心脏压塞甚至猝死。

3）肿瘤与胸腔沟通者形成胸腔积液或脓胸。

4）与肺沟通时引起肺部感染、肺脓肿等感染性并发症。

（5）纵隔良性畸胎瘤分泌的化学物质能引起某些副癌综合征。

（6）查体一般无阳性体征。个别瘤体巨大的病例，查体可见前胸部隆起。少数病人有杵状指（趾）。有的前纵隔畸胎瘤可与胸部或颈部皮肤沟通而形成经久不愈的窦道，常被误诊。

3. 诊断　纵隔畸胎瘤通过病史、胸部X线检查和CT扫描，常能做出临床诊断。

（1）X线摄片检查：在胸部正、侧位X线片上畸胎瘤的表现有：

1）肿瘤位于前纵隔，呈圆形或椭圆形，边缘清晰或有钙化。

2）肿瘤密度均匀，有的呈囊性病变，体积较大。

3）肿块多突向一侧胸腔。

4）25%～33%的瘤体内可见骨结构或牙齿，是畸胎瘤的特征性表现，具有定性诊断意义。

5）个别畸胎瘤位于后纵隔椎旁区，提示其起源于脊索遗迹。

（2）CT 扫描：能显示畸胎瘤的全貌及特点。

1）肿瘤位于前纵隔，多为厚壁囊性病变，体积较大，边缘清楚，有的呈分叶状或有钙化。

2）因肿瘤压迫，其周围脏器及重要结构常有程度不等的移位。

3）有的畸胎瘤钙化区内混杂有脂肪密度区或囊性病变，含液区的 CT 值为 10～20Hu，提示囊液呈胶状或为浆液。

4）典型的畸胎瘤 CT 片上有骨和（或）牙齿阴影。

5）肿瘤周围的肺组织有慢性炎症表现。

4．治疗　纵隔良性畸胎瘤经外科手术切除可达到治愈目的，宜早期治疗，以预防其并发症。手术要点有：

（1）手术切口：可选择胸骨正中切口或前外侧剖胸切口。

（2）畸胎瘤的手术切除原则：完整切除肿瘤和受累的肺组织、心包及胸腺等。

（3）肿瘤与膈神经、胸内大血管形成严重粘连而难以解剖分离时，应将部分瘤组织保留在局部，切除大部能切除的瘤组织与内容物，预防毗邻的大血管和神经损伤而导致严重后果。

（4）巨大囊性畸胎瘤完整切除有困难时，应进行内囊或囊肿内层切除术，残留囊腔内可注入四环素促进残腔闭合，预防囊内液体潴留感染。

（5）肿瘤与肺的粘连一般容易分离，不需要行肺切除术。但若肿瘤与支气管沟通而形成瘘时，则需要施行解剖性肺叶切除术切除病肺。

术后，残留在纵隔内的瘤组织复发、转移者极罕见，病人预后良好。

因畸胎瘤对放疗、化疗不敏感，术后不需要放疗和化疗。

（三）精原细胞瘤（seminoma）　原发性纵隔精原细胞瘤又称为纵隔精原细胞生殖细胞癌，约占全部纵隔原发性生殖细胞肿瘤的 50%，几乎都见于 20～40 岁的病人，多数为男性。

1. 病理特点

（1）大体：①肿瘤位于前纵隔，瘤体较大，呈分叶状实体瘤；质地较软；剖面呈褐色，常有缺血性坏死和（或）出血；②肿瘤大小不等，平均瘤体最大径为5cm，最大达14cm；包膜完整或不完整；③有的瘤体内可见钙化，偶尔存在囊性结构。

（2）镜下表现：类似睾丸精原细胞瘤，瘤细胞呈圆形或为多角细胞，胞质丰富，核居中。有的肿瘤镜下含有非精原细胞肿瘤成分（混合瘤）。

2. 临床表现　纵隔精原细胞瘤无典型临床表现。因其生长缓慢，病人就诊时瘤体比较大，一般都在5cm×5cm以上。常见症状和体征如下：

（1）约80%的病人就诊时有胸痛、咳嗽、呼吸困难、发热、消瘦或体重减轻等临床症状。

（2）部分病人有肿瘤压迫喉返神经、食管或上腔静脉的表现，如声音嘶哑、吞咽困难、上腔静脉综合征。

（3）60%～70%的病人初诊时已有骨、肺、肝、脾、脊髓或脑转移。

3. 诊断　主要诊断方法有胸部X线摄片检查、CT扫描、经胸穿刺活检和血浆肿瘤标记物测定等。

（1）胸部X线摄片检查：在正、侧位X线胸片上，纵隔精原细胞瘤表现为前纵隔肿物，个别病例肿瘤位于中纵隔或后纵隔。

（2）CT扫描：其CT表现有：

1）肿瘤位于前纵隔，瘤体多比较大或呈巨块形或有分叶，可占据整个前纵隔，肿瘤质地较均匀。

2）肿瘤常累及毗邻的纵隔结构，侵犯范围较广；气管、食管及胸内大血管每有受压、移位。

3）纵隔淋巴结往往肿大（转移）。

4）有些病人的CT片上可见胸腔积液和（或）心包积液的征象，常为恶性积液。

（3）经皮穿刺活检：纵隔精原细胞瘤因瘤体巨大，在CT或超声指引下做此项检查多无困难，可明确组织学诊断，作为治疗的诊断依据。

（4）血浆肿瘤标记物测定：临床诊断考虑为前纵隔精原细胞瘤的病人如果年轻，治疗开始之前要测定血浆AFP（甲胎蛋白）和β-HCG（β-绒毛膜促性腺激素）。若AFP在正常水平以上或β-HCG水平显著升高，多提示肿瘤内含有非精原细胞生殖细胞肿瘤成分。

（5）其他检查：查体应检查阴囊，以除外睾丸精原细胞瘤。结合具体病例，必要时应进行腹部和盆腔超声（CT）检查、全身PET或放射性核素骨扫描以及中枢神经系统的MRI检查。

4. 治疗　纵隔原发性精原细胞瘤的主要治疗手段为化疗，放疗与手术的治疗作用有待进一步研究。但有的病例对放疗高度敏感。

（1）化疗：精原细胞瘤对化疗敏感。病人就诊时因肿瘤在纵隔内侵犯范围广而严重，并常有纵隔淋巴结转移和远处转移，因此，近年来主张用顺铂（cisplatin）进行一线治疗。经顺铂化疗后，肿瘤缓解率达100%；有转移的病人用顺铂及卡铂（carboplatin）、博来霉素（bleomycin）或依托泊苷（Vp-16）等联合化疗，5年生存率达85%。

化疗后随访发现纵隔内残存的肿瘤组织有增大或复发时，仍选择顺铂进行化疗。

（2）放疗：纵隔精原细胞瘤病人一般较年轻，纵隔放疗的并发症较多，放疗无法控制全身转移，目前不再主张对纵隔精原细胞瘤进行放疗。

（3）外科手术治疗：精原细胞瘤经适当化疗后，纵隔内残存的肿块为无瘤纤维化组织，现在认为不需要进行手术切除。

如果 PET 检查提示肿块内有瘤细胞存活，宜选择化疗或放疗。

病人年龄在 35 岁以上、原发瘤呈巨块状、有上腔静脉综合征、引流区淋巴结肿大（转移）者，提示预后不良。

（四）非精原细胞肿瘤（non – seminoma） 纵隔非精原细胞生殖细胞肿瘤约占生殖细胞肿瘤的 50%，其中畸胎癌占 41%，内胚窦瘤（卵黄囊瘤）占 35%，绒毛膜癌和胚胎癌分别占 7% 和 6%，都属于纵隔恶性生殖细胞肿瘤。

1. 临床表现与诊断

（1）因肿瘤在纵隔内生长迅速和远处转移较早，病人在就诊时就有纵隔受压和（或）纵隔重要结构受肿瘤侵袭而引起的症状。

（2）85% ~95% 病人有一处或一处以上肿瘤转移所致症状。常见的转移部位有肺、胸膜、锁骨上和腹膜后淋巴结和肝脏。

（3）胸部 X 线摄片检查：一般表现为前纵隔巨大肿块影，但无特征性，无法与纵隔其他肿瘤进行鉴别诊断。

（4）胸部 CT 扫描：显示前纵隔巨大肿块影边界不清晰、质地不均匀，并可见肿块内有多发的坏死、出血区。

（5）血浆 HCG 或 AFP 超过 500ng/ml。

（6）病人多为年轻男性。

（7）前纵隔肿瘤穿刺活检：因纵隔非精原细胞生殖细胞肿瘤都首先需要化疗，治疗前要明确肿瘤的组织学诊断。

2. 治疗 主要治疗方法为化疗。

（1）化疗：采用以顺铂为基础的全身化疗。

（2）外科手术：因病人常有纵隔或全身肿瘤转移，禁忌进行广泛的纵隔肿瘤切除术。病人在化疗后，60% 病例纵隔内有瘤组织残留，必要时可对其进行姑息性手术切除。

纵隔非精原细胞生殖细胞肿瘤病人的预后一般都很差。化疗后的 5 年生存率不足 50%。

第八节 纵隔囊肿

纵隔囊肿（mediastinal cyst）在临床上比较少见，绝大多数为先天性疾病，约占原发性纵隔肿瘤和囊肿的15%，一般属于良性病变，但在纵隔占位性病变的鉴别诊断中具有重要意义。

纵隔囊肿的临床症状系囊肿压迫邻近的纵隔结构、囊肿继发感染或有炎性并发症所致。任何体积较大和有症状的纵隔囊肿都应进行外科手术切除治疗。

纵隔囊肿的病理学分类见表29-9。

表29-9 纵隔囊肿的病理学分类

先天性纵隔囊肿
间皮囊肿
心包囊肿
胸膜囊肿
前肠囊肿
支气管囊肿
食管囊肿
胃肠囊肿
神经管原肠囊肿
淋巴管囊肿
淋巴管瘤样囊肿
胸导管囊肿
获得性囊肿
炎性囊肿
胸腺囊肿
畸胎囊肿
皮样囊肿
甲状旁腺囊肿
甲状腺囊肿

（一）支气管囊肿（bronchogenic cyst）

1. 发病机制 支气管囊肿属于前肠囊肿之一。是最常见的纵隔囊肿，约占全部纵隔囊肿的60%，可能是胚胎肺芽发育异常所致。一般认为其发生位置与肺芽发育异常的时间有关：肺芽在胚胎早期发育异常而形成的支气管囊肿多在纵隔内，胚胎后期所致者常在肺实质内，但少见。支气管囊肿好发于纵隔上半部，沿大的呼吸道分布，为单房或单囊性囊肿。

2. 病理特点 典型的纵隔支气管囊肿具有下述病理特点：

（1）支气管囊肿常位于中纵隔气管隆突区，有时位于气管右侧或右肺门处。有的囊肿与支气管或气管沟通而形成瘘。

（2）囊肿外观呈圆形或椭圆形，平均直径为3.6cm；囊内充满乳白色、半透明、血性等黏稠液体；继发感染者囊液呈脓性液体。

（3）囊肿与周围结构（气管、支气管、食管、心包或肺等）多形成粘连。

（4）囊肿内层覆盖呼吸道黏膜上皮（假复层纤毛柱状、鳞状或杯状上皮组织）；囊壁为平滑肌组织，其内可有软骨和黏液腺，约10%囊壁可发生钙化。

（5）极个别支气管囊肿可发生恶变（恶变为鳞癌、腺癌、肉瘤或类癌等），也可发生原发癌。

3. 临床表现

（1）支气管囊肿可见于婴幼儿、儿童和年轻人。20%～30%病人无任何临床症状与体征。

（2）35%～75%的病例有纵隔结构受压症状，如胸痛、咳嗽、呼吸困难或吞咽困难、声音嘶哑等，有的病例可见上腔静脉综合征。

（3）婴幼儿主要表现为进行性或急性呼吸窘迫；儿童有发热或反复肺炎病史，有的出现非特异性呼吸道症状或者吞咽困难症状。

（4）囊肿继发感染者可有发热、咳嗽、胸痛及呼吸困难等症状；如果囊肿破入胸腔，可引起胸腔感染甚至气胸。

（5）有症状的病人查体时患侧肺呼吸音减弱，纵隔向对侧移位；合并先天性肺叶气肿的病例，纵隔向对侧移位更为明显。

4. 诊断　纵隔支气管囊肿的临床诊断除胸部X线检查和CT扫描之外，有时要做食管钡餐造影检查，观察囊肿对食管的压迫情况。

（1）胸部X线摄片检查：主要表现为纵隔阴影增宽和病变局部密度增高；如果囊肿与呼吸道沟通，纵隔内可见气液平面，是诊断支气管囊肿的重要证据；有的表现为纵隔内圆形阴影。

（2）CT扫描：能显示囊肿的位置、大小、形态及囊肿与周围结构的关系：①典型征象为位于中纵隔隆突区的单发囊性阴影，边缘光滑或有分叶，密度均匀或呈均质性，CT值为30～120 HU；②囊肿常突向一侧胸腔；囊肿体积较大者，可见周围纵隔结构有程度不同的受压、移位；③囊肿与气管或支气管相通时，囊内有气液平面。

（3）食管钡餐造影检查：有吞咽困难的病人，此项检查可显示食管受压及移位征象。

5. 治疗　纵隔支气管囊肿可引起呼吸窘迫，囊肿感染、出血、破裂（穿孔），与呼吸道沟通而形成瘘以及恶变等并发症，因此，其治疗原则是采用外科手术切除囊肿。治疗中的注意事项如下：

（1）有呼吸道症状和呼吸窘迫的病例，术前和术时麻醉要高度重视呼吸道的管理，保证病人的生命安全。

（2）有囊肿和（或）肺部感染的病人，术前要控制感染，减少感染性并发症的发生。

（3）术中要尽量完整切除囊肿，解除其对纵隔的机械压迫，缓解症状，预防并发症与囊肿复发。囊肿上皮层（黏膜层）无法彻底切除者，宜用电刀烧灼。

（4）支气管囊肿与呼吸道沟通者，要仔细切除瘘管后修补呼吸道管壁缺损处。

（5）肺内型支气管囊肿要进行肺叶切除术。

6. 预后 纵隔支气管囊肿经外科手术治疗后，病人的预后佳。因囊肿切除不彻底而复发的病例罕见。

（二）食管囊肿（esophageal cyst） 参看第二十六章第四节。

（三）心包囊肿（pericardial cyst） 又称为胸膜心包囊肿。占原发性纵隔囊肿的33%，是第二种最常见的纵隔囊肿，病人均为成人。

1. 病因与发病机制 可能是胚胎时期构成心包的胚芽遗留组织所形成，也可能是间叶腔隙不能相互正常融合形成心包腔而发展为心包囊肿。其发病率约为1/10万。

2. 临床病理特点

（1）心包囊肿为单纯良性囊肿。50%～70%发生于右侧前心膈角，20%～30%位于左侧前心膈角。个别心包囊肿见于毗邻气管右侧的上腔静脉与奇静脉之间，亦可见于右侧肺门区。

前心膈角的解剖界限为：内侧为心包，后缘为膈神经，下方为膈肌表面；三者构成的三角区叫做前心膈角。心包囊肿好发于此三角区。

（2）囊肿为单囊性，囊壁一般为菲薄的纤维组织，质地较柔韧；囊肿内壁光滑，被覆有单层间皮细胞，如单层扁平、柱状或立方上皮细胞；囊液清亮透明或略呈淡黄色。

（3）囊肿若与心包腔沟通，便称为心包憩室，憩室颈部粗细不等。

（4）囊肿大小相去甚远，大者容量达1000ml。

3. 临床表现与诊断

（1）心包囊肿病人一般无任何临床症状，囊肿多系其他原因做胸部 X 线摄片检查时偶然发现。其发病部位具有一定诊断意义。

（2）约 20% 的病人感到胸部不适、胸痛或呼吸不畅，而运动后症状可缓解。病人因胸部钝性创伤或其他原因导致心包囊肿突然破裂时，可发生右心室流出道堵塞、急性心脏压塞和猝死。

（3）胸部 X 线检查：①胸片：囊肿位于前心膈角，呈圆形或卵圆形，边缘光滑，阴影密度低而均匀；在侧位片上，阴影可呈泪滴状；②如在 X 线透视下观察，有时发现前心膈角处的阴影形态可随病人体位变化而有改变。

（4）CT 扫描：典型的心包囊肿位于前心膈角，呈薄壁囊性阴影，边缘光滑锐利；密度均匀，CT 值近似水。

（5）穿刺活检：在胸部超声或 CT 指引下用细针进行经皮穿刺活检，如果抽吸出清亮、透明的漏出液，可以诊断为心包囊肿。

（6）其他：心包囊肿有时需要与膈肌 Morgagni 疝鉴别，必要时可做消化道钡剂造影检查。

3．治疗

（1）诊断明确、囊肿较小、病人无临床症状时，可以进行随诊观察而不作治疗。

（2）体积比较大、病人有临床症状的心包囊肿，应选择外科手术切除囊肿。术后病人恢复顺利，无手术死亡病例。